사 진 으 로 이 해 하 는 치 과 의 비 밀

치과시크릿 ①

사 진 으 로 이 해 하 는 치 과 의 비 밀

치과시크릿 ①

초판 1쇄	2015년 07월 14일
2쇄	2020년 03월 13일

지은이	조명의
발행인	김재홍
디자인	문선이, 박상아, 이슬기
마케팅	이연실

발행처	도서출판 지식공감
등록번호	제2019-000164호
주소	서울특별시 영등포구 경인로82길 3-4 센터플러스 1117호 (문래동1가)
전화	02-3141-2700
팩스	02-322-3089
홈페이지	www.bookdaum.com

가격	22,000원
ISBN	979-11-5622-088-6 04510
	979-11-5622-087-9 04510 (세트)

CIP제어번호 2015011384
이 도서의 국립중앙도서관 출판예정도서목록(CIP)은 서지정보유통지원시스템 홈페이지(http://seoji.nl.go.kr)와 국가자료공동목록시스템(http://www.nl.go.kr/kolisnet)에서 이용하실 수 있습니다.

사 진 으 로 이 해 하 는 치 과 의 비 밀

치과시크릿 ①

| **조명의** 지음 |

차 례

❖ 치과시크릿 2편 예고

본 책을 읽기 전 출판사 지식공감 홈페이지에 있는 저자의 해설동영상을 보고 나서 읽으시길 추천합니다. 그래야 책을 이해하기가 쉬워집니다.

www.bookdaum.com

치 & 의학에 관한 깨달음
치과시크릿

치과치료의 분야는 그 전체가 셋으로 나뉘는데,

이는 치아, 교합, 전신이다.

치아치료는 충치, 잇몸병 같은 치아만 치료하는 것을 말하고, 교합치료는 치아의 물리는 균형인 교합을 치료하는 것이고, 전신 균형치료는 교합을 창조함으로서 전신의 균형을 바꾸는 것! 예로 교정치료, 완전틀니, 전악보철 같은 치료를 의미한다.

치과의학은 궁극적으로 전신 균형의학이다.

Dentistry is Body Balance Medicine

[치과치료가 전신에 영향을 미치는 이유는 교합의 상태가 턱의 위치를 제어하고, 턱의 위치가 움직이면 경추 2번을 중심으로 경추와 척추전체를 움직이며, 이러한 척추가 틀어지면 뇌척추신경계의 신호전달체계에 악영향을 줄 수 있기 때문이다.]

🦷 머리말

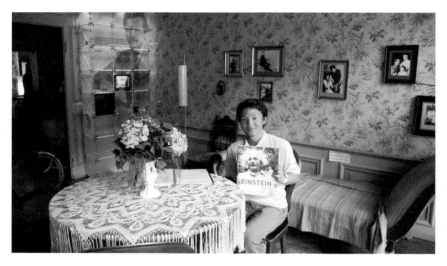

조명의 원장은 치 & 의학분야에 비과학적인 부분과 오류가 많아 환자들이 고통받고 있기에 책 "치과시크릿 1편"을 세상에 발표한다.

위의 사진은 스위스 베른의 아인슈타인의 집에서 찍은 사진이다. 이 집에서 1905년 특수상대성이론이 세상에 발표되었다. 1915년에 아인슈타인은 상대성이론의 완결판인 일반상대성이론을 1915년 제1차 세계대속에 학술지 '프로이센 과학 아카데미'에 3쪽짜리 짧은 논문으로 세상에 처음 공개하였다.

2015년 일반상대성이론이 발표된지 100주년이 되는 뜻깊은 해를 맞이하여 나는 "교합전신치의학"이라는 새로운 이론을 세상에 발표한다. 이 이론은 앞으로 100년간 치의학과 의학을 지배할 이론이다. 일반상대성이론하고 나하고 무슨 상관이야"라고 생각하는 사람이 있겠지만, 이미 당신은 일반상대성이론의 혜택을 많이 입고 있다.

과학은 인간의 삶을 지배한다

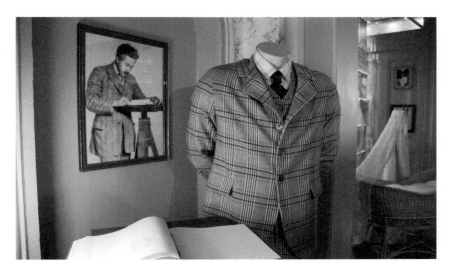

위의 옷을 입었던 아인슈타인이 우주의 시간과 중력과의 관계를 연구해서 발표했던 연구업적 덕분에 당신은 네비게이션을 쓸 수 있는 것이다. 길찾기 어플도 마찬가지이다. 당신의 위치를 정확히 알려주려면 시간을 정확히 알아야 한다.

중력이 약한 GPS위성에서의 시간은 빠르게 흘러가고, 중력이 강한 지상에서는 시간이 느리게 흘러간다. 이 시간차이를 일반상대성이론으로 계산했기에 네비게이션을 쓸 수가 있는 것이다. 만약 일반상대성이론이 없었다면 시간차에 의해 네비게이션에서의 위치가 반경 약 11.4Km의 오차가 항상 생기게 되고, 그러면 사실상 네비게이션이 무용지물이 된다. 최근에는 스마트폰까지 나와서 처음 가는 장소도 매우 쉽게 혼자서 찾아갈 수 있는 세상이다. 이렇듯 과학과 기술은 우리의 삶에 엄청난 영향력을 주고 있다.

위대한 영혼의 길

- 아인슈타인 -

위대한 영혼의 소유자는

항상 평범한 사람들의 극심한 반대와 마주합니다.

평범한 사람들은

관습적인 편견을 맹목적으로 따르는 것을 거부하고

용기있고 정직하게 자신의 의견을 표현하는 길을 선택하는

위대한 영혼을 이해하지 못합니다.

· 1부 ·
책을 읽기 전 당신이 먼저 알아야 할 사항들

01절 법률적 주의 사항 고지

책을 내기 전에 보건복지부에 공식적으로 질문을 했다. 답변은 아래와 같다.

안녕하세요? 보건복지부 보건의료정책과입니다.

의료법 제56조 및 같은 법 시행령 제23조에서는 특정 의료기관·의료인의 기능 또는 진료 방법이 질병 치료에 반드시 효과가 있다고 표현하거나 환자의 치료경험담이나 6 개월 이하의 임상경력을 광고하는 것을 금지하고 있습니다. 따라서 환자의 치료경험담 을 불특정다수에게 광고목적으로 사용하는 경우 의료법에 저촉 될 것이나, 이러한 광고 목적이 아니라면 저서에 치료경험담 등을 게재한다 하여 이를 일률적으로 의료법에 위 반된다 할수는 없을 것입니다.

"저서[책]에는 치료경험담을 게재해도 위반이 아니다."라는 보건복지부 의료정책과의 답변이 있다. 여기에 치료경험담을 쓰는 것은 합법이다.

@@@과 관련하여 보건복지부에 유선 질의한 결과 의료인의 저술활동까지 광고로 보기에는 어렵다는 답변을 받았으며 "질병이 좋아졌다"하는 내용을 과장 과대광고로 보기에는 다소 어려움이 있음을 알려드립니다.

법률적으로 이 책은 의료광고의 범주에 들어갈 수 없음을 분명히 밝힌다. 이것은 광고가 아닌 책, 콘텐츠이기 때문이다.

사실상 지금껏 출판시장에 몇몇 치과원장님들이 저서를 쓰시기는 했다. 대략 다 읽어 봤지만 교합, 그중에서도 교합간섭으로 인한 잇몸질환, 씹기 불편함에 대해서는 제대로 밝혀 놓은 책이 없었다. 치과질환의 70%이상이 교합 문제인데 교합간섭 같은 중대한 교합병을 빼놓고 치과 책을 쓰는 건 핵심이 없는 책이라고 할 수 있다.

의료광고법은 비교나 비방광고를 금지하고 있어 소비자들에게 정확한 정보를 얻기가 힘들다. 본 책에서는 의학적 근거에 입각하여 무엇이 좋은 치료이고 좋지 않은 치료인지 낱낱이 밝혀줄 것이다. 저서는 의료광고가 아니니까….

02절 책의 언어표현법에 관하여

북한을 99.9% 좋아하지는 않지만, 딱 하나 배울 게 있다. 우리말을 사랑한다는 것이다. 축구의 코너킥을 "모서리차기"라고 하는 것이다. 이런 점은 북한에게서 배워야 한다. 10월 9일 한글날마저도 방송에서는 "스포츠뉴스"라고 한다. "운동소식"이 올바른 표현 아닌가? 이렇게 표현하는 걸 촌스럽다고 생각한다면 한국인으로서 문제가 있는 것이다. 왜 대체 한국인이 스스로 자기 나라 말을 거부하는 이런 괴이한 행태를 보이는지?

치아교정에서 쓰이는 재료인 철사를 "와이어"라고 하는데, 왜 그게 wire인지? "철사"이다. 다만 너무 표현이 의료의 격이 떨어져 보이므로 "선재"라고 표현하였다. 다만 의사전달에서 지나치게 효율이 떨어지면 이렇게 표현하기도 했다. "13번 치아의 A contact Mesial 교합점"이라고 쓰지 않고, "13AM교합점"이라고 표현하였다.

"거짓을 말한다" VS "거짓말을 한다"

"거짓을 말한다"라는 것은 본인이 그것이 거짓인 줄도 모르고 말하는 경우를 표현한다. 나쁜 의도는 없으며, 고의적이지 않은 상황이다.

"거짓말을 한다"라는 것은 본인이 그것이 거짓인 줄 알면서도 말하는 경우를 표현한다. 나쁜 의도가 있으며 고의적인 상황이다.

치과의 대표적인 과잉진료 상황중에 하나가 바로 교합간섭으로 환자가 아픈 경우이다. 이때는 신경치료할 필요가 없는데, 의사가 그게 뭔지 몰라서 "신경이 죽어서 금니를 해야합니다."라고 말하면 거짓을 말하는 경우이고, 교합간섭이 뭔지 알면서도 돈을 벌기 위해 신경을 죽이고 금니를 하면서 "신경이 죽어서 금니를 해야합니다."라고 말하면 거짓말을 하는 경우이다. [이 내용은 2부 4장 3절에 나온다.]

03절 인간은 고정관념을 버릴 때 비로소 진실을 볼 수 있다

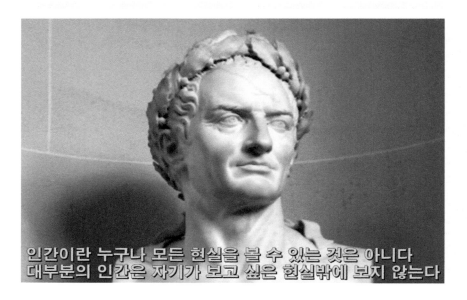

인간이란 누구나 모든 현실을 볼 수 있는 것은 아니다
대부분의 인간은 자기가 보고 싶은 현실밖에 보지 않는다

마키아벨리는 인간성의 진실을 이보다 더 잘 간파한 말은 없다며, 자신의 저서에 소개해 극찬하였다.

[위대한 인문고전 "로마인 이야기" 5권에서]

여자와 남자 중에 누가 더 체력이 강한가? 대부분 남자라고 하겠지만, 정답은 "상황에 따라 다르다"이다. 식량을 구할 수 없는 고립된 지역에 전투식량 500g을 주고 누가 더 오랫동안 생존하는지 경기를 하면 남자는 여자를 못 이긴다.

체력엔 행동체력, 방위체력이 있고, 여성은 방위체력이 좋다. 남성과 여성은 누가 우월한 게 아니라 특성이 다른 것이다.

체력이 같으므로 남녀 모두 병역을 하는 게 공정하다

달리기, 힘쓰기는 행동체력이다. 환경 적응, 생존은 방위체력이다. 방위체력에서는 여성이 남성보다 우월하다. 그러므로 여성은 남자와 같은 기간 동안 행정지원, 취사, 간호업무라도 하는 것이 공정하다. 하지만, 한국사회엔 병역의 불공정함보다 큰 성차별이 있다. 한국사회 현실상 여성들은 남성의 군복무 시간을 훨씬 뛰어넘는 사회적 차별을 받고 있는 것이 현실이다. 어쨌든…

"남자가 여자보다 체력이 뛰어나다"라는 명제는 진실이 아니라, 진실의 일부분[행동체력 분야에서만]을 나타낼 뿐이다.

당신이 진실이라 생각하는 것들은 대부분 진실이 아니다.
대부분 진실의 일부만을 알고 있을 뿐이다. – 조명의

나는 이 책에서 모든 현실을 볼 수 있도록 할 것이다.
당신이 보고 싶어 하지 않는 현실까지 포함할 것이다.

이 책은 냉엄한 진실에 관해 알릴 것이다.
환자의 편에서, 혹은 의사의 편에서 서술하지 않겠다.

매우 현실적으로, 있는 그대로 묘사할 것이다.
그렇게 하는 이유는 환자를 사랑하기 때문이다.

되는 것은 된다고, 안 되는 건 안 된다고 정확하게 이야기를 해야
오히려 환자와 의사 모두에게 도움이 되기 때문이다.

04절 의술, 의사는 검증이 필요하다 [검증은 시간이 필요하다]

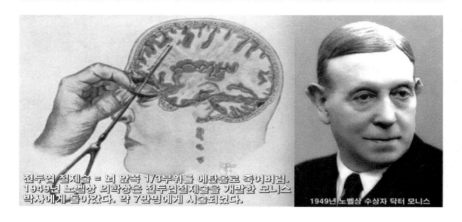

전두엽 절제술 = 뇌 앞쪽 1/3부위를 에탄올로 죽여버림.
1949년 노벨상 의학상은 전두엽절제술을 개발한 모니스
박사에게 돌아갔다. 약 7만명에게 시술되었다.

1949년 노벨상 수상자 닥터 모니스

1935년 포르투칼에서 세계최초로 전두엽 절제술이 있었다. 두개골에 구멍을 뚫고, 에탄올을 주사하여 정신질환과 연관된 것으로 추정되는 전두엽의 뇌조직을 파괴했다. 첫 1년 동안 모니스는 20명의 우울증, 정신분열증, 조증, 공황장애 환자를 대상으로 시술했는데, 35%는 상당한 호전, 35%는 약간의 호전 즉, 70%가 호전되었다고 발표하였다.

그러나, 논문과 현실은 달랐다. 시술받은 환자의 공격성 같은 문제는 사라졌지만, 아예 환자의 감정과 사고기능이 사라진 "좀비"와 같은 상태로 되어버렸다. 인간을 좀비로 만들어 놓고 논문엔 호전시켰다고 쓴 것이다. 수술 후 환자들은 고열, 구토, 배변 & 배뇨의 이상, 안구 운동이상 등의 부작용을 호소했지만, 환자의견은 논문에 반영되지 않았다.

이 공로로 1949년 모니스는 노벨의학상을 수상했다. 이후 전두엽 절제술은 미국, 영국, 유럽 등 전 세계적으로 퍼져나갔다. 미국 4만 명, 영국 1만7천명, 스칸디나비아반도에서 1만 명에게 시술되었다.

미국에선 월터 프리맨이란 의사가 환자를 하이드로테라피[7시간 동안 발가벗긴 상태로 얼음물에 가두기]를 해서 환자를 기절시킨 뒤에 전두엽 절제술을 시행했다. 헐리우드 여배우 프랜시스 파머가 대표적인 희생자이다.

| 노벨의학상, 학회논문이라고 검증이 된 것은 절대 아니다

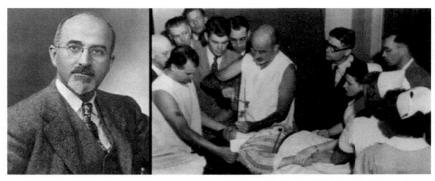

[비인간적 시술을 자행하던 의사 월터 프리맨]

미국 대통령 존 에프 케네디의 여동생 로즈마리는 공부에 대한 스트레스로 부모에 순응하지 않는 과격한 행동을 했는데, 그걸 진정시킨다는 명목하에 23세때 전두엽절제술을 받았다. 거친 행동은 멈추었지만 지능과 언어능력을 상실하고, 몇 시간 동안 벽을 보거나, 사람들이 그녀의 말을 아무도 알아들을 수 없게 되어, 평생 특수병원에서 좀비처럼 살다가 죽었다

1935년 시작된 월터 프리맨의 전두엽 절제술은 1960년대에 들어와서 의사들의 장기 추적연구 결과, 문제가 많다는 논문과 발표들이 의학계에서 나오기 시작한다. 1962년 미국에서 소설가 켄 케시가 "뻐꾸기 둥지 위로 날아간 새"라는 소설을 발표하여 퓰리처상을 받게 된다. 이 소설은 실화에 바탕을 둔 소설로 전두엽 절제술과 같은 비인간적인 시술이 정신병원에서 정신치료라는 명목하에 시행되는 현실을 적나라하게 묘사하였는데, 이 책이 퓰리처상을 받으며 베스트셀러가 되고, 실화를 토대로 했다는 사실이 알려지자 사람들은 경악했다. 1967년 드디어 월터 프리맨의 전두엽 절제술은 금지되었다. 2015년 현재 의학계에서 행해지는 어떤 치료법은 시간이 지나면 아무런 효과가 없거나 오히려 환자의 상태를 악화시키는 시술로 판명이 날지도 모른다.

진실은 시간이 흘러야 드러난다.

05절 치과는 전신 균형을 제어하는 중대한 의료 행위이다

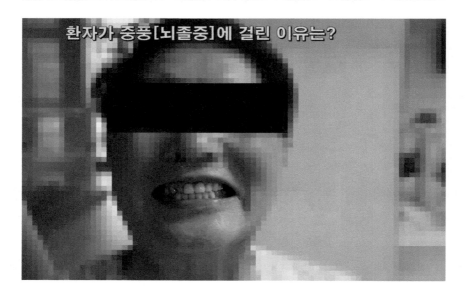

환자가 중풍[뇌졸중]에 걸린 이유는?

2013년 어느 날 내 임플란트 환자 중에 한 분이 요새 집에 큰 고민이 있다고 하면서, "아버지가 중풍으로 쓰러지셨다."라고 하시길래, 치과의사[전신 균형의사]인 내가 자신 있게 답변을 해 주었다.

"자네 아버지를 한 번도 뵌 적이 없지만, 치아 원인으로 환자에게 중풍이생겼을 것임을 99% 확신할 수 있다네."라고 했더니 매우 황당해했다. "무슨 말도 안 되는……."이라고 하다가 "아니 가만히 생각해보니 아버지가 치아가 안 좋으셨어요."라고 하여 "입원하신 병원에 가서 직접 확인을 해보자"라고 했다. 위의 사진을 보면 환자의 아래턱과 두개골이 심하게 틀어진것을 알 수 있다. 눈선과 치아교합평면의 평행이 심하게 틀어졌다. 그 원인은 뭘까?

편측 저작이나 어금니 씹기가 잘 안 되면 뇌척추신경계의 흐름이 안 좋아진다

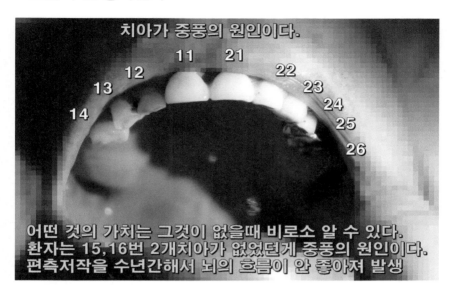

역시 예상대로 치아에 원인이 있었다. 좌측 편측 저작을 하는 구강구조였다. 좌측으로만 씹으니까 아래턱과 두개골이 찌그러져서 뇌의 흐름이 안 좋아진다. 15, 16번 치아가 없이 수년간 방치하신 게 가장 큰 원인이다. 치아가 없으면 바로바로 채워 넣으시길 바란다.

290만 원 정도만 투자해서 임플란트 2개만 심었더라도 중풍으로 인한 반신마비 증상을 예방할 수 있었을 것이다. 이 글을 보시는 분들께 알린다. 치아 몇 개 없는 것을 쉽게, 가볍게 생각하지 마시길 바란다. 다리가 부러지면 묻지도 따지지도 않고 빚을 내서라도 치료하듯, 치아가 없으면 빚을 내서 임플란트를 해야 한다.

| 편측 저작하면 두개골과 전신 균형이 무너져 전신 건강에 문제가 생긴다

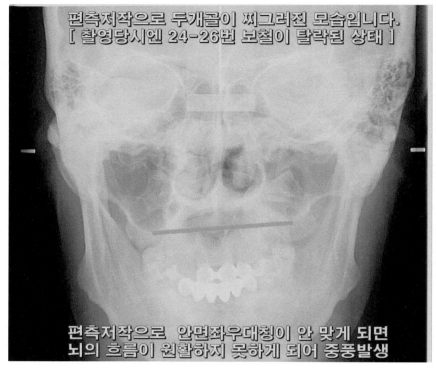

편측저작으로 두개골이 찌그러진 모습입니다.
[촬영당시엔 24-26번 보철이 탈락된 상태]

편측저작으로 안면좌우대칭이 안 맞게 되면
뇌의 흐름이 원활하지 못하게 되어 중풍발생

이게 바로 좌우 대칭이 깨진 두개골 사진이다. 일반인이 봐도 두개골의 좌우대칭이 많이 깨져있다. 녹색 선이 구강의 천장의 평면[상악골의 평면]이다. 좌측 편측저작을 해서 입천장이 왼쪽으로 올라가 있다.

인체에서 가장 힘이 센 근육이 허벅지근육이다. 세게 찬 축구공을 사람이 맞으면 사망할 수 도 있다. 인체에서 2번째로 가장 센 근육이 교근[masster muscle]이라는 저작근이다. 그런 강력한 씹기근육을 한쪽으로만 사용한다면, 두개골은 찌그러지고 뇌에 흐름이 나빠져서 중풍이 생기는 것이다. 의사들이 잘못 알고 있는 것처럼 혈관의 문제가 아니다. 전체를 보지 못하고 치아를 보지 못해서 오해한 것이다.

| 저작근인 교근은 뇌와 연결되어 있기 때문에, 교근을 정상작동시키면 뇌의 흐름이 좋아진다

나는 치과에서 환자를 진단할 때, 최소한 우리 진료실에 온 환자들이 뇌에 문제가 있는지 여부는 쉽게 진단할 수 있다. 아주 간단하다. 이 책을 읽고 나면 일반인들도 할 수 있다. 안면대칭 여부를 살펴보고, 편측 저작습관이 있는지를 보면 된다. 그래서 나는 치과에서 환자를 진단할 때 치아만 보는 게 아니고, 안면대칭과 경추, 전신균형을 반드시 먼저 진단한다. 이러한 안면대칭을 보는 진단법은 치과의사뿐만 아니라 신경외과, 재활의학과, 정형외과 의사들이 배워야 할 부분이다. 의대 제도권 정규교육과정에서 이야기하지 않으므로 이 책을 통해 이야기해야 할 것 같다. 왜냐하면, 중풍, 고혈압, 척추 틀어짐 같은 병이 생긴 원인의 80% 이상은 치아에 있기 때문이다. 정확히는 교합원인이기 때문에 치과에서 고쳐야 한다.

조명의 원장처럼 단전호흡을 하게 되면 횡격막이 활발히 움직인다. 횡격막 아래 붙어있는 오장육부를 싸고 있는 장막이 움직이면서 장이 마사지가 된다. 숨을 쉴 때마다 장이 움직이며 건강한 흐름을 가진다. 이와 같은 원리가 치아와 뇌 사이에도 존재한다.

인간이 대구치로 저작을 하게 되면 뇌를 싸고 있는 뇌경막이 움직이면서 뇌의 흐름이 원활해진다. 대구치로 잘 씹게 되면 뇌가 마사지가 되면서 학생은 머리가 좋아지고, 어른은 뇌 안의 혈관 & 신경 흐름이 원활해져서 중풍, 치매 같은 게 걸리지 않게 된다. 저작근육 중 가장 중요한 뺨 옆에 붙어있는 교근[masster muscle]이 뇌경막과 해부학적으로 연결되어 있어서 씹을 때마다 뇌도 숨을 쉬고 흐름이 좋아진다.

아는 만큼 보인다. 조명의 원장처럼 인간의 영혼, 마음, 육체를 종합적으로 볼 줄 알면 현대의학의 한계를 넘어선 비밀이 보일 것이다. 깨달은 자만이 생로병사와 운명의 진정한 비밀을 알 수 있다.

06절 한국은 치과 & 의료서비스의 천국

의료서비스에 있어서는 한국이란 나라는 세계 최고의 나라다. 환자에겐 최선의 나라이고, 의사들에겐 최악의 나라이다.

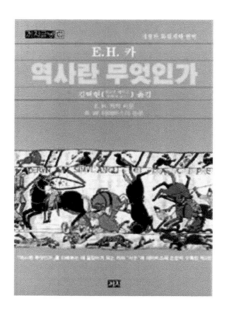

관람객 천만 명을 넘었다는 영화 변호인에 출연하였던 책 "역사란 무엇인가?" 87쪽에 다음과 같은 구절이 나온다.

과거는 현재에 비추어질 때에만 이해될 수 있다. 또한 현재도 과거에 비추어질 때에만 완전히 이해될 수 있다.

한국의료를 이해하려면 외국 현실에 비추어보면 된다.
한국의료는 환자에겐 천국, 의사에겐 지옥이다.

| 당신은 한국인이라서 임플란트를 하러 비행기를 타고 해외에 나가지 않아도 되니 좋은 나라에 살고 있지 아니한가?

유럽인들은 자국 내 임플란트가 비싸서 임플란트 시술 받으러 헝가리나 마케도니아로 원정을 간다. 영국 같은 나라는 NHS라는 국가의료보험제도가 잘 되어있어 병원에 치료비를 한 푼도 내지 않는다고 부러워하지만, 치아가 빠져서 임플란트를 하려면 보험이 안 되므로 한 개당 390만 원을 내야 한다. 그래서 헝가리 같은 나라로 비행기타고 가서 한 개당 130만 원 정도를 내고 임플란트를 한다.

• 헝가리는 국민소득 1만3천 불에 임플란트 130만 원.
• 한국은 국민소득 2만3천 불에 임플란트 평균 130만 원.

한국치과의사들은 130만 원밖에 못 받는다고 억울해하는데, 환자들은 이것도 비싸다고 말도 안 되는 불평을 한다. 오히려 한국에 태어난 축복으로 인해 130만 원이라는 저가에 임플란트를 할 수 있게 되어 치과의사들과 국가에 감사를 해야 하는데 말이다.

거기다가 일부 환자들은 욕심이 지나친다. 130만 원도 비싸다고 양심적인 가격의 치과 찾는다고 갔다가 시술에 문제[특히 교합에]가 생겨서 밥도 못 씹어 먹는 일도 생긴다. 한국에선 비용을 조금만 더 지불하고 실력 있는 치과에 가면 유럽 최저가의 가격으로 세계최고 품질의 임플란트를 할 수 있다. 2014년 7월 1일부터는 한국에서 보험이 적용되는 임플란트는 108만 원부터 가능하고, 본인부담금 54만 원부터 치료가능하다. 치과치료에 관해서는 한국은 지상 천국이다.

07절 의사는 한국에서 파산하기 쉬운 직업군 1위이다

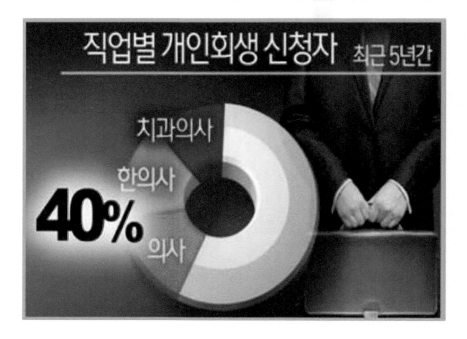

파산 = 재산을 모두 잃고 망한 것을 의미함.

개인회생 = 파산을 피하려고 법원이 빚을 강제 조정해줌.

서울고등법원 자료에 2009~2013년까지 파산을 피하려 개인회생을 신청한 1,145명 중 449명이 의사이다. 즉 지난 5년간 망한 사람 중 40%인 449명이 의사, 한의사, 치과의사이다. 파산자 직업군 1위가 "의사"이다.

내가 책 쓰는 것도 파산을 면하고 생계를 유지하기 위해서이다. 진료로 제1금융권 부채 3억 6천만 원을 갚을 길이 막막하다.

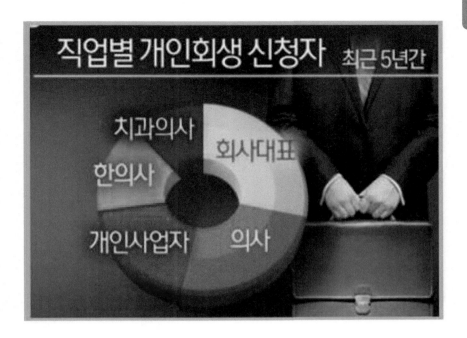

직업별 개인회생 신청자 최근 5년간

치과의사
한의사
회사대표
개인사업자
의사

망한 사람 2위 직업군은 226명으로 20%인 회사 대표이다.

3위는 157명인 개인사업자[자영업자]로 14%를 차지했다. 지식과 정보에도 유통기한이 있다. 의사가 돈 많이 번다는 건 80~90년대 의사 공급 부족 시대의 유통기한 지난 정보이다. 의사들이 파산하는 가장 주된 이유는 낮은 보험수가 때문인데, 보험 환자를 정상 진료해서는 병원 운영이 불가능하다.

한국 내과의사는 하루 환자 70~100명을 보는데, 캐나다에서 한국인 내과의사가 환자를 하루 30명 봤다가 구속당했다. 내과환자 하루 15~20명을 봐야 정상적인 진료이다. 치과는 외국의 경우 하루 10~15명을 본다. 한국에선 그렇게 보면 파산하므로, 하루 25~30명… 최대한 많이 봐야 한다."

의사가 15분 진료하면 망한다. 의사는 시간에 쫓긴다

건강보험심사평가원의 지침에 나와 있는 표준 진료를 기준으로 1인당 15분의 진료 시간이 소요된다. 1시간당 4명 진료.

표준 근로시간인 주5일 40시간 동안 일한다면 하루 32명, 월 640명을 진료할 수 있다는 이야기이다. 그것도 환자가 비는 시간없이 1시간에 4명씩 정확하게 들어오고 나간다는 전제하에 2012년 수가를 기준으로 환자 1인당 평균진료비를 1만 원으로 계산하면 월 매출이 640만 원인 셈이다.

표준진료를 하는 의사 K원장이 간호사 혹은 간호조무사 2인을 두고 의원을 경영하면, 4대보험과 퇴직금, 적립금 등을 포함한 인건비가 500만 원, 임대료와 관리비 330만 원, 금융비용 300만 원, 전자차트 비용과 보안업체 비용 등 기타 관리비용 50만 원. 결국 K원장이 급여를 가져가지 않아도 매월 540만 원의 적자가 발생한다. 환자 15분진료에 주 40시간 정상진료하면 망한다. 만약 원장이 월 500만 원 가져가면, 매월 1040만 원 적자이다. 이러니 파산하기 쉬운 직업일 수 밖에 없다. 그래서 1분 진료하는 것이다. 파산하기 싫으니까. 처자식은 먹여 살려야 하니까. 일단 환자들을 진료실에 가득 채워놓고, 하루 70-100명의 환자를 공장에서 물건 찍듯이 봐야 망하지 않고 살 수 있다. "1분 진료"는 의사 개인의 양심의 문제가 아니라 의료제도의 문제이다.

정상적인 외국은 내과의사 하루 15-20명, 치과의사 하루 10-15명을 그것도 보험진료만 해도 연봉 1억은 쉽게 넘을 수 있도록 의료수가와 보험제도가 되어 있다. 한국은 내과의사 하루 70-100명, 치과의사 하루 25-30명을 봐야 먹고 살 수가 있다. 외국 의사들에게 이 이야기를 하면 "그런 말도 안되는 짓이 어디있냐?"고 한다.

한국치과의사들은 시간에 쫓기다보니 "교합"을 정확하게 맞춰줄 여유가 없다. 그러니 치과를 다닐 때 좀 한가하면서 "교합"을 정확히 맞춰주는 곳을 찾아서 다니길 추천한다.

| 치과는 사양산업! 공급과잉이 심각하다

일반의원보다 치과의원이 재료와 장비는 몇 배나 비싸면서 치과의사는 매년 800명씩 공급과잉이 심각하다. [보건복지가족부 통계자료로 책 "성공 개원의 정석"에서 인용하였고, 2015년 수치는 추정치로 이야기한다.]

- 1982년 치과의사 4,266명 1인당 인구수 9,219명
- 1992년 치과의사 11,285명 1인당 인구수 3,877명
- 2002년 치과의사 19,672명 1인당 인구수 2,422명
- 2006년 치과의사 22,267명 1인당 인구수 2,169명
- 2015년 치과의사 30,000명을 돌파하였다.
  추정치로 치과의사 1인당 인구수는 2,000명대 예상된다.

1982년 치과의사 1인당 인구수 9,000명이 현재는 2,000명이다. 환자자체가 9,000명에서 2,000명으로 77% 감소했다. 치과의사 수입도 80년대에 비해 77%가 감소했다고도 해석할 수 있다. 그리고 80, 90년대 개업했던 치과의사들 중에 부자가 많은 건 진료수입으로 종잣돈을 마련하여 부동산, 주식같은 진료 외에 투자를 통해서 부자가 된 것이지, 진료수입으로 부유해진 경우는 소수이다.

201@년 서울대 수시 최연소 합격 A군은 컴퓨터공학과에 합격했으나, 부모님과 상의해 연세대 치의예과로 등록을 했다. A군은 한국수학올림피아드 중등부 금상을 받았고, 중학교 1학년을 마치고 서울과학고 입학시험에 합격해서 중2 대신 서울과학고 1학년을 다녔다. 인터뷰에서 "서울대 컴퓨터공학부에 진학한다면 원래 좋아했던 분야에서 최고가 되는 것이고, 연세대 치대에 간다면 더 안정적인 미래를 택하는 것"이라고 했다. 이건 국가적으로 매우 안타까운 사건이라고 생각한다. 영재들이 과학을 해서 한국을 IT 과학기술 강국으로 만들어야 할텐데…. 그리고, 치과의사 수 좀 줄였으면 한다. 공급과잉인 것도 문제지만, 한국의 인재들이 불필요하게 의료업에 뛰어드는 건 국가발전에도 도움이 안되니까…. 그리고 직업선택시 최소한 인터넷에 나온 통계자료는 찾아보고 결정을 했으면 한다.

08절 의료소송에 가면 환자는 질 수 밖에 없다
처음에 치과를 잘 골라야 한다

임플란트 치과의료소송 판례를 보면 전주지방법원 제1민사부(재판장 J 씨)는 환자 A씨가 임플란트 시술 후 음식물을 씹을 수 없는 등의 후유증이 생겼다며 치과의사 B씨를 상대로 820만 원의 위자료 등을 지급할 것을 요구하며 낸 항고소송에서 원고의 청구를 기각한다고 판결했다. 환자 A씨는 지난 2011년 임플란트 식립 후 "상악 전치부가 흔들리고 그에 따라 음식물을 저작할 수 없는 등의 후유증이 생겼다"라고 주장했었다.

한 마디로 판사님이 의사의 잘못이 전혀 없다고 판결했다. 위의 환자 A씨 임플란트보철 상태를 확인하지 않아서 정확히 알 수는 없지만, 어금니에 심은 임플란트 수술은 성공적이었는데 보철에서 교합이 낮아서 음식물 저작이 안 되고 자연치인 전치부까지 흔들리게 되었을 것이라고 추정된다. 바이트 검사를 해보면 정확히 알 수 있었을 것이다.

이 책의 2부 8장 20절에서 이러한 경우를 자세히 설명하려 한다.

처음에 치과에서 임플란트를 심을 때 치과의사에게 물어보라. 앞니라면 교합이 안 물려도 되지만, 어금니 임플란트라면 "원장님! 제 임플란트 교합을 물리게 만드실 건가요? 잘 씹어지는지 보철을 임시 접착해서 사용해볼 권리를 주실 건가요?" 그렇다고 하는 치과가 아니면 절대로 자신의 몸을 맡기면 안 되는 것이다. 확인 절차 없이 덜컥 임플란트 치료했다가 밥이 안 씹어진다면 그건 환자 책임이다.

의사의 실력을 검증하지 않고 치료를 받았으니 말이다.

가격 보고 결정했다가 문제발생시 해결이 불가능! 품질을 따져봐야 한다

2009년 4월 교정치료에 대한 2심 판결 사례

교정 치료 후 턱관절통증이 생겼다며 2,400만 원을 청구하였으나 인과관계가 부인되어 항소심에서 청구 기각.

한국의 교정과 교수들은 학계의 공식 의견으로 교정과 턱관절이 관계가 없다고 주장하고 재판부는 그걸 받아들인다.

2심까지 했는데 기각되면 대법원에서의 3심까지 가지고 가봐야 소송에서 질 가능성이 높다.

턱관절과 교정은 실제로 관계가 많다. 그건 나중에 증명할 것이다. 교정하는 치과의사가 교합을 제대로 만들면 턱관절통증이 완화되는 것인데, 본인이 교정치료에 오류를 만들어 놓고는 학회와 논문을 들이밀면서 의사의 잘못과 책임은 재판부가 전혀 인정하지 않는 모습이다. 처음부터 교정을 잘하고 교합을 제대로 만드는 치과의사를 찾았어야 했다. 실력을 검증하지 않고, 의사를 선택하면 안 된다.

환자는 의사의 실력을 충분히 검증하고 나서 치과치료를 받길 바란다. 환자로서 의사의 권위에 도전하는 것 같고, "꼭 이렇게 까지 해야되나?" 라고 생각하면 안된다. 처음부터 치료들어가기전에 확실히 해두어야 한다.

만에 하나 치료 후 문제 발생 시 소송해도 이길 수 없고, 치료를 또 받게 되면 엄청난 시간과 경제적 손실이 발생하니까.

09절 진료비가 저렴하면 환자에게 불리하다

왜냐면, 해당 서비스 자체가 사라질 테니 말이다.

당신이 조금만 똑똑하면 이해할 내용이다. 흉부외과의 심장수술이 진료비가 매우 저렴하다. 이게 환자에게 유리할까? 진료의 가치에 비해 가격이 저렴하면 의사들이 위험을 무릅쓰고 심장수술을 하려고 하지 않는다. 어려운데 수익성이 적다면 누가 할까? 그래서 한국에서 심장수술을 받아야 할 상황이 생기면 2~3년을 기다리게 된다. 물론 기다리다가 죽게 될 확률이 높다. 돈 있는 부자들이야 진료비를 더 내더라도 미국 가서 수술하고 오면 그만이겠지만 말이다.

**가치에 비해 가격이 저렴하면 해당 의료서비스를 공급하려는 의사가…
서비스 공급자가 사라지게 된다. 이는 환자에게는 최악의 상황이다.**

조선시대 때 한양의 쌀값이 폭등한 적이 있었다. 예를 들어 쌀 한 가마니에 15만 원이 정상 가격인데, 쌀 부족으로 쌀값이 2배인 30만 원으로 올랐다고 하자. 임금이 어명을 내려 쌀값을 30만 원 받는 사람을 처벌했다고 하자. 이게 올바른 결정일까? 가격을 정부가 강제로 15만 원으로 통제하면, 지방에 있던 상인들이 쌀을 비싼 값에 팔기 위해 한양으로 가지고 오는 수고를 하지 않을 것이다. 누가 미쳤다고? 그러면 한양 내의 쌀 공급량은 그대로여서 백성들이 식량 부족의 고통을 더 오랫동안 겪어야만 하는 것이다. 최악의 정책이다.

그래서 연암 박지원 선생님께서는 임금님께 어명이 잘못되었다고 했다.

"전하, 지금 한성의 쌀값이 뛰었다는 말을 듣고 전국 각지에서 쌀을 짊어지고 팔러 오다가 되돌아가고 있는데, 이렇게 되면 어명 때문에 한성의 쌀 부족 사태는 더 오래가고 가격은 오히려 더 뛸 것이다. 가격을 낮추라는 어명을 거두어 주십시오."

이를 들은 왕은 어명을 거두었다.

이런 경우 쌀값을 남들보다 비싸게 받는 상인은 악덕상인이라고 할 수 있을까? 아니다. 쌀 부족이 심하다는 현상을 널리 알리는 좋은 일을 하고 있는 것이다. 비싸게 받아야 그 소문을 듣고 여기저기서 공급량이 늘어나서 가격이 정상화되니 좋은 일을 하는 것이다. 그러므로 의사도 마찬가지다.

남들이 꺼리는 어려운 진료를 하는 의사가 높은 진료비를 받는 것은 좋은 일을 하는 것이다. 어려운 진료일수록 치료비를 더 많이 받는 건 의료시장을 위해서 바람직한 일이다.

그래야 꺼리는 해당 의료서비스를 제공하는 의사가 많아지고, 그로 인해 해당 의료서비스의 가격도 정상화되기 때문이다. 쉽게 예를 들어 심장수술 비용을 비싸게 받도록 정부가 놔두어야 한다. 그래야 해당 의료서비스를 제공하는 의사들이 늘어날 테니 말이다. 사랑니 안 뽑아준다고 의사를 욕할 게 아니라 어려운 사랑니 발치는 치료비를 의사가 자율적으로 정하고 받을 수 있도록 놔두는 게 올바른 일이다. 돈이 안 되는 진료를 안 하는 의사가 잘못이 아니라 돈이 안 되도록 가격을 보험수가로 강제로 통제하는 제도가 잘못인 것이다.

정부가 통제하면 시장은 반드시 보복한다

국가가 예산 문제로 보험수가를 제대로 줄 수 없다면, 그냥 의료시장 자율에 맡겨야 한다. 강제로 보험수가를 낮추어봤자 의사들이 해당의료서비스를 안 하면 그만이다. 예를 들어 응급의학과 보험수가가 낮고 어려우니 안 해버리는 것처럼, 정부의 통제가 오히려 환자들에게 독이 되고 있는 것이다.

10절 의사의 실력과 치료품질을 알 수 있는 방법

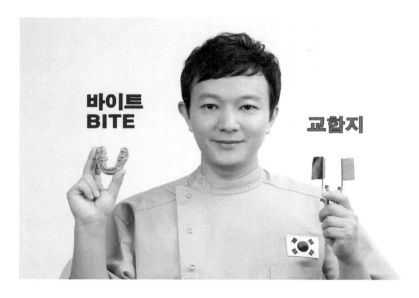

중요한 것은 눈에 보이지 않는 법이야 ["어린 왕자"에서]

치과에서 가장 중요한 분야는 교합이다. 그런데 이게 눈에 잘 보이지 않는다. 엑스레이를 찍어도 나오지 않는다. 그래서 치과의사들 중에 교합을 되게 무성의하게 만드는 사람이 많은데, 그로 인해 환자들이 힘들어진다. 교합이 보이도록 하기 위해 위의 2가지 도구가 필요하다.

내가 아무 의미없이 책 표지사진을 찍은 것이 아니다. 본 책 2부 5장 보철 6절에 "어금니치료의 품질" 2부 15장에 "환자가 씹지 못하는 5가지 이유"를 보시면 치과의사의 실력과 치료품질을 알게 된다.

| 치과치료의 품질은 교합에 있다. 바이트와 교합지로 누구나 확인가능하다!

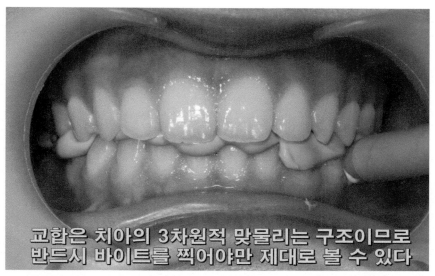

교합은 치아의 3차원적 맞물리는 구조이므로
반드시 바이트를 찍어야만 제대로 볼 수 있다

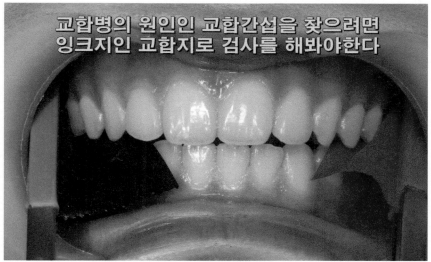

교합병의 원인인 교합간섭을 찾으려면
잉크지인 교합지로 검사를 해봐야한다

사실상 치과문제의 70%이상은 교합원인으로 발생한다.

· 2부 ·
치과복음 = 치과 진료과목별 설명

저자의 의도에 의해 편집위치가 다를수 있음을 알려드립니다.

2부 "치과기술에 대한 설명"이야말로 본 책의 최대 핵심 부분이다.

기존에 치과기술에 대한 정보비대칭성으로 인한 일반인의 장벽을 무너뜨릴 것이다.

정보비대칭성이란 서비스공급자인 의사에게는 정보가 충분하고, 서비스수요자인 환자에게는 정보가 부족하거나, 알기 힘든 정보가 어느 한 쪽에 비대칭적으로 있는 상황을 의미한다.

비대칭성이 있는 경우가 문제가 되는건 한 쪽이 뭐가 맞고 어떻게 해야하는지를 모르니 한 쪽의 이야기를 일방적으로 따를 수 밖에 없는 것이다.

쉽게 말해 환자는 이런 치료가 필요한지? 불필요한지? 만약 필요하다면 어떻게 하는 게 최선인지? 전혀 알 수가 없다면 병원 측이 하자고 하는 대로 따라갈 수밖에 없는 것이다.

의사로서 이러한 상황이 참 안타깝다. 좋은 의사나 병원이라면 믿고 맡겨도 되겠지만, 만약 그렇지 않다면???

치과시크릿에서 가장 핵심적인 부분이 바로 2부 치과복음이다. 치과의료기술이라는 것이 대단히 복잡하여, 치과의사들마저도 잘 모르거나 잘 못알고 있는 경우가 많다. 환자들이 제 아무리 인터넷을 뒤져보고 공부를 해도 도저히 알 수가 없다. 이제 그런 수고는 필요치 않다. 치과시크릿 1, 2편을 다 이해하게 되면 치과의사들의 평균치를 넘어서는 정확하고 핵심적인 정보를 알게 될테니까….

01장 진단과 치료 계획

의료에서는 치료보다 진단이 훨씬 중요하다. 원인을 모르면 치료를 해도 좋아지지 않기 때문이다. 치료하지 말아야 할 엉뚱한 부위를 건드리면, 불편한 환자의 상태를 더 악화시킬 수 있다. 예를 들어 환자가 통증을 느낄 때, 한국의사들은 교합지검사도 안해보고 교합간섭을 "crack tooth"라고 오진하는 경우가 많다.

진단과 치료 계획에서 환자가 명심해야 할 6가지 사항

1. 치과의사가 세균병 외에 교합병도 진단 가능한가?
   [저작 시 통증 같은 경우 교합병 원인이 생각보다 많다]

2. 최소 3명 이상의 의사에게 진단을 받아보라.
   [의사마다 다르므로 그 중 신뢰할 만한 곳을 선택하라]

3. 의사가 권하는 치료가 꼭 필요한가, 아닌가?
   [보험수가가 낮아서 불필요한 진료를 권하는 곳이 많다]

4. 치료하려는 의도가 환자를 위한 목적인가?
   [병원의 수익을 목적으로 하는 경우도 많다]

5. 병원의 평균적 치료비보다 고가인 곳이 좋다.
   [의료서비스는 공산품이 아니라 모두 Handmade이다.
   가격이 저가라면 뭔가 석연치 않은 구석이 있다]

6. 치료 계획을 세울 때 가격보다는 가치를 생각하라.
   [저렴한 치료는 품질과 장기 안정성이 떨어진다]

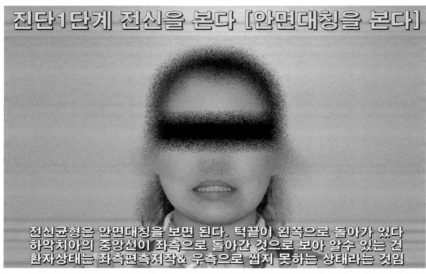

진단1단계 전신을 본다 [안면대칭을 본다]

전신균형은 안면대칭을 보면 된다. 턱끝이 왼쪽으로 돌아가 있다
하악치아의 중앙선이 좌측으로 돌아간 것으로 보아 알수 있는 건
환자상태는 좌측편측저작 & 우측으로 씹지 못하는 상태라는 것임

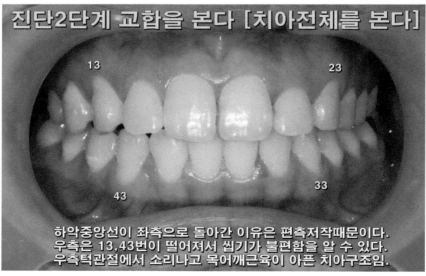

진단2단계 교합을 본다 [치아전체를 본다]

하악중앙선이 좌측으로 돌아간 이유는 편측저작때문이다.
우측은 13,43번이 떨어져서 씹기가 불편함을 알 수 있다.
우측턱관절에서 소리나고 목어깨근육이 아픈 치아구조임.

대관소찰(大觀小察)= 크게 보고 작게 살핀다.

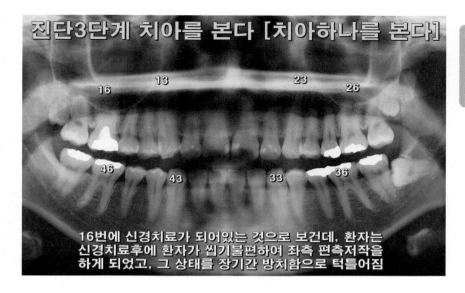

진단3단계 치아를 본다 [치아하나를 본다]

16   13   23   26

46   43   33   36

16번에 신경치료가 되어있는 것으로 보건데, 환자는
신경치료후에 환자가 씹기불편하여 좌측 편측저작을
하게 되었고, 그 상태를 장기간 방치함으로 턱틀어짐

　　2013년 6월 4일 26세 여성 "이여섯" 환자가 우리 치과에 왔는데 신경치료했던 16번 치아를 씌우고, 오른쪽으로도 씹고 싶다고 왔다. 치아만 보는 치과의사라면 당장 16번 치아에 보철을 하려고 했겠지만, 환자 말을 그대로 따르는 것은 진정한 전문가가 아니다.

　　명의가 보면 환자는 16번에 보철을 한다 해도 씹기가 불가능하다. 저작이라는 것은 치아 하나만 고친다고 되는 게 아니기 때문이다. 이 환자처럼 전체 구조에 문제가 있는 경우엔 전체를 고치지 않고 치아 하나만 치료해서는 절대로 씹을 수가 없기 때문이다. 턱이 틀어져서 목과 어깨근육이 아픈 것과 턱관절 소리 나는 것을 먼저 고치고 나서 16번에 보철을 하는 것으로 환자 치료를 마무리했다.

| "이여섯" 여성 환자의 구강 내 사진

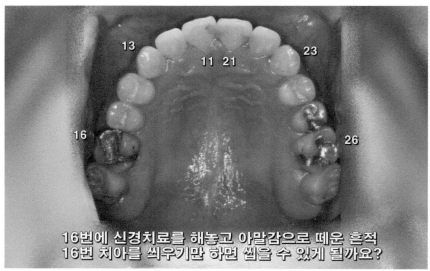

16번에 신경치료를 해놓고 아말감으로 떼운 흔적
16번 치아를 씌우기만 하면 씹을 수 있게 될까요?

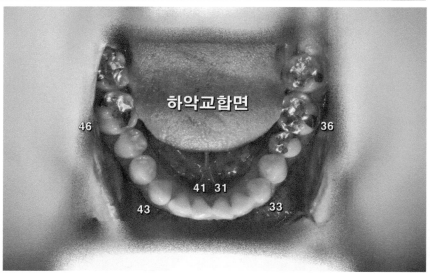

하악교합면

3, 4번 교합에 문제 시 씹을 수가 없다

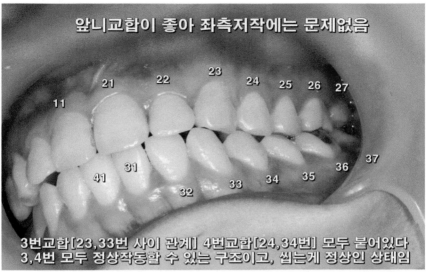

앞니교합이 좋아 좌측저작에는 문제없음

3번교합[23,33번 사이 관계] 4번교합[24,34번] 모두 붙어있다
3,4번 모두 정상작동할 수 있는 구조이고, 씹는게 정상인 상태임

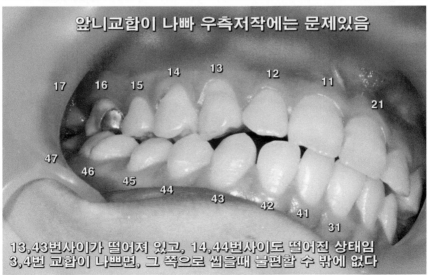

앞니교합이 나빠 우측저작에는 문제있음

13,43번사이가 떨어져 있고, 14,44번사이도 떨어진 상태임
3,4번 교합이 나쁘면, 그 쪽으로 씹을때 불편할 수 밖에 없다

우측은 3, 4번 치아의 교합이 안 좋아서 씹을 수 없는 상태.

13번 치아의 A 교합점이 기능 상실 상태.

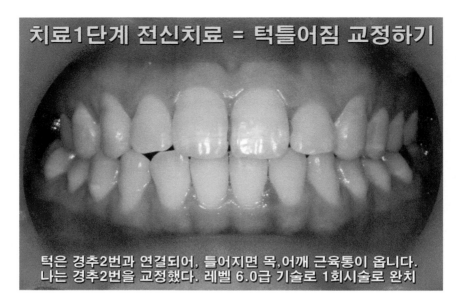

치료1단계 전신치료 = 턱틀어짐 교정하기

턱은 경추2번과 연결되어, 틀어지면 목,어깨 근육통이 옵니다.
나는 경추2번을 교정했다. 레벨 6.0급 기술로 1회시술로 완치

원칙은 전체 교정이나, 나는 1회 1시간 만에 완치시켰다. 우측 목과 어깨
근육통이 소실되어 정상인 좌측과 같아짐.

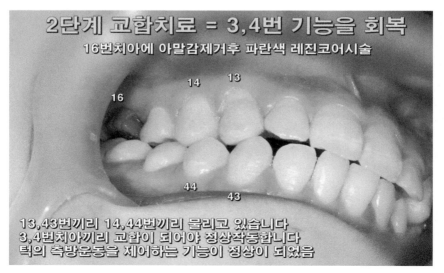

2단계 교합치료 = 3,4번 기능을 회복
16번치아에 아말감제거후 파란색 레진코어시술

16 14 13

44 43

13,43번끼리 14,44번끼리 물리고 있습니다
3,4번치아끼리 교합이 되어야 정상작동합니다
턱의 측방운동을 제어하는 기능이 정상이 되었음

3, 4번이 턱의 측방운동을 제어하려면 교합이 되어서 물려야 씹지,
이 기능이 망가진 상태에서 16번에 금니해도 못 씹음.

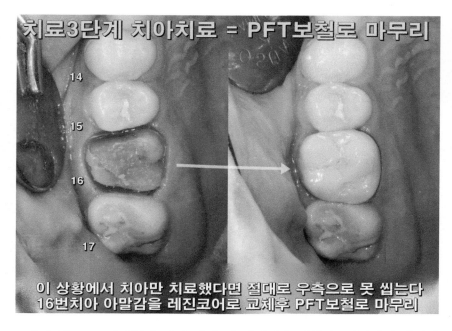

치료3단계 치아치료 = PFT보철로 마무리

14
15
16
17

이 상황에서 치아만 치료했다면 절대로 우측으로 못 씹는다
16번치아 아말감을 레진코어로 교체후 PFT보철로 마무리

실제로는 1, 2단계를 동시에 해서 턱 틀어짐을 맞췄다. 여러분이 이해하기 쉽도록 개념상 사진을 편집했다.

환자의 요구대로 치아에 보철만 씌웠다면 씹지 못하고, 목과 어깨 통증, 우측 턱관절 소리는 그대로였을 것이다. 턱 틀어짐 교정 후 3주째 되던 때 목 & 어깨 통증이 완전소실되었고 우측 턱관절 소리가 절반 정도 감소되었다. 현재 유지 중 교합전체 구조를 개선한 다음에 단일치아에 보철치료를 했다. 보통 하는 도자기치아 PFM 대신, PFT를 했다.

PFM[=Porcelain Fused Metal 메탈에 포세린을 접착]과 원리는 같고, 여기서 메탈 대신 생체친화성이 높은 Tilite를 사용한 것이 PFT이다. PFT라는 단어조차 생소하겠지만 PFG가 물론 PFT보다는 좋다.

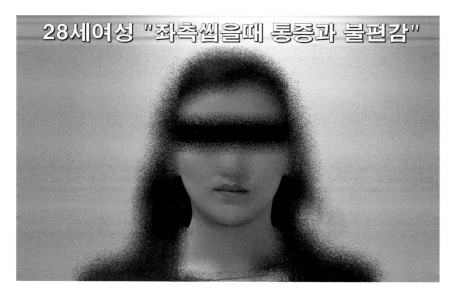

28세여성 "좌측씹을때 통증과 불편감"

"이여덟", 우측 편측 저작을 해서 턱 끝이 우측으로 올라가 있다.

1단계 전신을 본다. [안면대칭, 턱 틀어짐 확인]

2단계 교합을 본다. [교합지검사 & 교합운동 검사]

3단계 치아를 본다. [엑스레이 & 구강 검사]

 명의가 보고 알 수 있는 것들

   1. 눈선과 입술선의 평행이 깨지고 입술이 우측으로 올라감.

   2. 턱이 틀어져 "경추 2번"을 시작으로 척추가 틀어져있다.

   3. 우측에서 윗니는 음식물 낌, 아래는 치아 시림이 예상됨.

   4. 골반이 틀어져 다리 길이에 차이가 날 것이다.

   5. 목, 어깨 근육이 아플 것.

| 경추곡선 무너지면 건강에 치명타!

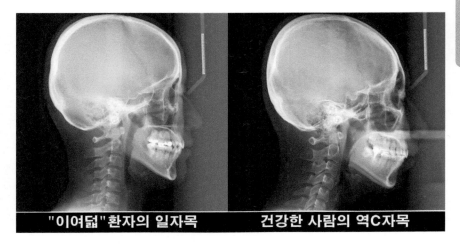

[“이여덟” 환자의 세팔로(cephalo, 옆얼굴 엑스레이) 사진]

20대라서 근육통만 있지 전신 건강이 무너지진 않았다. 두개골과 경추 1번부터 7번까지가 보이는데, 목뼈 모양만 봐도 목과 어깨의 통증이 보인다. 일자 목이다.

턱 틀어짐에 의해 경추 2번이 틀어지고, 척추가 틀어진다. 경추와 골반이 연결되어 다리 길이도 차이가 커지게 된다.

“일자 목” 환자는 당시 28세 환자였다. 50대도 아닌데 20대의 나이에 벌써 목뼈에 이상이 생겼다. 환자의 병력을 조사해보니 교정치료를 받은 적이 있었다. 교합균형이 깨지면서 편측저작과 안면비대칭의 부작용 발생. 우측의 역C자의 건강한 상태의 목뼈를 가진 환자도 교정환자임. “건강한 사람의 역C자목” 환자는 20세 환자였는데, 내가 치료한 교정환자임.

치아의 원인을 찾기 전에 턱 틀어짐의 2가지 유형에 대해 보자.

03절 턱 틀어짐에는 턱 올라감, 턱 돌아감 크게 2가지가 있다

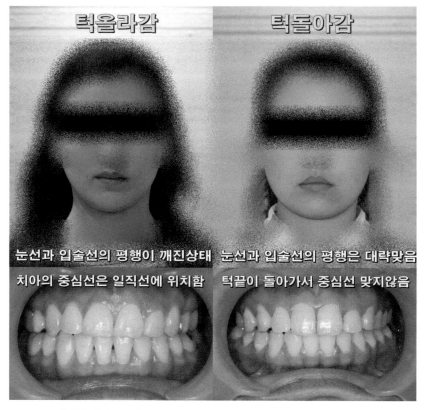

[좌측 "이여덟" 턱 올라감 /// 우측 "이여섯" 턱 돌아감]

턱관절을 연구하는 어떤 한의사들이나 치과의사들 중에는 전신이 틀어져서 턱이 틀어진다고 주장하는 분들이 있다. 하지만 그럴 확률은 거의 없다. 치아가 틀어져서 전신이 틀어지는 게 맞다. 전신이 치아와 턱에 미치는 그 영향력은 미미하다. 턱이 틀어진 주된 원인의 90%는 치아의 교합에 있다.

치아의 교합에 변화가 생겨서 편측 저작이라는 질병이 생기고, 그로 인해 경추 2번이 틀어지고, 경추와 연결된 골반, 척추 전체가 틀어지는 게 과학적으로 맞다. 만약 전신이 원인이라면, 턱과 치아가 틀어진 경우에 척추만 교정해서 치아를 맞출 수 있어야 할 것이나, 현실에서 그렇게 하는 건 불가능하다.

턱이 많이 틀어진 사람은 이 턱의 전체 구조를 올바르게 하고 나서 치아라는 부분 구조를 치료하는 것이 원칙이다. 턱이 심하게 틀어진 환자의 치아 1개를 치료한다고 해도 씹는 기능이 정상 작동하지 않을 수 있다.

씹는다는 것은 치아만 있다고 되는 게 아니고, 치아를 움직이려면 근신경계[근육계와 신경계의 연합]가 정상 작동을 해야 한다. 근신경계가 정상 작동하지 않으면 환자는 씹을 수가 없다. 그럼 왜 근신경계가 정상 작동하지 않게 된 걸까? 그것은 치아의 구조적 결함 즉, 교합불균형이 생겼기 때문이다. 치아끼리 부딪히지 말아야 할 곳이 자꾸 부딪히면 근신경계는 치아를 보호하는 쪽으로 작동하므로 아예 불균형이 생긴 쪽으로 안 씹게 되고 편측 저작이 시작된다.

28세 환자는 좌측으로 씹기가 불편해서 우측 편측 저작을 했고, 26세 환자는 우측으로 씹기가 불편해서 좌측 편측 저작을 했다.

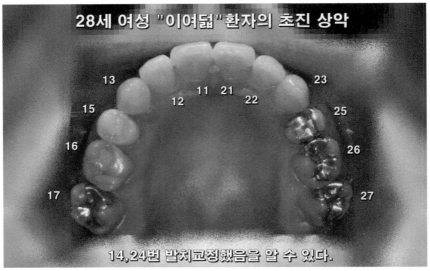

28세 여성 "이여덟"환자의 초진 상악

13
15
12 11 21 22 23
16
25
17
26
27

14,24번 발치교정했음을 알 수 있다.

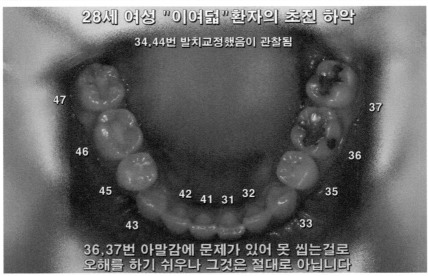

28세 여성 "이여덟"환자의 초진 하악

34,44번 발치교정했음이 관찰됨

47
46
45
42 41 31 32 35 37
43
33
36

36,37번 아말감에 문제가 있어 못 씹는걸로
오해를 하기 쉬우나 그것은 절대로 아닙니다

구강 검사에서는 이상 소견을 찾을 수가 없고, 36, 37번 아말감도 파절이
나 틈 없이 깨끗하고 잘 유지되고 있음.

구강 검사 & 엑스레이는 불완전하다

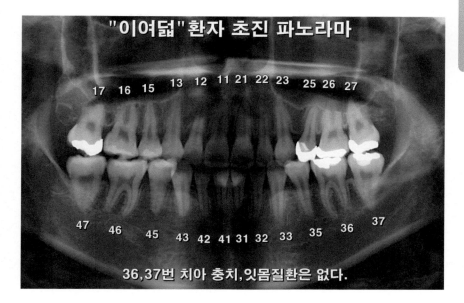

"이여덟" 환자 초진 파노라마

17 16 15   13 12 11 21 22 23   25 26 27

47   46   45   43 42 41 31 32 33   35   36   37

36,37번 치아 충치,잇몸질환은 없다.

이런 환자를 대부분 의사들이 "치과질병이 없다"라고 오진하는데, 엑스레이상 이상 소견이 안 보인다고 질병이 없다고 판단하는 것이 과연 옳을까? 환자는 분명 불편해서 턱이 틀어지고, 안면비대칭까지 왔는데, 치과의사의 말이 과연 옳은 걸까?

결정적으로 환자는 씹지 않고 가만히 있을 때는 아프지 않다. 만약 충치, 잇몸병이라면 씹는 것과 상관없이 계속 아파야 한다. 왜 이러는 걸까?

치과의사들도 환자를 제대로 진단하는 법을 치대에서 못 배우기 때문이다. 그게 우리의 현실이다. 치아만 보고 생물학적 진단만 하기 때문이다. 세균, 세포, 염증 같은 생물학적 현상만 보니까 그러하다.

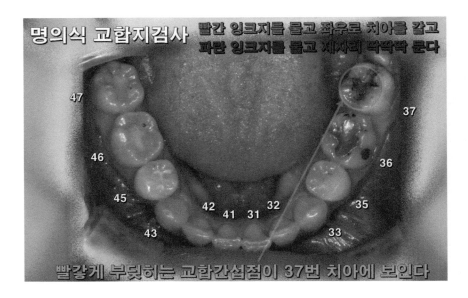

교합지검사 0.008mm두께의 빨강, 파랑 교합지를 사용

1단계 빨강 잉크지를 물고 좌우로 갈아보고,
2단계 파랑 잉크지를 물고 제자리에서 문다.

그러면 좌우로 부딪히는 점은 빨갛게 남을 것이고, 제자리에서 물리는 점만 파랗게 찍힐 것이다. 보다 자세한 방법은 동영상을 통해 알려줄 것이다. 매우 간단해 보이는 기술이나 치과에서 가장 중요한 기술. 빨강은 흔히 위험을 표시하는 색이므로 환자에게 측방간섭의 해로움을 알리기 위해 선택한 것이다. 검정은 충치로 오해할 소지가 있어서 파랑색을 쓰는 것이다.

교합지검사해야 교합을 제대로 진단할 수 있으며, 치과의사라면 엑스레이를 찍듯이 일상적으로 행해야 할 검사이다

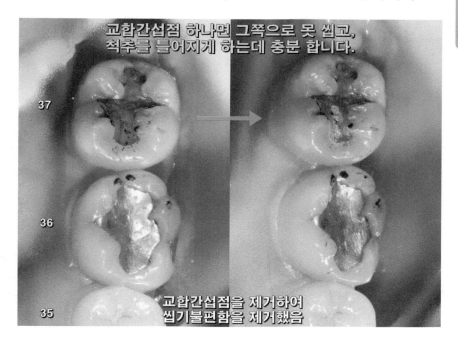

대부분의 교합검사를 잘 안 하는 이유는 이런 검사가 무슨 의미가 있는지 왜 해야 하는지를 치대에서 배우지 못해서이다.

환자가 씹지 못하게 하는 점 하나를 찾아서 제거하는 것이 교합치료이고, 치과치료의 목표이다. 항공모함이라는 거대한 구조물도 방향을 바꿀 때 50Kg짜리 인체만한 추가 조정한다고 한다. 90Kg 안 되는 인체는 구강 내 점 하나면 충분히 균형을 무너뜨릴 수 있다. 그 원리와 치료법은 2장에서 또 언급하겠다.

06절 치과 오진의 가장 큰 원인은 교합검사를 안 하는 데 있다

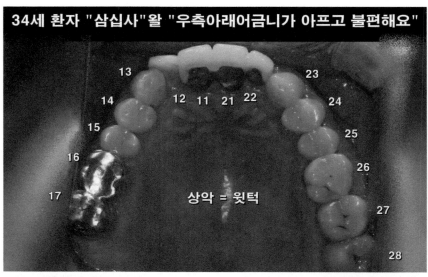

34세 환자 "삼십사"왈 "우측아래어금니가 아프고 불편해요"

13
14
15
16
17
12 11 21 22
23
24
25
26
27
28

상악 = 윗턱

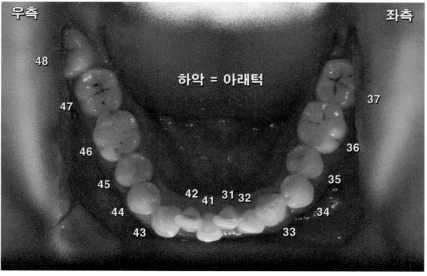

우측
좌측

48
47
46
45
44
43
42 41 31 32
33
34
35
36
37

하악 = 아래턱

우측아래치아 46, 47번이 치아 시림, 음식물 낌, 씹을 때 통증이 있다는 36세 남자환자인데 불편 증상의 원인은 무엇일까?

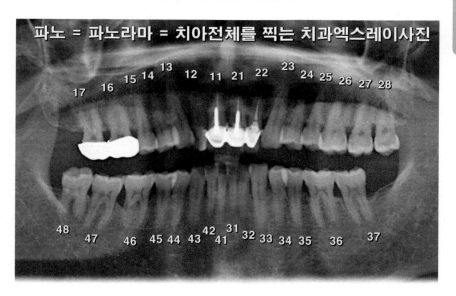

교합을 볼 줄 모르는 치과의사들은 이렇게 진단하기 쉽다.

"씹을 때의 통증은 47번 충치 때문이다."이렇게 말한다면 그 치과의사는 거짓을 말하거나 거짓말을 하는 것이다.

치과에서 일어나는 오진의 가장 전형적인 예시이다. 씹을 때의 통증이 충치 때문이라면 왜 좌측 27, 37번 치아는 통증을 안 느낄까? 실제 치과에서 이런 경우 멀쩡한 47번 치아를 파고 레진을 하고, 마취하고 46번 부위 잇몸 치료를 하는 경우가 많다. 그렇게 하면 환자는 더 불편하게 된다. 46, 47번 치아가 원인이 아니므로.

지구인은 원인을 찾을 수 없을 때, "모른다"라고 하기보다는 무언가를 끌어들여서라도 설명을 하려는 뇌의 습관이 있다.

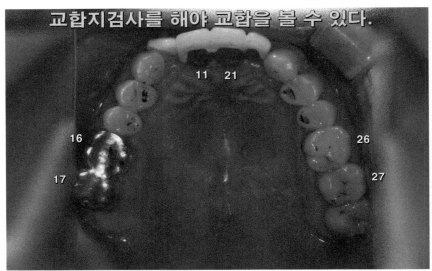

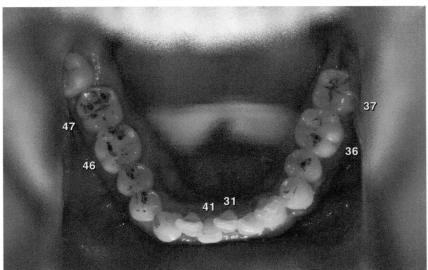

46, 47번에 보이는 저 빨간 점들이 바로 교합간섭점들이다.

부딪히지 말아야 할 점이 부딪혀 씹을 때, 아프고 시리고 음식물 낌 현상 발생

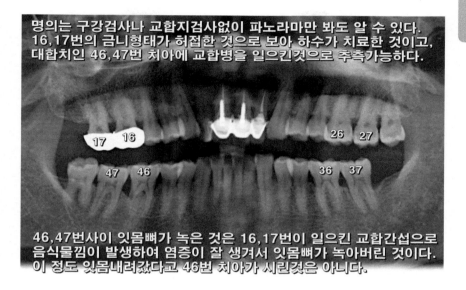

명의는 구강검사나 교합지검사없이 파노라마만 봐도 알 수 있다. 16,17번의 금니형태가 허접한 것으로 보아 하수가 치료한 것이고, 대합치인 46,47번 치아에 교합병을 일으킨것으로 추측가능하다.

46,47번사이 잇몸뼈가 녹은 것은 16,17번이 일으킨 교합간섭으로 음식물낌이 발생하여 염증이 잘 생겨서 잇몸뼈가 녹아버린 것이다. 이 정도 잇몸내려갔다고 46번 치아가 시린것은 아니다.

명의는 굳이 좌측처럼 교합지검사를 하지 않고 위의 파노라마만 봐도 환자가 왜 왔을지를 추정이 가능하다. "16, 17번 금니 모양이 아주 안 좋고 더군다나 더블크라운으로 묶었으므로 환자는 우측에 교합간섭으로 인해 씹을 때 불편해서 왔겠구나."

"16, 17번 금니의 교합이 안 좋아서 대합치인 46, 47번 치아에 교합간섭을 일으키므로 금니를 다시 해야 한다."라고 정확히 진단했다. 치과의사들이 교합이란 단어조차 환자에게 잘 쓰지 않다. 이게 눈에 보이지 않는 것이라서 그렇다. 46, 47번은 치료할 필요가 없다. 충치도 정지성 충치이고, 마취하는 잇몸치료도 불필요하다. 치료 방법은 임시적으로는 교합치료도 불편감은 없앨 수 있고, 원칙은 보철치료이다.

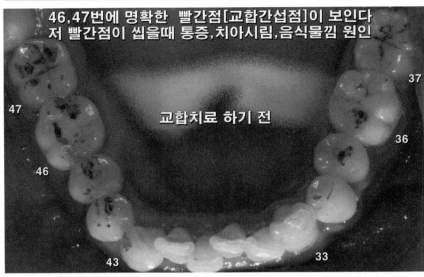

46,47번에 명확한 빨간점[교합간섭점]이 보인다
저 빨간점이 씹을때 통증,치아시림,음식물낌 원인

교합치료 하기 전

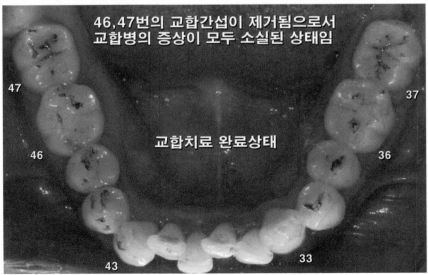

46,47번의 교합간섭이 제거됨으로서
교합병의 증상이 모두 소실된 상태임

교합치료 완료상태

　원칙적으로 원인인 16, 17번 금니를 다시 해야 하나 환자가 차로 60Km 떨어진 곳에서 와서 교합치료로 일단 마무리.

교합치료 제대로 하는 치과 찾기 어렵다

환자는 화순군 사람인데, 150만 명 광주광역시에서도 교합치료를 하는 의사를 못 찾아 운전을 1시간 반을 해서 나를 찾아온 것이다. 그럼 왜 치과의사들이 이러한 치료를 못하거나 안 하려고 할까? 원가 이하의 손해 보는 보험수가와 치대교육의 무관심 때문이다.

응급의학과를 의사가 손해 보는 보험수가 때문에 기피하듯, 교합치료도 꼭 필요하지만 보험수가 때문에 기피한다.

그렇다고 보험수가만 받고 이런 어려운 치료를 하는 것도 반대이다. 환자가 교합간섭이 생길 때마다 치과를 찾아올 것이다. 1만 원도 안 되는 치료비를 내고서 교합간섭을 제거해 달라고 치과의사에게 요구할 것이다. 평생 동안. 치과의사 입장에서는 생각만 해도 악몽이다.

그러니 원칙적으로 16, 17번 금니를 다시 해야 한다고 하는 게 환자에게도 좋은 치료이고, 의사에게도 좋은 치료이다.

이건 변칙적인 치료로 애초에 금니를 교합을 맞춰서 잘 했으면 46, 47번에 교합병이 안 생겼을 텐데, 금니 한 곳에서 책임질 문제다.

이번에는 원칙적인 보철치료를 이용한 치료법을 보여주겠다.

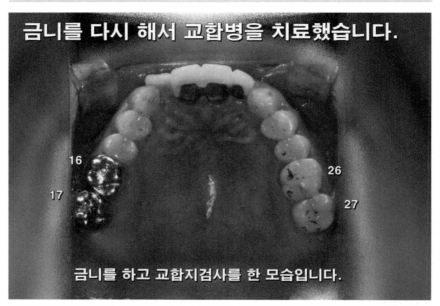

금니를 다시 해서 교합병을 치료했습니다.

16
17
26
27

금니를 하고 교합지검사를 한 모습입니다.

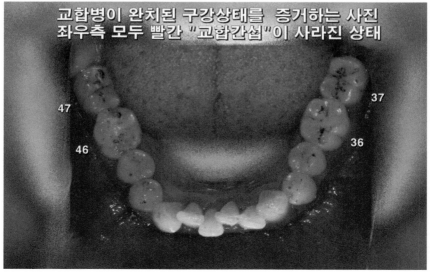

교합병이 완치된 구강상태를 증거하는 사진
좌우측 모두 빨간 "교합간섭"이 사라진 상태

47
46
37
36

상악에 금니를 새롭게 하니 46, 47번에 빨간 교합간섭이 사라지고 교합병 증상인 씹기 불편, 음식물 낌, 치아 시림도 사라짐.

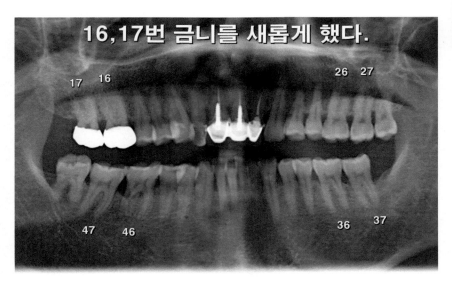

16,17번 금니를 새롭게 했다.

금니의 외형이 훨씬 자연치답지 않은가? 환자는 고등학교 친구이기도 해서 사실대로 이야기를 해주었다.

"치과 좀 좋은 데로 다니지 그랬니! 그전 화순치과에서 금니 치료한 치과의사는 실력이 쓰레기구나." 16, 17번 금니 모양 때문에 교합병도 생기고, 46, 47번 사이에 음식물이 잘 끼게 되어서 2개 치아 사이의 잇몸도 나빠짐.

잇몸 뼈도 녹아버렸다. 금니 2개를 잘못해서 잇몸도 파괴됨. 잇몸이 안 좋아진 가장 큰 원인도 사실은 교합에 있다. 교합을 이해하면 환자를 진단하고 해석하는 방법이 다르다. "16, 17번을 묶지 않고 정상적으로 개별적으로 금니를 제작하여 끼웠다. 교합개념이 없이 함부로 묶어서는 안된다."

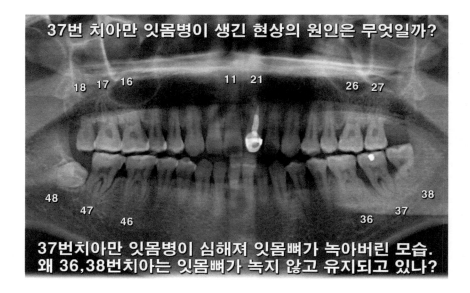

37번 치아만 잇몸병이 생긴 현상의 원인은 무엇일까?

37번치아만 잇몸병이 심해져 잇몸뼈가 녹아버린 모습.
왜 36,38번치아는 잇몸뼈가 녹지 않고 유지되고 있나?

2010년 35세 남자환자가 37번 치아 통증을 호소하며 내원. 37번 치아 주변에 하얀 잇몸 뼈가 많이 없다. 교합을 모르는 치과의사는 이렇게 진단한다. "이 안 닦아 37번에 세균으로 잇몸염증이 심해져 빼야 한다." 저는 그런 치과의사에게 이렇게 물어보고 싶다.

"왜 38번 치아는 멀쩡하죠? 환자가 임플란트가 하고 싶어서, 36번까지이를 닦고 37번은 건너뛰고 38번은 잘 닦았나요?" 세균이 있어도 안쪽 치아인 38번이 많을 것이다. 왜 37번이 많을까? 왜 세균이 더 많은 38번 잇몸 뼈는 녹지 않았을까?

잇몸질환원인도 교합이다

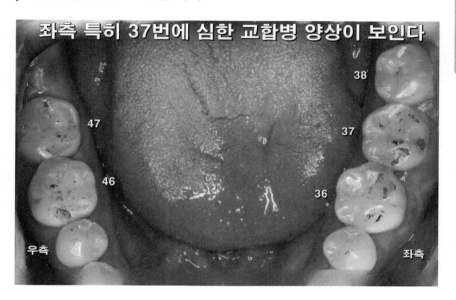

좌측 특히 37번에 심한 교합병 양상이 보인다

잇몸병도 교합지검사를 해봐야 정확한 진단이 가능하다.

치의학이 발달한 국가에서는 치과의사들이 이렇게 한다. 잇몸병의 원인은 세균이 아니라 교합이다. 가장 큰 원인은 교합이다. 한국의 치대에서 잘못 가르치고 있는 것이다. 이 부분의 증명은 6장에서 직접 증명하겠다. 잇몸 뼈가 파괴되는 주원인으로는 물리학적 원인과 생물학적 원인 2가지로 나뉜다. 교합과 세균 & 면역작용 등으로 나뉜다.

교합이 좋으면 세균이 아무리 존재해도 괜찮지만, 교합이 나쁘고 세균이 있으면 잇몸 뼈가 녹아버린다.

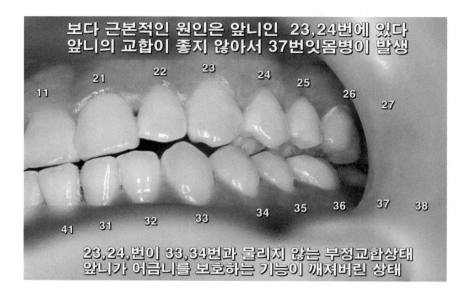

보다 근본적으로 잇몸질환의 원인은 앞니에 있다. 23번과 33번끼리 물리지 않고, 24번과 34번이 물리지 않는 부정교합이다.

3, 4번 앞니가 어금니를 해로운 측방력으로부터 보호하지 못해서 후방의 어금니에 교합간섭이 생기는 것이다.

어려서 교정을 해서 교합을 좋게 만들었다면 어금니에 잇몸병이 안 생겼을 텐데…….

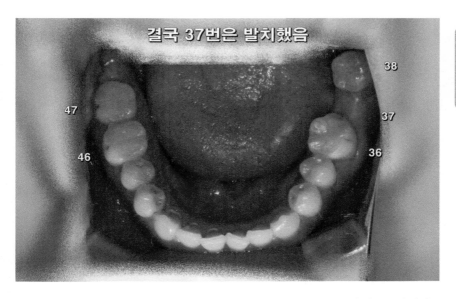

결국 37번은 발치했음

37번은 결국 발치했다. 안타깝다. 파노라마를 봐도 절대로 살릴 수 없었다.

여러분들은 명의는 잇몸병을 진단하는 데 교합검사를 하는데, 이게 도대체 맞는 방법인지 혼란스러우실 수도 있겠다.

이 책을 보는 치과계의 선후배 치과직업인들, 치과의사, 치위생사, 치과 직원, 치기공사 같은 분들을 위해서.

2006년 유럽에서 있었던 일화를 소개해야겠다. 당시 25살이었던 제니퍼가 보고 싶다.

12절 북미 일류치대에서는 교합검사를 필수로 한다

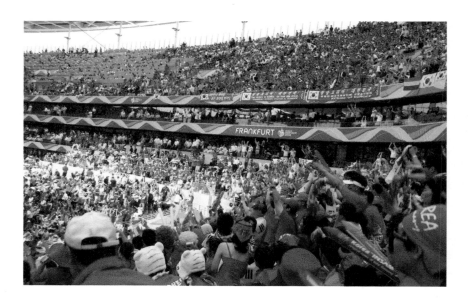

2006년 6월 14일 독일월드컵 한국VS토고 경기를 보고 나서 프랑크푸르트에서 도시인 체코 프라하로 이동하였다.

프라하에서 뜻밖에도 캐나다 치대생을 만나게 되었다.

우주는 끌어당김의 법칙이 성립하는 곳이다. 항상 교합과 좋은 치과치료만을 생각하니 그런 정보가 나에게로 온다. 그러다 보니 한인 민박집을 가서도 치대생을 만나서 교합에 대한 좋은 이야기와 정보를 듣게 되었다.

대화의 전체 내용은 일반인들 독자께서 지루해하시므로 요약해서 썼다.

프라하의 깊은 밤 제니퍼와의 만남

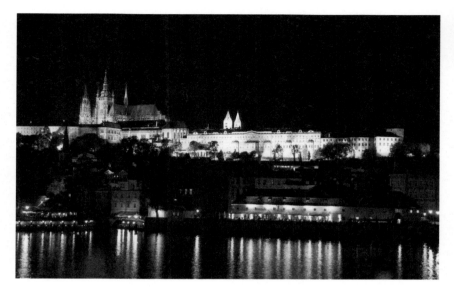

[프라하의 까를교에서의 야경]

"안뇽하~세요. 저는 제니퍼예요~"
[한국인 부모를 둔 교포2세인 제니퍼는 꼬부랑 발음이었다.]

제니퍼는 당시 25세로 캐나다의 대학입시성적 1, 2위를 다투는 치대본과 3년생이었는데, 한국으로 치면 서울대, 연세대 치대생쯤 된다.

새벽 2시부터 3시까지 약 1시간 정도 이야기를 나누었다.

명의 : 나는 현직 한국의 치과의사다. 만나서 반갑다. 한국은 젓가락을 쓰고 손 기술이 예민해 한국이 좀 더 잘할 거 같다.

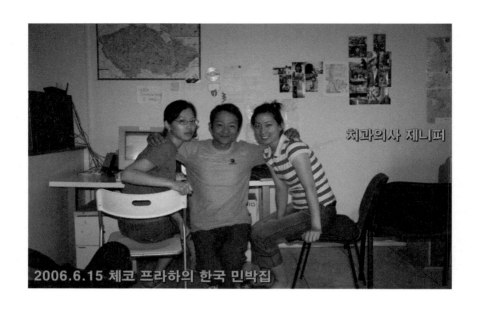

2006.6.15 체코 프라하의 한국 민박집

치과의사 제니퍼

제니퍼 : (당황하지 않고, 선진국 치대생의 자부심으로, 밀리지 않으려는 느낌으로 이야기신공을 펼치며 말한다. 시작!) 그렇지 않다. 캐나다가 최신의 치과 재료를 쓰기 때문에 훨씬 치료 결과가 좋고 오래가는 것으로 알고 있다.

명의 : 내 생각엔 재료의 문제보다는 교합을 잘 맞추는 게 장기적인 결과 안정에 더 중요하다고 본다. 캐나다에서는 교합지검사한 것을 No.1 진단 자료라고 한다 말을 들었는데 사실이냐? (H 원장님의 교합세미나에서 그랬는데 진짜인지 궁금해서 물어보게 되었다.)

제니퍼 : 진단에서 가장 중요한 No.1 진단 정보라고 배웠다.

명의 : 어떻게 배우는가?

제니퍼 : 본과 1학년 때부터 빨강, 검정 교합지로 환자 교합지검사 이후 그 교합면을 스케치하는 일을 많이 해왔다.

[북미 일류 치대에서는 본과 1학년 때부터 환자구강 내에서 교합지검사 하는 법을 가르친다는 이야기다.]

명의 : 모든 캐나다 치대에서 교합을 철저하게 배우는가?

제니퍼 : 아니다. 캐나다, 미국의 일류 치과대학(자기 학교도 국내 1, 2위 를 다투는 대학이란 자부심이 대단)에서만 그렇게 배우고 다른 대 학은 그렇게 철저히 하지 않고 대충 넘어가는 걸로 안다. 요즘 치과도 비즈니스인데 우리 치대 나온 선배들 중 한 명도 실패 한 사람이 없다.(제니퍼는 우수 치대 나와서 성공하는 걸로 생각)

명의 : 아마도 당신 치과대학에서 교합을 철저히 배워 나오기 때문에 그 런듯하다. 제니퍼도 임상을 하다 보면 교합이 중요하다는 걸 알 게 될 것이다.

명의 : 한 가지 물어보자. 한국에 어떤 치과의사가 환자가 치아 사이에 음식물이 낀다고 해서 잇몸치료를 하는데, 교합지검사를 안 하길 래 내가 왜 교합지검사를 안 하고 잇몸치료를 하느냐고 문제 제기 를 했다. 근데 세미나장에선 그거 물어본 내가 이상한 사람 취급 받았다. 캐나다에선 어떤가?

제니퍼 : 한국에선 잇몸치료할 때 교합지도 안 찍어보고 잇몸치료를 하 느냐? 어떻게 그럴 수가 있는지? 교합이 No.1이라고 학교에서 배웠는데, 우리는 그러한 진료를 상상할 수 없다.

명의 : 그렇지.(반가워서 기쁨의 눈물 T.T)

사진 속의 제니퍼는 현재 캐나다에 33세의 치과의사일 텐데, 그녀를 아시는 분은 제게 연락 좀 주세요. 사례하겠습니다.

그때 받았던 이메일이 적힌 수첩은 여행 중 잃어버려서 아쉽네요. 외국 치대교육과정 연구는 내가 할 일이 아니고, 치대 교수님들이 연구·개발할 과제이나, 교합에 관심이 없어 어쩔 수 없는 일개 치과의사가 이런 문제 제기를 한다.

 명의의 결론

북미의 일류 치대에선 교합을 엑스레이 검사보다 더 중요한 환자 진단 자료로 생각하고 교육하고 있는 게 현실이다. 명의가 하고 있는 것처럼 환자의 교합을 진단하고 치료한다. 아니 명의가 하는 것보다 더 철저하게 하고 있었다. 본과 1학년 때부터 교합지검사를 치아 엑스레이 찍듯이 당연하게 배운다. 환자 진단 시 No.1 진단 정보라고 교육하고 있다. 제니퍼 같은 북미의 명문 치대생들은 교합지검사를 안 하는 것을 이상하게 생각하고 있다.

한국에서 교합지검사를 안 하는 이유

1. 한국교육의 전형적 폐해인 "현실과 이론의 분리"

치과현실에서는 환자가 음식물이 끼고 씹기 불편해서 오는데, 치과의사들은 엑스레이만 보고 이상 없다고 정상이라고 오진한다. 치대교육과정에서 치과의사들에게 교합간섭을 질병이라고 교합지검사를 해서 찾아서 꼭 고쳐야 한다고 가르치지 않는다.

2. 제도적 문제로 치과의사는 교합지검사를 기피한다.

수익이 안 나기 때문이다. 교합지검사라는 거 교합지를 찍어서 구강 내에서 교합간섭을 찾아내는 건 엑스레이 찍는 것보다 훨씬 어렵다. 그런데 보험공단에서 그런 수고에 대한 금전적 보상이 없다. 항목자체가 아예 없다. 그렇다고 검사해서 환자에게 치료비를 받으면 "임의비급여"로 치과의사는 영업정지를 당할 수 있다. 그래서 치과의사들은 안 하는 게 된다.

3. 치과의사가 교합을 모른다고 의사가 잘못하는 건 아니다.

치대 정규교육과정에서 배우지 않은 것으로 환자가 불편감이 생긴 걸 의사가 책임을 져야 할 이유는 없다.

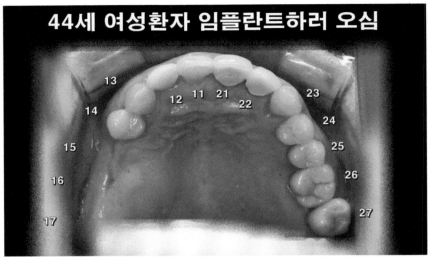

44세 여성환자 임플란트하러 오심

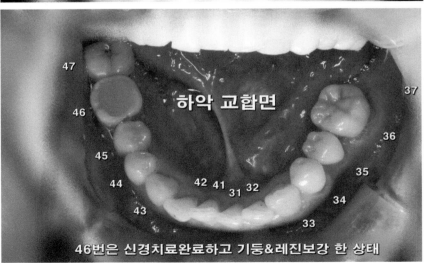

하악 교합면

46번은 신경치료완료하고 기둥&레진보강 한 상태

환자가 본격 치료 전 상악, 하악 교합면 사진이다. 대략 이 환자의 처음 파노라마는 이랬다.

파노라마는 전체 치아 & 구치부 관찰

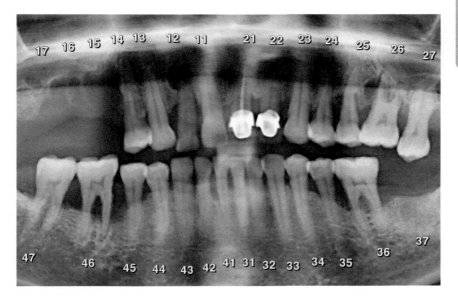

15, 16, 17, 37번 치아 없는 곳은 임플 심어야 할 부위이다. 그런데, 임플보다 시급한 것은 자연치아를 살리는 것이다.

46번은 뿌리의 절반 정도가 잇몸 뼈가 녹았는데, 나는 살릴 치아로 해석하고 진단한다. 물론 발치로 해석하고 진단도 가능하다. 26번은 뿌리의 절반 정도가 잇몸 뼈가 녹았는데, 절대로 못 살리는 치아로 해석한다. 빼고 임플해야 한다.

12번 치아 뿌리 끝에 검은 동그라미, 염증이 보이다.검은색은 방사선이 투과했다는 것. 즉 안에 뼈가 없다는 것이다. 하지만 통증이 없어서 환자 모름.

이런 경우 방치하면 빼고 임플란트를 해야 할 수 있다. 앞니는 정확히 보려면 스탠다드라는 사진으로 봐야 한다.

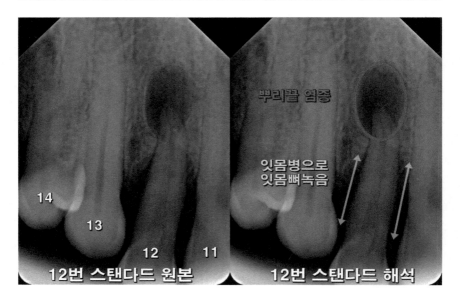

엑스레이사진에서 하얗다는 건 뼈가 차 있다는 것이다. 방사선이 투과하지 못해서 필름이 하얗게 나오는 것이다.

12번 뿌리 끝에 까맣게 방사선투과상이 보이고, 이는 안에 뼈가 아닌 즉 염증조직이 있다는 것이다. 12번 뿌리 옆으로 감싸는 잇몸 뼈가 없이 까맣게 투과되어 보이는 것은 잇몸병으로 잇몸 뼈가 녹아버린 모습이다. 13번 치아의 뿌리 끝과 옆이 잇몸 뼈가 가득 차 있다. 정상적으로 건강한 치아의 엑스레이 모습이다.

스탠다드[=standard]엑스레이사진은 치아 1, 2개를 보기 위함이다. 파노라마에서는 전치부[앞니 부분]이 잘 보이지 않는다. 충치, 신경문제, 잇몸병 같은 생물학적인 진단을 위한 것이다.

| 스탠다드는 치아 하나를 정확히 관찰

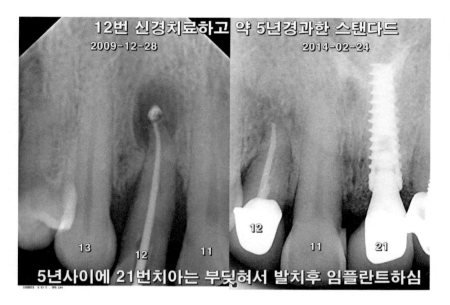

12번이 서로 다른 치아인 것 같은데 아니다. 같은 치아이다. 찍는 각도와 상황에 따라서 다르게 나오기 때문이다. 치과의사들도 어금니는 그냥 파노라마사진로 보는 편이고, 앞니는 특별히 확인할 게 있는 경우에 스탠다드를 찍다. 앞니든 어금니든 신경치료, 큐렛 같은 부분적인 정밀치료를 할 때도 스탠다드 사진을 여러 장을 찍어서 확인한다. 좌측에 스탠다드에서 빼야 할 것 같은 치아를 엔도[신경치료]해서 살려냈고, 5년 정도 잘 쓰고 있다는 것이다. 뿌리 끝 염증이 완전 소실되고, 뼈도 채워진 것으로 앞으로도 계속 잘 쓸 확률이 높다. 치과치료 결과는 엑스레이에 남다.

결론 : 스탠다드는 치아 1~2개를 보기 위한 촬영법이다.

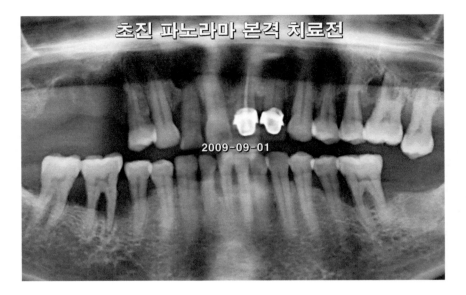

그래서 두렵다. 치료를 잘했는지 못했는지 기록이 남기 때문이다. 물론 환자의 치아 상태에 따른 난이도가 있어서, 기록만 가지고, 이건 잘했다 못했다 단정 지을 수는 없지만, 치과업계 사람들은 치료한 흔적인 파노라마만 봐도 이 환자가 어떤 수준의 치과에서 어떤 수준의 치료를 받아왔는지 대략 알 수 있다. 그리고 어떻게 치료를 해야 할지도 대략 방안이 나온다. 교합검사도 중요하지만, 치료 계획을 세울 땐 파노라마를 본다.

어떤 치아를 살릴지 어떤 치아를 뺄지 대략 답이 나온다.

물론 정확한 진단은 직접 구강 내에서 확인해야 하고, 때론 치료를 해봐야 결과를 알 수 있는 경우도 꽤 많다.

| 엑스레이에 과거, 현재가 들어있다

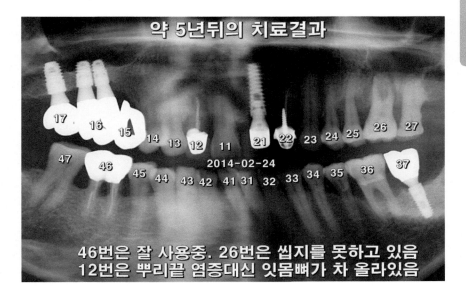

약 5년뒤의 치료결과

2014-02-24

46번은 잘 사용중. 26번은 씹지를 못하고 있음
12번은 뿌리끝 염증대신 잇몸뼈가 차 올라있음

좌측 5년 전과 비교해서 12, 46번을 살렸다는 데 보람을 느낀다. 12번 치아는 변색이 심해져서 보철을 했다. 21번 치아는 환자가 갑자기 사고를 당해서 치아가 부러지는 바람에 임플란트를 했다.

15, 16, 17번은 잇몸 뼈가 안 좋아 뼈가 있는 곳에 심다 보니 파노라마에서는 별로 예쁘지 않게 심어져 보인다. 2009년 당시엔 임플란트 2년차 초보이기도 했다. ^^;

파노라마에는 내가 치료한 흔적은 물론 남이 치료한 흔적이 고스란히 남는다. 그래서 무서운 의료이기도 하다.^^; 그래서 환자가 다니던 치과 몰래 다른 치과를 가서 치료받고 오시면 치과의사들은 알아챌 수 있다.

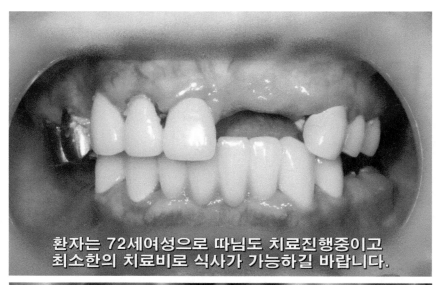

환자는 72세여성으로 따님도 치료진행중이고
최소한의 치료비로 식사가 가능하길 바랍니다.

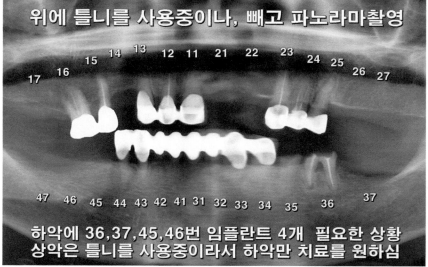

위에 틀니를 사용중이나, 빼고 파노라마촬영

하악에 36,37,45,46번 임플란트 4개 필요한 상황
상악은 틀니를 사용중이라서 하악만 치료를 원하심

윗니인 상악은 그대로 쓰고, 하악만 치료하기를 원하심.

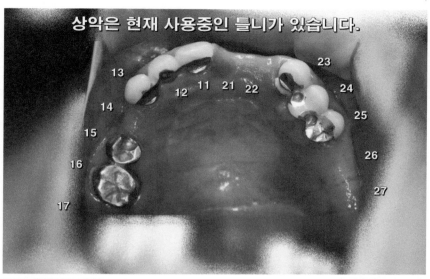

상악은 현재 사용중인 틀니가 있습니다.

13 23
12 11 21 22 24
14 25
15
16 26
17 27

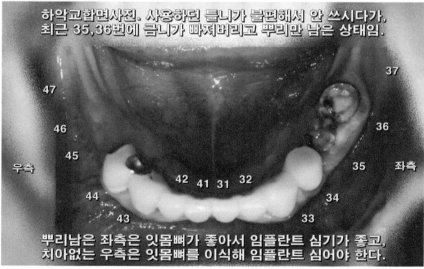

하악교합면사진. 사용하던 틀니가 불편해서 안 쓰시다가,
최근 35,36번에 금니가 빠져버리고 뿌리만 남은 상태임.

37
47
46 36
45
우측 35 좌측
42 41 31 32
44 34
43 33

뿌리남은 좌측은 잇몸뼈가 좋아서 임플란트 심기가 좋고,
치아없는 우측은 잇몸뼈를 이식해 임플란트 심어야 한다.

하악은 임플란트를 4개를 하면 좋을 듯하다. 우측은 틀니를 쓰다가 불편해서 안 쓰고 좌측으로만 씹다가 좌측에 씌운 금니가 통째로 빠져버린 것으로 보인다.

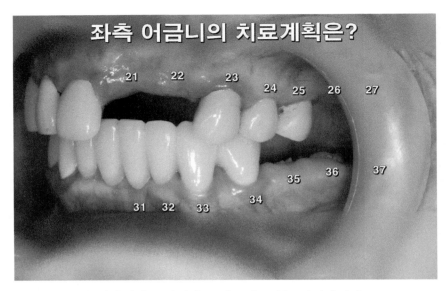

아마 99%의 치과에서는 발치하고 임플란트하는 것이겠지만,
다른 치료법도 가능하다.

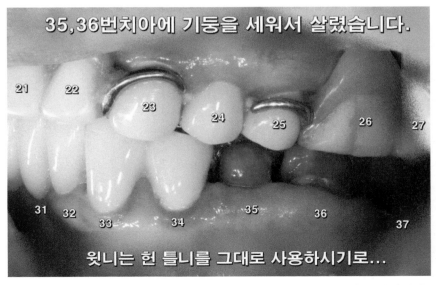

어떠한 경우에도 자연치아가 임플란트보다 좋으므로, 자연치아를 살려냈다.

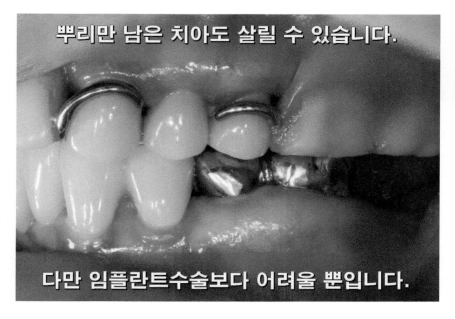

뿌리만 남은 치아도 살릴 수 있습니다.

다만 임플란트수술보다 어려울 뿐입니다.

이런 치료를 보여드리면 환자들은 "치과의사들이 살릴 수 있는 치아를 빼고 돈 벌려고 임플란트로 과잉진료를 한다" 오해한다. 물론 그런 경우도 있지만 아닌 경우도 있다.

신경치료 & 자연치아 살리기 기술이 준비되지 않은 치과의사는 "빼고 임플란트하세요"라고 하는 게 올바른 치료 방법이다. 환자분들이 기술 수준이 높은 치과의사를 찾는다면 충분히 살릴 수 있는 치아이다.

치료법에 정답은 없고, 의사의 기술 수준과 진료철학에 따라 환자에게 확률이 높고 좋은 치료법을 제시할 뿐이다. 첫 번째 날, 신경치료하고 기둥세우고 치아 모양 깎고 본뜨고, 7일 뒤인 두 번째 날, 금니 끼우고 완성하고 끝났다.

임플란트했다면 뼈 이식도 하고 완성에 6달은 걸렸을 것이다.

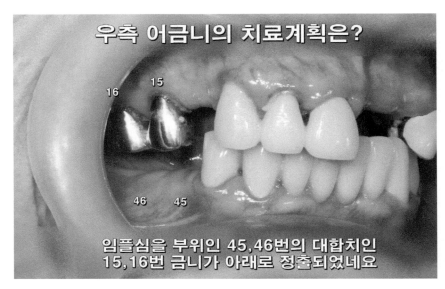

우측 어금니의 치료계획은?

16 15

46 45

**임플심을 부위인 45,46번의 대합치인
15,16번 금니가 아래로 정출되었네요**

대합치란 치료할 치아의 맞은편 치아를 말한다.

정출은 원래 자리에서 솟구쳐 올라왔다는 뜻이다.

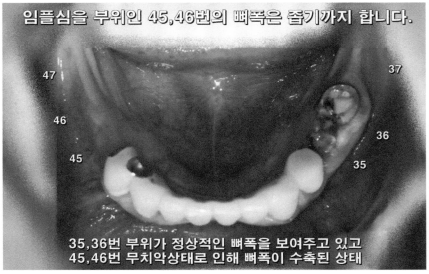

임플심을 부위인 45,46번의 뼈폭은 좁기까지 합니다.

47 37

46

36

45 35

**35,36번 부위가 정상적인 뼈폭을 보여주고 있고
45,46번 무치악상태로 인해 뼈폭이 수축된 상태**

임플심을 부위의 뼈 폭은 좁고 대합치는 정출되어 있고,

조건이 매우 좋지 않다.

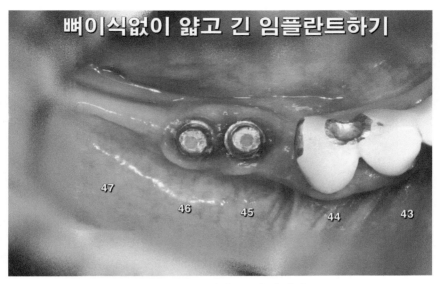

원칙은 뼈 이식해야 하나, 건강이 약한 72세 환자이므로,
1회 수술로 마무리했다.

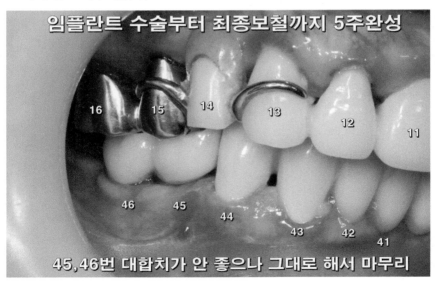

정출된 금니인 15, 16번을 새로 하면 위 틀니를 다시 해야 하며,
그 경우엔 240만 원의 추가 비용이 발생한다.

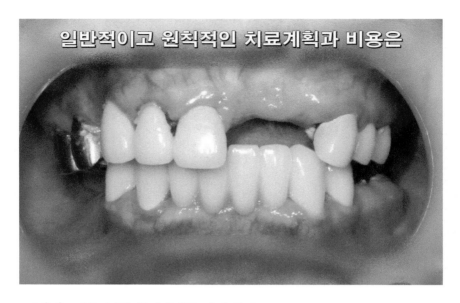

일반적이고 원칙적인 치료계획과 비용은

1단계 = 15, 16번 금니 2개를 다시 한다.

2단계 = 상악에 틀니를 다시 해서 윗니 모양을 완성한다.

3단계 = 하악에 임플란트 4개를 심는다.

　　금니 2개 = 45 × 2 = 90만 원

　　틀니 1개 = 150만 원

　　하악 임플 130만 원 × 4 + 뼈이식 2개 80만 원 = 600만 원

　　원칙적인 총 치료비는 840만 원 [치료기간은 6달]

　이렇게 윗니의 모양을 제대로 만들고 나서 아래를 하면, 밥 씹는 게 훨씬 좋다. 나는 치료비 절감을 위해 변칙적인 치료 계획을 세웠다. "자연치아 살리기" + "빠른임플란트" 기술을 사용하였고, 치료비를 최대한으로 절약하는 치료 전략을 썼다.

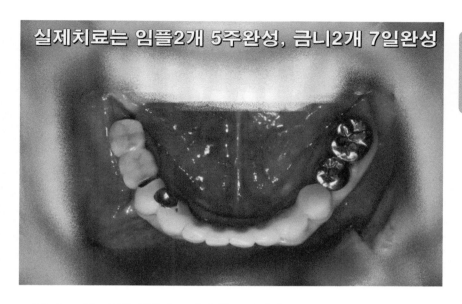

실제치료는 임플2개 5주완성, 금니2개 7일완성

1단계 = 45, 46번 임플란트 수술하고 기다림

2단계 = 35, 36번 신경치료 & 기둥 세우기 & 금

자연치아 살리기 하여 금니 99만 원 × 2 = 198만 원

임플란트 130만 원 × 2= 260만 원

변칙적인 총 치료비는 458만 원 [치료기간은 5주]

물론 이렇게 치료 시 우측 어금니는 씹는 게 약간 불완전하지만, 그렇다고 밥을 못 씹을 정도는 아니다. 100점짜리 치료가 좋기는 하나, 치료비가 상승한다. 70점이나 80점짜리 치료도 할 수 있어야 한다. 임플란트 시간 단축 기술과 자연치아 살리기 같은 기술적인 부분은 제2부에서 자세히 다룰 것이다.

02장 교합치료 / 검증된 의사만 할 것

교합치료에 대해 환자가 명심할 사항

1. **교합을 볼 줄 모르는 치과의사가 많다**

   가만히 있을 땐 괜찮은데, 씹을 때 통증을 느끼면 대개 교합병인데, 교합지검사도 안 하고 교합치료도 안 해보고 생니를 죽이고 신경치료 후 금니 씌우는 치과의사도 있다. 교합지검사도 안해보고 "crack tooth"라고 오진하는 경우도 많다.

2. **교합치료를 한다 해도 부정확하게 하는 치과의사도 많다**

   H모 원장님의 교합치료법이 잘못된 줄도 모르고, 그대로 믿고 교합치료하다가 의료사고 나기도 한다.

3. **교합치료는 PN교합이론대로 하면 안전하고 효과적이다**

   건강한 자연치열의 상태를 자연상태 그대로 보존하기 때문이다.

4. **교합치료를 제대로 시행하는 의사를 만나기 힘들다**

5. **의료시스템의 문제로 치과의사들은 교합에 무관심하다**

6. **교합을 관리해 주는 의사를 만나면 거의 모든 치과 문제를 쉽게 해결 가능하다**

   교합이 좋으면 90세가 넘어서도 자연치열을 유지하는 게 충분히 가능하다. 치과의사가 관리해주면 그러한 상태를 평생 유지시켜서 임플란트를 예방할 수 있다.

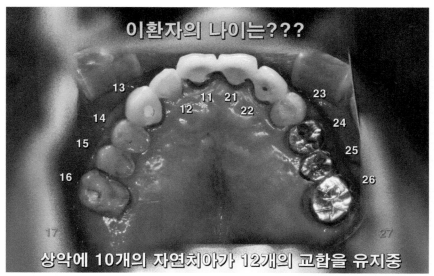

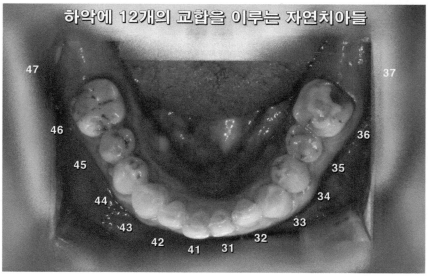

상악 10개 하악 12개. 20개의 자연치아가 24개 교합을 유지

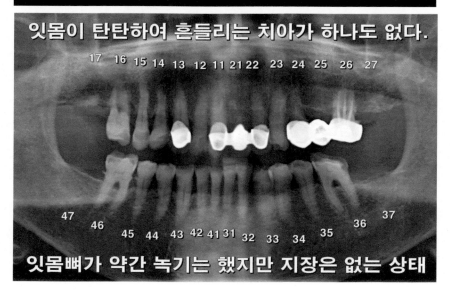

이 환자의 나이는 도대체 몇 살일까요???

잇몸이 탄탄하여 흔들리는 치아가 하나도 없다.

17　16　15　14　13　12　11　21　22　23　24　25　26　27

47　46　45　44　43　42　41　31　32　33　34　35　36　37

잇몸뼈가 약간 녹기는 했지만 지장은 없는 상태

환자 나이는 2012년 내원 당시 1923년으로 90세였다.

2290 = 22개의 치아를 90세까지 유지하시는 비결은?

| 앞니가 어금니를 보호하는 기능이 살아있어야 건강한 교합이다

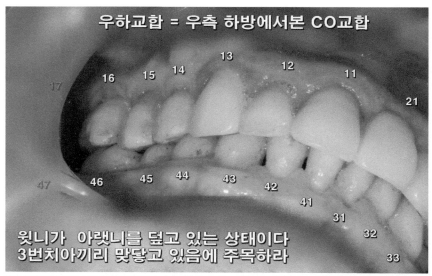

우하교합 = 우측 하방에서본 CO교합

윗니가 아랫니를 덮고 있는 상태이다
3번치아끼리 맞닿고 있음에 주목하라

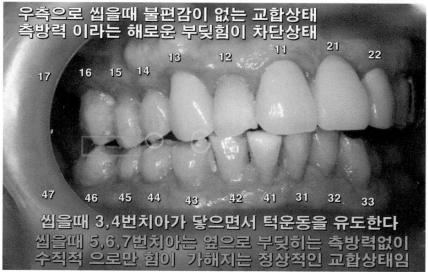

우측으로 씹을때 불편감이 없는 교합상태
측방력 이라는 해로운 부딪힘이 차단상태

씹을때 3,4번치아가 닿으면서 턱운동을 유도한다
씹을때 5,6,7번치아는 옆으로 부딪히는 측방력없이
수직적 으로만 힘이 가해지는 정상적인 교합상태임

6번 치아 쪽은 약간 떨어져 있다. 건강한 교합이다.

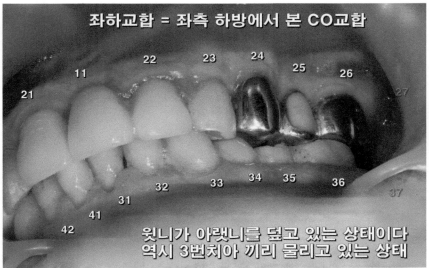

좌하교합 = 좌측 하방에서 본 CO교합

윗니가 아랫니를 덮고 있는 상태이다
역시 3번치아 끼리 물리고 있는 상태

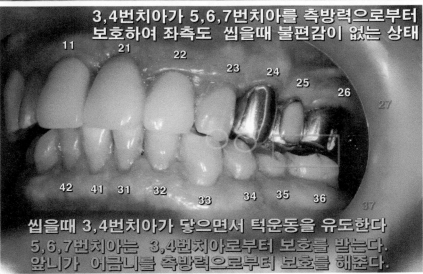

3,4번치아가 5,6,7번치아를 측방력으로부터
보호하여 좌측도 씹을때 불편감이 없는 상태

씹을때 3,4번치아가 닿으면서 턱운동을 유도한다
5,6,7번치아는 3,4번치아로부터 보호를 받는다.
앞니가 어금니를 측방력으로부터 보호를 해준다.

　　좌측도 3, 4번 치아가 뒤쪽 어금니인 5, 6, 7번을 보호하고 있다. 윗니가
아랫니를 덮으면서 앞니가 어금니를 보호해야 건강한 교합이다.

교합이 좋으면 90세까지도 24개 치아의 정상적 사용이 가능하다

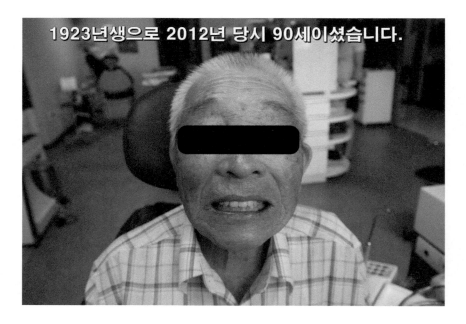

1923년생으로 2012년 당시 90세이셨습니다.

위의 치아의 주인공을 보여드리겠다. 2015년 현재 살아계신다.

나이가 들면 치아가 빠지고 임플란트나 틀니를 하는 것은 어쩔 수 없는 일이라고 생각하지만, 그것을 예방하는 방법이 있다. 이 환자만 특수한 경우가 아니다. 내가 진료하는 시골에는 위와 같은 환자들이 많다. 보편적인 환자들일 뿐이다. 다만 이런분들은 치과적 치료를 요하는 증상이 거의 없으니 치과에 도대체 오시지를 않아서 이런 환자를 만나기 힘들 뿐이다.

치과의사 생활 10년 만에 이 분을 만나게 되어서 반가웠다.

교합을 건강하게 유지하는 방법

1. 교합을 이해하고 관리해줄 치과의사를 찾는다.
   교합에 눈을 뜨지 못한 치과의사는 관리해 줄 수 없기 때문이다.

2. 교합에 변화가 생기지 않도록 정기검진을 받는다.
   교합지검사를 해주고, 교합을 이해하는 치과를 찾아야 한다.

3. 전체 구조가 좋지 않으면 교정이나 전악보철을 한다.
   전체가 무너졌는데 비용 아낀다고 부분만 임시방편 치료하니 교합을 유지할 수가 없다. 전체 구조를 유지해야 한다.

4. 치아에 교합 문제발생 시 방치하지 말고 바로 처치한다.
   씹기 불편, 음식물 낌, 치아 시림 같은 교합병의 초기 증상이 생기면 바로바로 조치를 취하는 게 좋다.

핵심은 당신의 교합을 관리해줄 의사를 찾을 수 있어야 한다는 것!!!

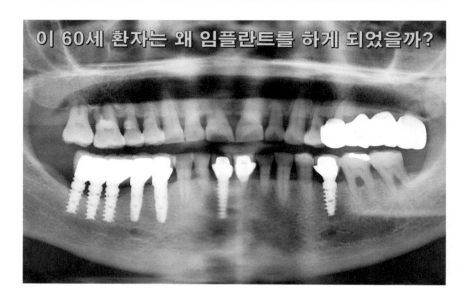

이 60세 환자는 왜 임플란트를 하게 되었을까?

우리 치과에 내원한 60세 환자이다. 아까 보았던 90세 환자에 비해 30년 이나 젊은데 치과치료를 많이 받았다.

왜 이분은 이렇게 치료를 많이 받게 된 것일까? 그 이유가 궁금하지 않은가?

그것은 어려서 교정치료를 받지 않아서 그렇다. 하긴 이분이 어렸을 때는 교정 기술도 수준이 많이 떨어지고, 교정을 하는 치과의사도 거의 없었겠지만 말이다.

보철을 많이 하는 환자는 교합이 안 좋아서 그렇다. 교합이 안 좋은 환자들은 잇몸도 빨리 안 좋아지는데, 이것은 6장에서 다루고, 여기서는 교합에 대해서 이야기를 하겠다. 그럼 대체 교합이 어떻게 안 좋길래 그런지 확인해 보겠다.

앞니가 어금니를 보호하는 기능이 작동하지 않으면 어금니에 손실이 많아진다

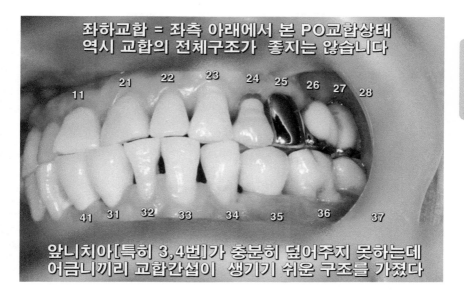

이 환자는 1절의 환자와 교합의 전체 구조가 확연히 다른 것을 알 수 있다. 윗니가 아랫니를 덮지 못하고 있다. 앞니가 어금니를 보호하는 기능이 약한 환자이다. 이런 경우엔 어금니가 앞니의 보호를 받지 못해 어금니들이 빨리 망가진다. PO는 내가 창안한 용어이다. 쉽게 말해 양쪽 어금니끼리 꽉 문 상태의 교합을 의미한다.

PO = Personal Occlusion = MI

교합을 깨닫게 되면 교합의 전체 구조가 좋지 못한 환자들일수록 치과치료할 일이 많다는 것도 알게 된다. 할 수만 있다면 어려서 교정치료를 받아서 전체 구조를 올바르게 만드는 것이 좋다. 치아를 치료받는 일 자체를 줄이고 싶다면 말이다.

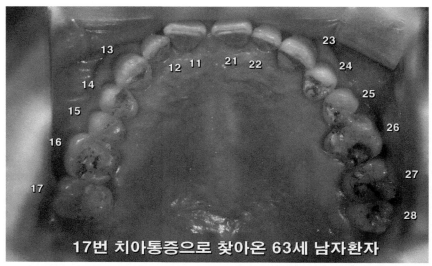

17번 치아통증으로 찾아온 63세 남자환자

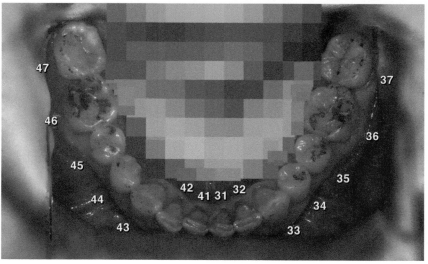

왜 17번 치아가 아플까? 멀쩡해 보이는 자연치가? 교합지검사를 해서 잉크지가 묻었을 뿐 모두 자연치아이다.

치아 파절의 원인이 교합병임을 조명의 원장이 국내 최초로 밝혔다

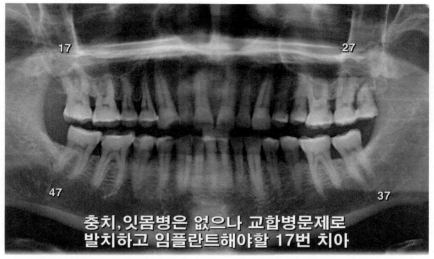

충치,잇몸병은 없으나 교합병문제로
발치하고 임플란트해야할 17번 치아

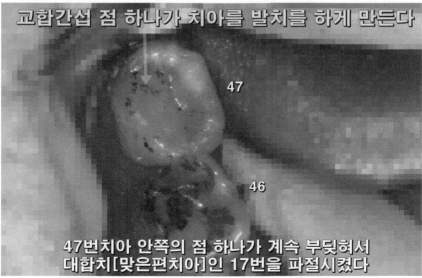

교합간섭 점 하나가 치아를 발치를 하게 만든다

47번치아 안쪽의 점 하나가 계속 부딪혀서
대합치[맞은편치아]인 17번을 파절시켰다

확대사진이다. 멀쩡한 17번 자연치아가 파절하여 발치를 하게 된 건, 교합 간섭, 교합병을 방치해서이다.

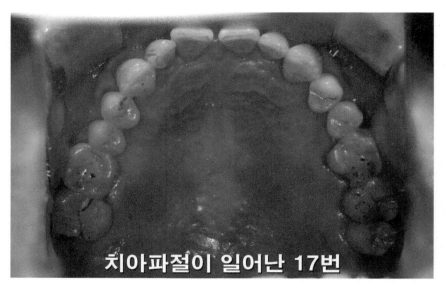

치아파절이 일어난 17번

환자가 아픈 이유는 치아가 파절되었기 때문이다. 역시나 치아가 반으로 완전히 쪼개져서 발치할 수밖에 없다.

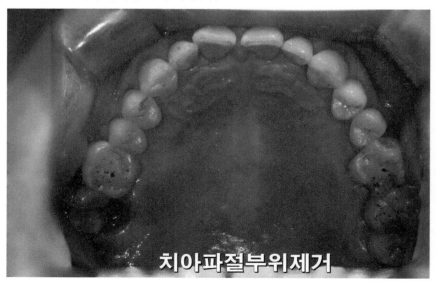

치아파절부위제거

혹시나 하는 마음에 파절 부위를 제거했으나, 치아가 완전히 절반으로 쪼개진 상황이라서 결국 발치.

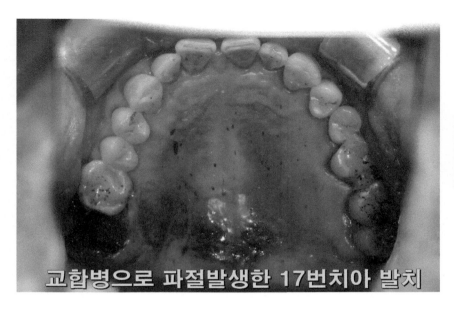

교합병으로 파절발생한 17번치아 발치

　대부분은 그냥 파절한 치아만 빼고 임플란트하자는 이야기만 하지만, 명의는 한 단계 더 깊이 생각하고 질문한다.

멀쩡했던 치아를 반으로 쪼개지게 한 원인이 뭘까?
　한국교육은 "왜"라는 질문을 던지지 않는 게 문제이다.
　왜 깨졌는지 여러분도 궁금하지 않은가?
　교합간섭점 하나가 어떻게 임플란트를 불렀을까?

　분명 깨지는 사고가 일어나기 전부터 좌측 위쪽 어금니 사이에 음식물이 끼고 씹을 때 통증이 있었을 것이다. 교합병의 초기 증상을 진단해내지 못하고 그대로 놔두다가 발치하고 임플란트해야만 하는 상황이 생기는 것이다. 치아 파절은 어쩔 수 없는 게 아니라 예방 가능한 질병이다.

아래의 사진들은 치아를 뒤쪽에서 바라본 예시이다. 3차원적으로 잘 생각하시길 바란다.

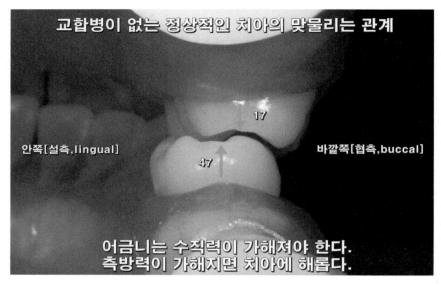

교합간섭이 없는 어금니는 녹색화살표처럼 수직력이 발생하므로 교합병 증상[씹기 불편, 음식물 낌, 치아 시림]이 없다.

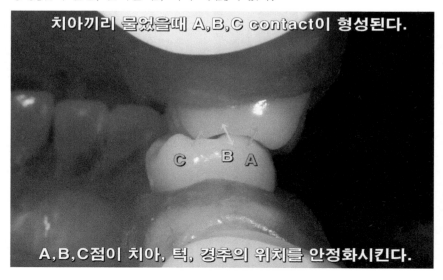

아래는 수직력이 아닌 수평력으로 옆으로 부딪히는 현상에 의해 17번 치아에
파절을 일으키는 현상을 보여주는 사진.

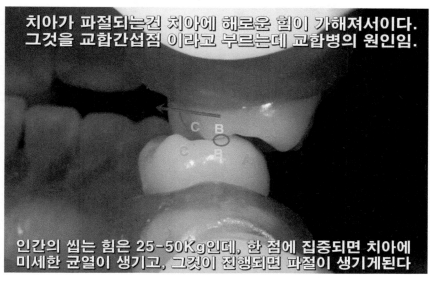

치아가 파절되는건 치아에 해로운 힘이 가해져서이다.
그것을 교합간섭점 이라고 부르는데 교합병의 원인임.

인간의 씹는 힘은 25~50Kg인데, 한 점에 집중되면 치아에
미세한 균열이 생기고, 그것이 진행되면 파절이 생기게된다

17번 치아 파절을 일으킨 환자의 사진을 180도 돌렸다. 이해하기 어려우
신 분들은 동영상 해설을 보시길.

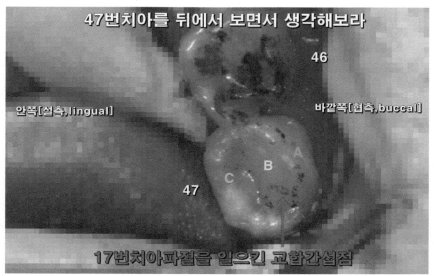

47번치아를 뒤에서 보면서 생각해보라

46

안쪽[설측, lingual]   바깥쪽[협측, buccal]

47

17번치아파절을 일으킨 교합간섭점

04절 교합간섭으로 파절이 일어나 신경치료 후 보철을 한다

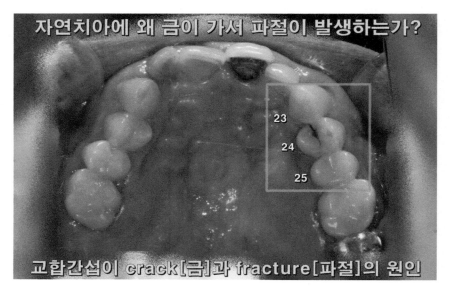

자연치아에 왜 금이 가서 파절이 발생하는가?

23
24
25

교합간섭이 crack[금]과 fracture[파절]의 원인

50대 환자가 어느 날 갑자기 치아가 아파서 내원했는데, 멀쩡했던 24번 치아가 절반으로 파절되어 쪼개져서 왔다. 아까는 치아가 파절이 되어서 발치를 했다. 이번에는 어떻게 되었을까?

보통 파절이 된 경우 파절된 부분만을 제거해본다. 파절된 부분인 설측교두를 제거해보니 파절이 뿌리 깊숙하진 않다.[깊숙하면 발치]

잇몸 아래이긴 하나 이런 경우는 살릴 수 있다. 이런 경우 일단 신경치료를 해서 치아를 살려놓고, 마취하고 잇몸을 약간 잘라서 보철물의 margin을 확보한다. margin이란 보철물의 주위 경계선을 의미한다.

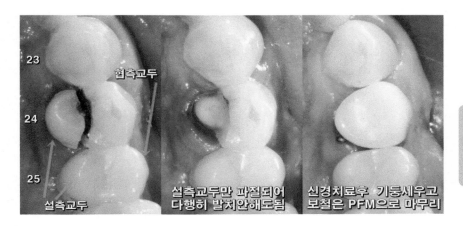

23
협측교두
24
25
설측교두
설측교두만 파절되어 다행히 발치안해도됨
신경치료후 기둥세우고 보철은 PFM으로 마무리

결국 환자분은 교합간섭으로 인한 치아 파절 때문에 약 51만 원의 치료비가 발생하였다. 안타까운 일이다.

보험신경치료비, 잇몸절제술, 기둥 비용, PFM보철 비용, 보험과 비보험 치료비를 모두 포함해서 약 51만 원 나옴. 17번 치아가 파절되어 뼈 이식하고 임플란트를 해야 하는 환자는 대략 170만 원 이상 들 텐데 그것보다는 훨씬 저렴한 듯하다.

멀쩡한 치아가 이렇게 파절되는 경우는 교합간섭 때문이다. 이미 이렇게 깨져서 심하게 움직이는 파절 부위가 있는 치아는 교합지를 찍어도 교합간섭점이 잘 나오지 않는다. 이 환자의 소구치가 파절된 원인 분석은 조금 뒤에 "교합치료에도 다양한 방법이 있고, 좋은 방법과 나쁜 방법이 있다."에서 간단히 나온다.

05절 교합간섭간접제거술 = 교합치료정석 1

15세 여학생 "어금니가 시리고 씹을때 아파요. 충치인가요?"
명의 왈 "학생! 껌 많이 씹죠?" 15세녀 "네. 그런데요"
교합지검사하느라고 잉크지가 좀 묻었습니다만, 앞니모양만 보고
명의는 교합지검사를 하기도 전에 이미 왜 왔는지 간파했습니다.

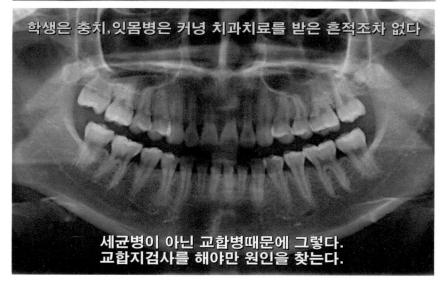

명의는 추리했습니다. 13,23번 치아끝이 15세치고는 많이 마모되었는데,
이는 껌을 많이 씹었을 것이고, 그로 인해 어금니에 교합간섭이 생겨서,
어금니가 시리고 씹을때 통증이 왔으므로 레진으로 치료를 하면된다.

학생은 충치,잇몸병은 커녕 치과치료를 받은 흔적조차 없다

세균병이 아닌 교합병때문에 그렇다.
교합지검사를 해야만 원인을 찾는다.

치과에 오는 분의 대다수는 세균병이 아닌 교합병이다. 세균병 없이 치아
시림, 저작 시 통증 느끼면 교합병!

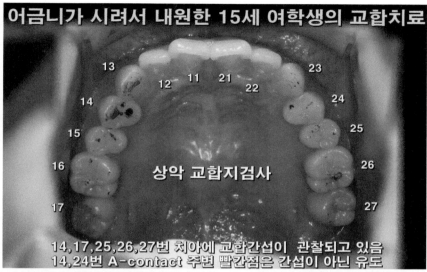

어금니가 시려서 내원한 15세 여학생의 교합치료

상악 교합지검사

14,17,25,26,27번 치아에 교합간섭이 관찰되고 있음
14,24번 A-contact 주변 빨간점은 간섭이 아닌 유도

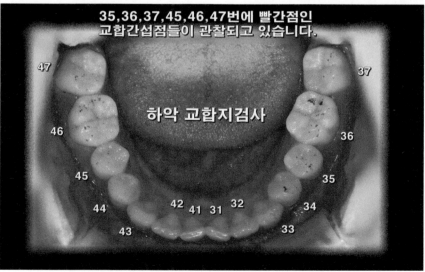

35,36,37,45,46,47번에 빨간점인
교합간섭점들이 관찰되고 있습니다.

하악 교합지검사

교합지검사를 해보면 교합간섭을 찾을 수 있는데, "교합지검사결과, 어금니가 아픈 원인이 앞니에 있으므로 어금니는 놔두고 앞니를 치료하기로 했다."

3, 4번 치아에 레진시술로 간접적으로 교합간섭 제거하는 게 가장 좋다

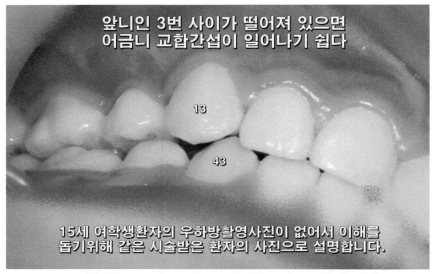

앞니인 3번 사이가 떨어져 있으면
어금니 교합간섭이 일어나기 쉽다

13

43

15세 여학생환자의 우하방촬영사진이 없어서 이해를
돕기위해 같은 시술받은 환자의 사진으로 설명합니다.

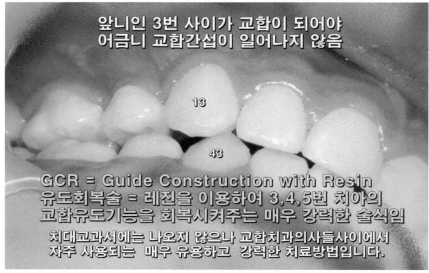

앞니인 3번 사이가 교합이 되어야
어금니 교합간섭이 일어나지 않음

13

43

GCR = Guide Construction with Resin
유도회복술 = 레진을 이용하여 3,4,5번 치아의
교합유도기능을 회복시켜주는 매우 강력한 술식임

치대교과서에는 나오지 않으나 교합치과의사들사이에서
자주 사용되는 매우 유용하고 강력한 치료방법입니다.

교합치과 의사들 사이에서는 이미 행해지고 있는 술식이다.

레진으로 교합유도를 회복하는 술식을 GCR [Guide Const ruction with Resin] 이라고 한다 – 조명의

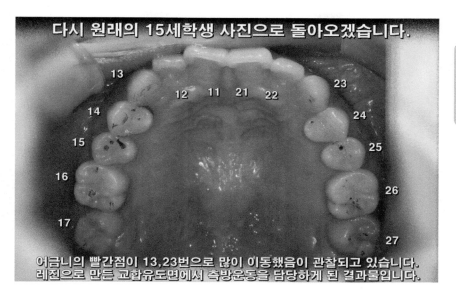

다시 원래의 15세학생 사진으로 돌아오겠습니다.

어금니의 빨간점이 13,23번으로 많이 이동했음이 관찰되고 있습니다.
레진으로 만든 교합유도면에서 측방운동을 담당하게 된 결과물입니다.

15세 여학생이 저작 시 통증과 치아 시림으로 왔는데, 13, 23번에 시술을 해서 어금니의 시림문제를 해결하였다.

원칙적으론 전체교정을 해서 교합을 정상화시켜야 하나, 현실적인 치료로 충치도 없고 잇몸병도 없는 학생의 이러한 고난이도 고급시술은 한 쪽당 100만 원 조금 못되는 정도가 적당하다. 시술의 가치에 비해서 치료비는 저렴하다.

전체교정치료를 받지 않고 한 번에 문제를 해결했기 때문이다. 그리고 교합간섭 때문에 계속 통증이 지속되면, 치아신경이 죽어서 신경치료하고 금니를 해야 하기 때문이다.

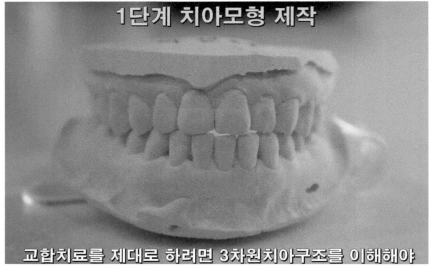

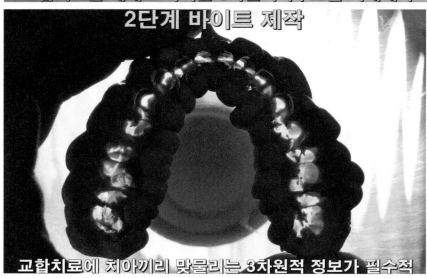

교합치료 전 모형[비급여], 바이트, 교합지 검사 사진을 해석하고 시술도 점 하나 단위로 정확하게 해야 한다.

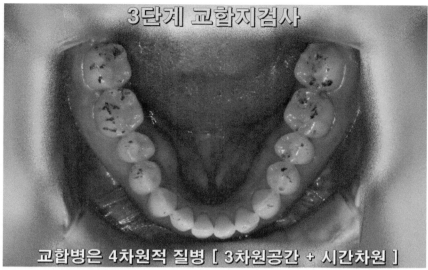

3단계 교합지검사

교합병은 4차원적 질병 [3차원공간 + 시간차원]

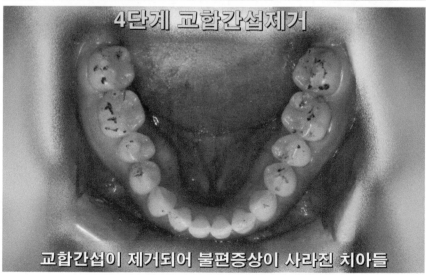

4단계 교합간섭제거

교합간섭이 제거되어 불편증상이 사라진 치아들

교합병인 씹기 불편, 음식물 낌, 치아 시림이 완전 해결됨. 이렇게 교합을 맞추는 치료를 해주는 치과는 찾기 힘들다.

07절 자연치 삭제량은 0.03mm이내의 양이라 안전하다

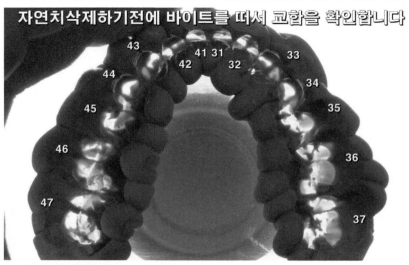

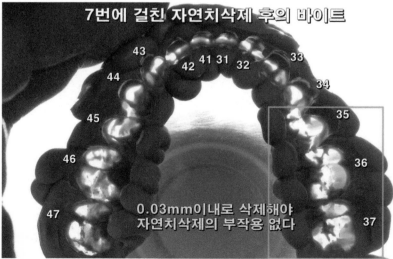

교합치료를 제대로 한다면 자연치아 삭제량은 극미량이다. 치료 전후 바이트를 부분확대해 비교하면 아래와 같다.

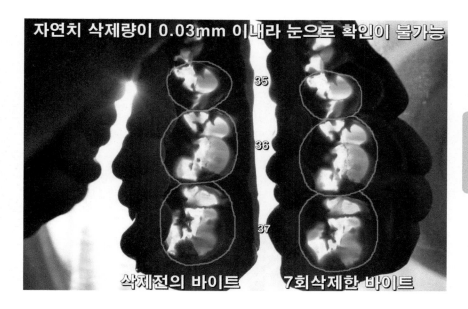

자연치 삭제량이 0.03mm 이내라 눈으로 확인이 불가능

35

36

37

삭제전의 바이트   7회삭제한 바이트

　시린데 왜 자연치를 삭제하느냐고 생각할 수 있으나 부딪히지 말아야 할 곳이 부딪히면 물리적 충격으로 시리게 된다. 교합간섭이라는 해로운 물리적 충격력을 감소시켜야만 치아 시림, 씹기 불편, 음식물 낌, 치아 파절을 치료할 수 있다. 그리고 그러한 목적을 위한 치아 삭제량은 극미량이다. 0.03mm이내로 치아 물리는 게 절대로 변하지 않다.

　자연치열은 가만히 놔두고 사용하면 교합간섭이 생겨서 치아 파절이 일어나면, 3mm이상 깨지거나 치아를 빼야할 수도 있다. 치과의사가 개입하여 0.03mm를 삭제하여 교합간섭을 제거하는 게 환자의 교합을 안정화시키고 치아 장수를 돕는 데 훨씬 좋다.

주의 : 치아 삭제하는 교합치료는 "PN교합치료법" 같은 검증된 시술법과 능숙한 치과의사만 시행해야 한다.

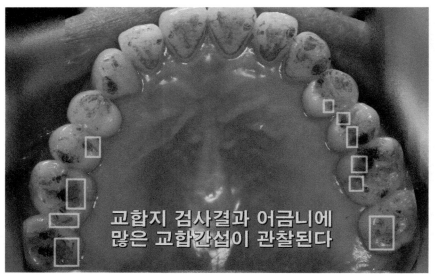

양쪽 어금니에 많은 교합간섭이 관찰되고 있다.

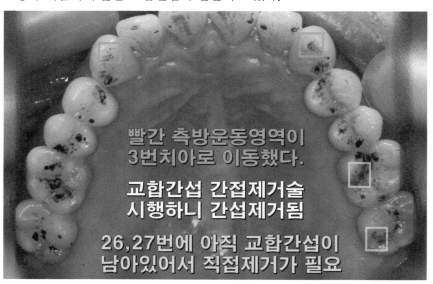

거의 대부분의 교합간섭점이 사라졌으나 일부 남았다.

간접제거 후 직접제거하는 게 일반적

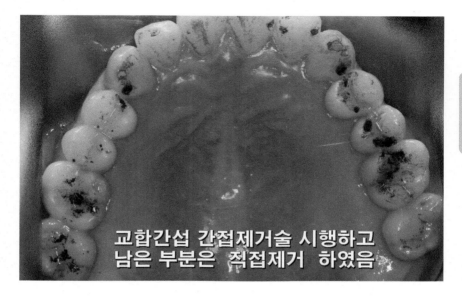

교합간섭 간접제거술 시행하고
남은 부분은 직접제거 하였음

복합제거술은 먼저 치아를 삭제하지 않고, GCR시술을 통해 교합간섭을 최대한 제거하고 남은 교합간섭 일부를 직접 제거 방식으로 마무리하는 제거술이다. 이러한 방식의 교합간섭제거술은 비보험이다.

그런데 중요한 것은 이러한 교합기술을 구사하는 치과의사가 극소수라는 데 있다. 치대에서 이런 중요한 치과기술을 정규교과에서 가르치지 않으니 이런 시술을 할 수 있는 치과의사들도 거의 없다는 것이다.

이런 치료는 스케일링 같은 치료보다 중요한 예방치료이다. 교합간섭 때문에 치아를 발치하는 상황을 예방하기 때문이다.

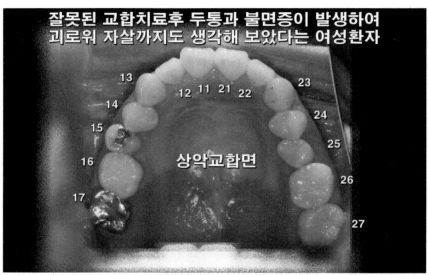

잘못된 교합치료후 두통과 불면증이 발생하여
괴로워 자살까지도 생각해 보았다는 여성환자

상악교합면

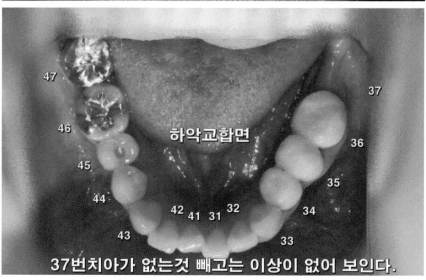

하악교합면

37번치아가 없는것 빼고는 이상이 없어 보인다.

검증되지 않은 치과의사에게 치료를 받으면 신경계에 타격이 올 수 있다

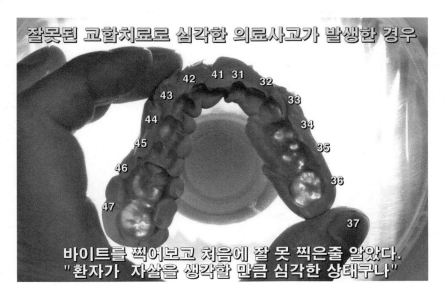

잘못된 교합치료로 심각한 의료사고가 발생한 경우

바이트를 찍어보고 처음에 잘 못 찍은줄 알았다.
"환자가 자살을 생각할 만큼 심각한 상태구나"

대전의 25세 환자가 인터넷에 "교합"을 검색해서, 영광군으로 찾아와서 내게 아래의 경악할 만한 이야기를 했다. 34, 35, 36번 보철치료를 하면서 교합이 잘 안 맞아서 치과의사가 33번은 물론 반대 측 43, 44번까지 치아 삭제했다고 함.

교합을 갑자기 이렇게 붕괴시키면 뇌척추신경계에 심각한 타격이 와서 두통, 불면증, 원인 모를 통증, 호흡 곤란, 우울증에 걸린다. 이러면 많은 치료비 & 재활 기간 1년이 소요된다. 차라리 어금니 생니를 4개를 뽑힌 환자가 더 치료하기 쉽다. 이게 심각한 문제라는 걸 환자하고 교합고수들만 안다. 환자의 상태가 어떤지 조금 더 살펴보겠다. 교합치료의 삭제량을 과도하게 함부로 하면 이렇게 된다.

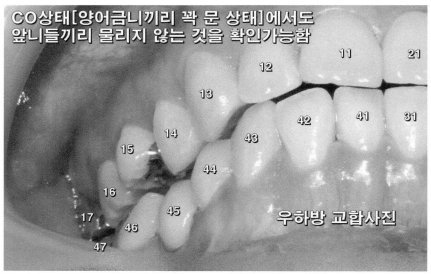

CO상태[양어금니끼리 꽉 문 상태]에서도
앞니들끼리 물리지 않는 것을 확인가능함

11   21
12
13
42   41   31
14   43
15   44
16   45   우하방 교합사진
17   46
47

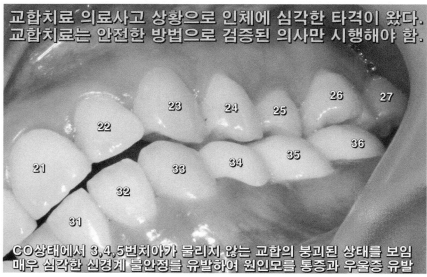

교합치료 의료사고 상황으로 인체에 심각한 타격이 왔다.
교합치료는 안전한 방법으로 검증된 의사만 시행해야 함.

26   27
23   24   25
22
36
35
21   34
33   32
31

CO상태에서 3,4,5번치아가 물리지 않는 교합의 붕괴된 상태를 보임
매우 심각한 신경계 불안정를 유발하여 원인모를 통증과 우울증 유발

이게 남들이 볼 때는 별 게 아니라고 생각하겠지만, 환자는 신경계의 안정성이 갑자기 무너져 죽을 만큼 힘들기 때문에 자살까지 생각하게 된다. 한국에서 교합치료 의료사고가 나는 가장 큰 원인은 잘못된 방법으로 교합치료를 하는데 있다.

모 원장님 때문이기도 하다. 교합에 대해 다들 무지하던 시절에 이 분이 등장하여 세미나를 하셨는데, 그분은 기술적으로 불완전한 지식을 가졌다. 치과의사 모 원장님은 교합에 대해 올바른 지식과 잘못된 지식 2가지를 모두 다 가지고 있는 불완전한 상태이다.

잘못된 정보를 믿고 함부로 시술해서 이러한 의료사고가 난건데, 꽤 많이 난다. 여기저기서. 자연치아를 삭제할 때는 명의가 보여주는 것처럼 극소량만 해야지 왼쪽처럼 개념 없이 많이 하면 큰 의료사고가 난다. 안전하게 시술되지 않을 거라면 아예 하지 않는 게 낫다. 이 글을 보시는 치과의사분들도 명심하시길 바란다.

모 원장세미나 내용대로 자연치열을 "견치유도" 만든다고 함부로 삭제하면 의료사고 나니, 제발 자제하시길 바란다. 환자는 실습도구가 아니다. 임플을 1~2개 실패하는 건 쉽게 회복 가능하지만 전체교합이 붕괴되면 심각하다. 교합치료의 피해 사례에 대해서 좀 더 알아보자.

교합=■■■ 이라는 편협한 사고방식의 시술에 대해 교합이 뭔지 잘 모르면서 몇몇 의사들을 중심으로 강의도 하고 세미나도 있더군요. 더욱더 문제인것은 치아를 갈아낸다고 하면 거부감을 주니까 치아 ■■이라는 용어를 사용하라고 하고 교합에 대해 완전히 무지한 치과의사들을 상대로 마구잡이로 교육을 하다보니 저에게 시술했던 의사같은 경우는 한술 더 떠 일반인의 상식으로도 도저히 이해되지않는 짓을 교합 ■■이라는 이름으로 시술하고(비록 H교수에게 배웠지만 나름의 방법으로 발전시켜 저에게 시술했다고 하더군요) 있으니.....

오직 어떻게 하면 치아를 삭제하지 않고 자연치아를 보존할까 고민하는 의사에게 찾아가시기 바랍니다.

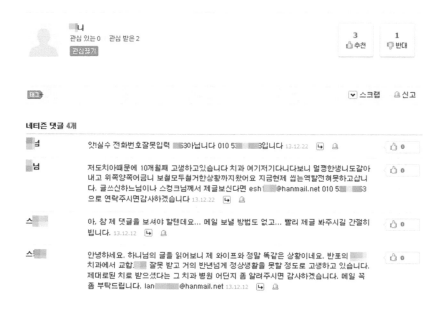

네티즌 댓글 4개

■님 앗실수 전화번호잘못입력 ■■630아닙니다 010 5■■■3입니다 13.12.22

■님 저도치아때문에 10개월째 고생하고있습니다 치과 여기저기다니다보니 멀쩡한생니도갈아내고 위쪽양쪽어금니 보철모두철거한상황까지왔어요 지금현제 쓰는역활전혀못하고삽니다. 글쓰신하느님이나 스컹크님께서 제글보신다면 esh1■■■@hanmail.net 010 5■■■53 으로 연락주시면감사하겠습니다 13.12.22

스■■ 아, 참 제 댓글을 보셔야 할텐데요... 메일 보낼 방법도 없고... 빨리 제글 봐주시길 간절히 빕니다. 13.12.12

스■님 안녕하세요. 하니님의 글을 읽어보니 제 와이프와 정말 똑같은 상황이네요. 반포의 ■■ 치과에서 교합■■ 잘못 받고 거의 반년넘게 정상생활을 못할 정도로 고생하고 있습니다. 제대로된 치료 받으셨다는 그 치과 병원 어딘지 좀 알려주시면 감사하겠습니다. 메일 꼭 좀 부탁드립니다. lan■■■@hanmail.net 13.12.12

댓글1 = 멀쩡한 생니를 갈아서 씹는 역할을 못하고 산다.
댓글2 = 반포의 @@치과에서 교합치료 잘못 받아 고생한다.

교합치료는 엄청난 무기와 같다 잘하면 약이 되고 못하면 독이 된다

교합에 대해 치대정규교육과정에서 제대로 다루지 않는다. 사설 세미나에서도 교합에 대해서 정보가 부족하다. 나도 교합 문제로 환자가 증상을 호소하는데 해결책을 배운 적이 없어서 어떻게 대처해야 하는지 고민이 많았다.

나는 H교수님을 비롯한 많은 분들의 교합세미나를 듣고, 환자들에게 안전한 교합치료법을 만들어 냈다.

이러한 부작용을 보고 환자들은 자연치에 손대는 교합치료를 안 하면 되지 않느냐고 물어보실 수도 있다.

하지만 교합치료를 안 하고 놔두는 것, 다시 말해서 교합간섭을 치료하지 않고 방치하는 것도 위험하다.

방치하면 척추가 틀어진다. 교합간섭 때문에 환자가 편측 저작을 하게 되면 경추 2번을 시작으로 척추가 틀어진다. 그리고, 치아도 파괴된다. 평상시에 씹기 불편, 음식물 낌, 치아 시림 같은 교합간섭으로 인한 교합병 증상이 생기는 경우가 많다.

대부분의 치과에서 교합치료를 안 하니까 그냥 "치실 쓰세요"하고 넘어가 버리는 경우가 많은데, 그것 때문에 치아 파절이 생긴다. 교합간섭 때문에 발생하는 교합병은 충치, 잇몸병보다 무서운 질병이다. 왜 무서운 질병인지 "03절 치아파절은 교합간섭 때문이고, 교합간섭이 발치 원인"에서 보지 않았는가? 교합간섭이 있으면 치아를 빼야할 상황을 만들 수도 있다는 걸….

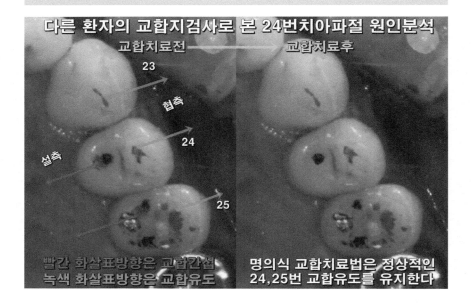

다른 환자의 교합지검사로 본 24번치아파절 원인분석
교합치료전 ──── 교합치료후
23
협측
24
설측
25
빨간 화살표방향은 교합간섭
녹색 화살표방향은 교합유도
명의식 교합치료법은 정상적인
24,25번 교합유도를 유지한다

"04절 교합간섭으로 치아 파절이 일어나 신경치료 후 보철을 하게 된다." 에서 나온 환자의 소구치가 파절된 원인이 나온 사진이다.

24, 25번 치아의 설측으로 교합간섭이 가해져서 파절이 일어났다. 치료비 51만 원을 발생시킨 24번 치아의 교합간섭이 보이시나요? 24번의 설측에 저 빨간 점과 화살표가 치아를 파절시킨다.

좌측의 교합지검사가 나오면 우측처럼 제거해야 할 간섭만 제거하시고, 4, 5번 치아의 협측 빨간 점은 놔두면 된다.그런데 의사들마다 교합점을 해석하는 게 다 제각각이라서 어떤 분들은 제거해서는 안 되는 점을 제거한다. 그래서 교합치료 후에 의료사고가 난다. 의료사고를 내지 않고 안전하게 교합치료를 하지만, 예시로 보여드리겠다.

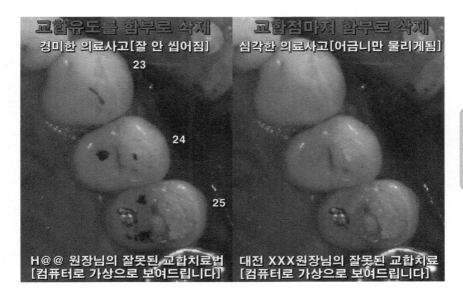

좌측의 사진이 바로 H@@ 원장님의 교합치료 방법이다. 4, 5번의 교합유도가 삭제된 모습이다.

"턱을 옆으로 움직일 때 4, 5번 치아는 닿아선 안 된다."라는 철학을 가지고 계신데, 이것은 매우 위험한 생각이다. 10절에 교합치료 부작용에 대한 환자의 인터넷 호소글이 바로 이런 잘못된 진료철학 때문에 발생한다.

우측은 대전에서 온 의료사고 환자의 예시이다. 물리는 교합점마저 함부로 삭제하면 턱의 안정성이 급격히 떨어진다. 근신경계[근육과 신경계] 즉 턱과 안면 부위 근신경계에 받아들이기 힘든 엄청난 불안정성이 발생하여 환자가 두통, 불면증에 시달릴 수 있다.

12절 교합치료의 올바르고 안전한 방법 = 명의 PN교합치료법

교합치료하는 방법에 대해서 치과의사마다 다 방법이 다르다. 치과의사들조차도 뭐가 올바른 방법인지를 모른다.

올바른 교합치료법에 대한 과학적 원리를 담은 책은 아래와 같다. 110쪽에 과학적원리, 안전한 방법이 나와있다. 이 이론을 출판사의 이름을 따서 "Q교합이론"이라고 부르겠다.

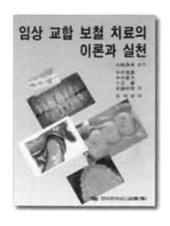

본 책의 110쪽 내용을 모르면서 교합치료와 턱관절치료를 하니까 의료사고도 나고, 치료가 잘 안 되고 그렇다.

교합과 턱관절의 관계에 대해서 과학적으로 설명한 책이다. 교합은 3차원적인 것이라서 지면을 통해 설명하기가 힘들다. 동영상으로 내가 직접 치과의사들을 위해 해석해 주겠다. 교합하고 턱관절하고 관련이 없다는 치과의사들은 부디 올바른 생각을 가지길 반성하기를 바란다. 교합하고 턱관절하고 관계가 없고, 논문에 그렇게 나와있다고 억지를 피우는 치과의사에게는 치료를 받을 가치가 없다.

안전한 방법은 "PN 교합치료법
Personal Natural 교합치료법"

[일부 내용은 비공개로 하겠습니다]

직접교합간섭제거에 관한 PN 교합이론의 원칙

"Q교합이론"에 기초한 자연치아 교합치료의 원칙

원칙 1. 교합지를 정확하게 찍는다.

[교합지를 찍어 환자에게 교합간섭점을 보여줄 수 있어야 하고, 간섭 제거 후 씹기 불편 같은 증상이 사라져야 함]

원칙 2. 제거할 부위와 해서는 안 되는 부위를 해석해야 한다.

[교합지검사결과를 정확하게 해석하지 못하고, 아무 데나 함부로 제거하면 의료사고가 나기 십상이니까.]

원칙 3. 교합간섭의 제거는 _____

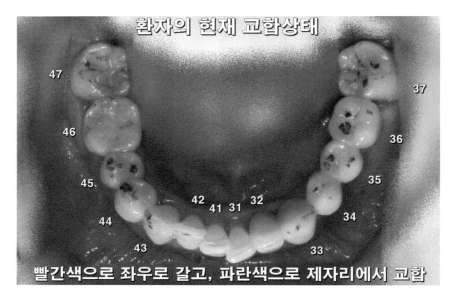

1세대 NO교합이론 = 자연치 교합에 손대는 것에 NO! 자연치열에 대해 치과의사가 개입하지 않음.

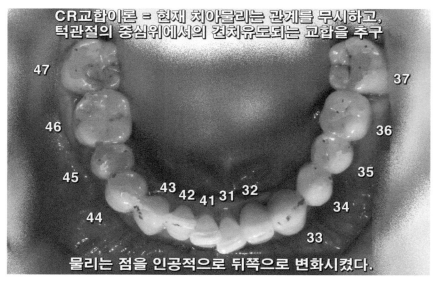

2세대 CR교합이론. Dawson 등이 주장. 개인고유의 교합을 무시하고 턱관절위치에 맞춰 교합을 강제로 만들려고 함.

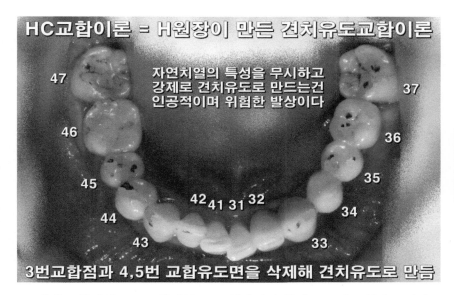

3세대 교합이론 HC 교합이론 = H 원장님이 창안 4, 5번 교합유도면과 3번 교합점을 삭제한다는 문제점!!!

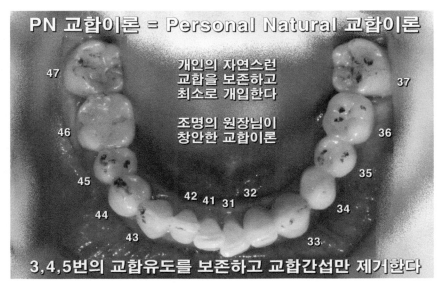

4세대 교합이론 PN 교합이론 = 조명의 원장님이 창안 3, 4, 5번의 교합유도 같은 "개인의 자연스러운" 교합을 보존

13절 안면비대칭을 교합간섭제거술로 치료할 수 있다

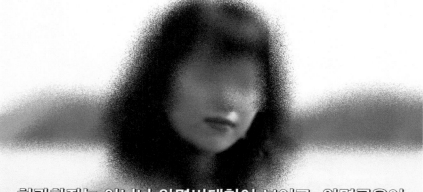

공중보건의 끝나던 해 3월 22일

치과환자는 아니나 안면비대칭이 보이고, 안면근육이 경직되어있어 교합과 턱관절환자임을 간파했다.

야외에서 웃는 모습을 보고 치과적 문제가 있음을 간파했다.

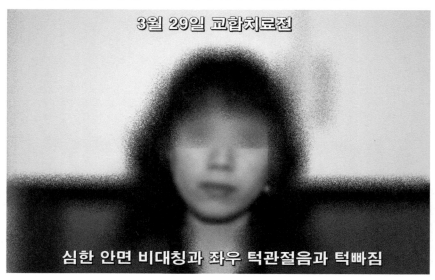

3월 29일 교합치료전

심한 안면 비대칭과 좌우 턱관절음과 턱빠짐

좌우로 씹는 힘이 같아지면 자연스럽게 안면대칭이 될 수 밖에 없다

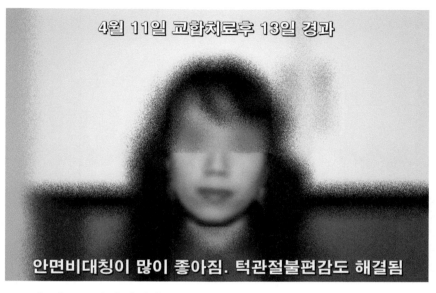

4월 11일 교합치료후 13일 경과

안면비대칭이 많이 좋아짐. 턱관절불편감도 해결됨

13일, 약 2주 만에 불편감은 해결되었다.

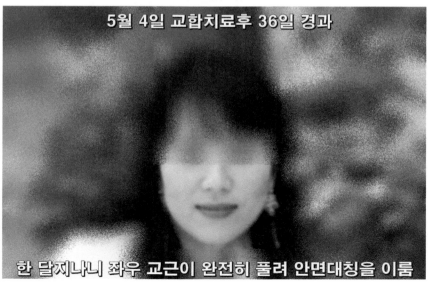

5월 4일 교합치료후 36일 경과

한 달지나니 좌우 교근이 완전히 풀려 안면대칭을 이룸

교합간섭제거술은 전신의 균형을 맞추는 의료 행위입니다

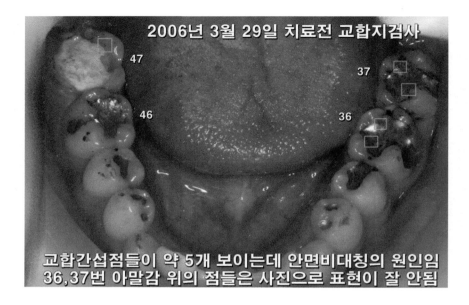

2006년 3월 29일 치료전 교합지검사

47 37
46 36

교합간섭점들이 약 5개 보이는데 안면비대칭의 원인임
36,37번 아말감 위의 점들은 사진으로 표현이 잘 안됨

2006년 당시 나는 공중보건의 3년차, 치과의사 3년차였다.

나는 이미 2004년도부터 교합간섭을 완벽하게 제거하며, 교합치료를 하던 천재 치과의사였다. 환자를 위해서는 치과의사생활 10년이 넘어도 환자가 어금니 사이에 음식물 낀다고 치료해달라고 요구해도 교합치료를 할 줄 모르는 원장이 많은 한국치과 현실상 치과의사 생활 2년차 때부터 교합치료를 했다는 건 굉장히 빠른 진보라고 보면 된다. 비유하면 학교에 막 들어간 초등학생이 고등학교 수학문제인 미적분을 이미 풀 줄 아는 것 정도라고 보면 된다.

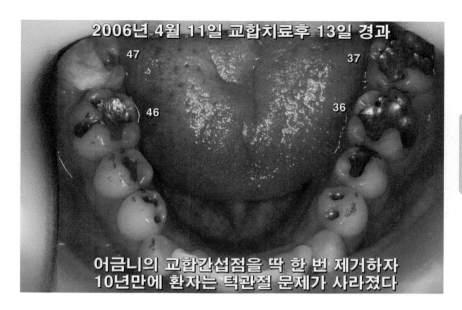

2006년 4월 11일 교합치료후 13일 경과

47 37

46 36

어금니의 교합간섭점을 딱 한 번 제거하자
10년만에 환자는 턱관절 문제가 사라졌다

환자는 36, 37번에 교합간섭으로 왼쪽으로 씹기 불편하고 왼쪽 턱이 잘
빠지는 등 우측 편측 저작 상황이었다.

양쪽의 교합간섭을 완벽하게 제거하는 데 약 10분이 소요되었고, 환자는
10년간 턱관절에 불편감이 있었는데 그대로 방치되었다. 치과의사들이 턱
이 틀어진 것에 대해서 아무도 관심을 가지지 않아서 환자는 본인이 심각한
질환을 가지고 있다는 인식조차 없었다. 이 환자는 저를 만나 교합치료를
받음으로써 인생이 바뀐 것이다. 뇌척추신경계의 틀어진 구조를 내가 바로
잡았기 때문이다.

2006년 3월 29일 딱 한 번 치료하고 나서 더 이상 치료하지도 않았고, 몸
이 저절로 치료된 것이다. 교합치료를 통해서 좌우로 씹기가 편하게 정상
으로 만들어준 것뿐이다.

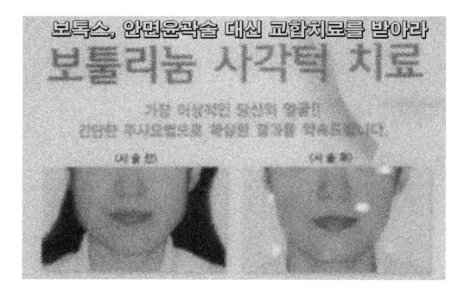

사각턱이라는 것은 볼 옆에 교근이 과긴장해서 그렇다. 그런 근육의 긴장을 해소시키려고 보톡스라는 독소를 주입한다. 근데 나는 여기서 한 단계 질문을 던진다. 왜 교근이란 근육은 과긴장했을까? 편안하지 못하고?

교근이 뭔가? 영어로 masseter muscle. 한자로 咬筋. 우리말로 "깨무는 근육"이다. 저작근에서 가장 중요한 근육이자 인체에서 2번째로 센 강력한 근육이다.[첫 번째는 축구할 때 쓰는 허벅지 근육] 이 근육의 힘으로 음식물을 씹고 귀나 코, 손가락을 물어뜯기도 한다. 매우 강력하다.교합간섭이 있으면 인체는 씹을 때 그 부딪히는 간섭점을 피해서 씹게 되므로 교근이 과긴장하고 안면비대칭이 생기는 것이다.

교합간섭이 교근비대, 안면비대칭의 근본적 원인이다

근본 원인인 교합간섭은 모른 채 독소만 주입한다. 숲은 못 보고 나무만 보는 꼴이다. 왜 교근비대가 일어났는지 원인 분석은 안 하고 당장 눈에 보이는 근육만 어떻게 해보겠다는 치료법이다. 몸이 필요해서 교근이 비대해진 건데, 억지로 비활성화시키면 환자는 밥을 씹기가 더 불편해진다.

교근비대로 보톡스 맞은 환자들 전부는 아니겠지만, 시술 후에 저작근육의 인위적인 시술로 인해 씹을 때 불편해진 사람도 꽤 있다. 환자를 위해서는 일단 교합치료를 통해서 좌우로 씹는 게 편안한 상태로 만들고 1~2달 지켜보면 교근이 안정화된다.

그래도 뭔가 아쉽다면 그때 보톡스를 소량 주사해도 된다. 안면윤곽술이나 안면대칭도 마찬가지이다. 교합치료로 턱과 얼굴근육을 안정화 시킨 후 해야한다. 그래야 안면대칭이 유지된다. 교합을 안정시켜놓지 않고 다른 치료를 하면 안면 대칭이 다시 틀어져버린다. 다시 틀어질 때마다 치료를 반복해야 한다.

교합을 안정시켜 좌우의 씹는 힘의 균형을 맞춰놓고 나서 해야지 안면대칭이 유지된다. 교합을 안정시켜 놓지 않으면 안면대칭을 맞추면 좌우의 씹는 힘이 달라 편측 저작을 하게 될 것이고, 그러면 다시 틀어져 버린다. 얼굴이나 척추가 틀어질 때마다 다른 과를 갈 게 아니라, 치과에서 교합치료를 잘 받는게 안면대칭의 가장 근본적인 치료이다.

15절 한국의 교합치료현실

1. 국내교합이론의 역사 [자연치열 교합치료를 중심으로]

<u>1세대 NO교합이론 = 자연치교합치료라는 걸 안 함</u>

자연치열에 손대는 건 안 좋다는 생각.

당시에는 보철 같은 걸 해서 교합을 만들었다.

<u>2세대 CR교합이론 = Dawson 같은 분들이 창안</u>

자연치열교합치료가 시작됨. 턱관절의 중심위 CR상태에서 견치유도를 만듦. 턱관절을 최우선시하는 교합이론.

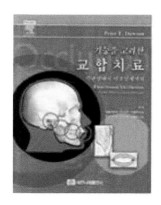

<u>3세대 HC교합이론 = H 원장님이 창안</u>

HC교합이론은 치과의사들이 중심위라는 CR교합이론의 답답한 고정관념과 틀을 뛰어넘고 자연치열의 교합치료를 적극적으로 시행한 패러다임의 전환이었다. 아직도 치과계 내에 많은 팬 층을 확보하고 있고, 2014년 현재 한국치과계내에 자연치열교합을 손대는 의사들 중 다수가 HC교합이론을 따르는 경우가 많다. 하지만 3번 교합점, 4, 5번 교합유도면을 삭제한다는 부분 때문에 매우위험한 이론이다.

왜냐면 자연치열에서 대부분 4, 5번의 교합유도가 살아있고, 3번의 교합점도 물리는 게 좋기 때문이다. 국내의 많은 치과의사들이 HC교합이론에 따라 자연치열을 과도하게 삭제하는 바람에 많은 의료사고에 노출되어 있다. 본책의 9절에 나온 환자가 바로 그런 경우이다. 환자는 교합치료를 받을 때 치과의사가 어떤 세미나를 듣고 어떤 교합이론에 따라 시술을 하는지 확인할 필요가 있다.

4세대 PN교합이론 = 조명의 원장이 창안

HC교합이론의 잘못된 부분인 "4, 5번 교합유도와 3번 물리는 점 삭제"를 하지 않고, 환자의 개인고유의[Personal Natural] 자연스러운 교합을 최대한 보존해야 한다는 교합이론. 4, 5번 치아의 교합유도를 그대로 인정한다는 진료철학인데, 그 근거는 2004년부터 2014년까지 10년 동안 수천 번의 교합지검사결과 건강한 치아를 가진 정상인의 자연치열에서 99%가 4, 5번 치아의 교합유도를 가지고 있기 때문에 그것을 그대로 보존해야 한다는 게 근거이다. 가장 안전하고 효과적인 자연치 교합치료법으로 지구인의 DNA가 개조되어 인류의 골격이 바뀌지 않는 한 이보다 더 나은 자연치 교합치료법은 존재할 수 없다. 사실상 교합이론의 최종결론이라고 본다.

2. 교합을 정확히 아는 원장님들은 PN교합이론대로 한다.

국내 교합의 고수들도 PN교합이론대로 환자를 치료한다. 왜냐면 교합을 연구하고 치료하다 보면 반드시 그렇게 될 수밖에 없는 필연적인 결과이기 때문이다.

03장 충치 치료 [레진, 인레이 등]

환자가 알아야 하는 6가지 사항

1. 충치에는 정지성과 진행성이 있다.

2. 정지성충치는 치료할 필요가 없다.

과잉진료나 오진 때문에 정지성충치를 치료하기도 한다. 또 교합간섭이 있는데 교합지검사를 안하고 오진을 해서 치료할 필요가 없는 정지성충치를 파내는 경우도 많다.

3. 충치는 교합 때문에 발생한다.

교합이 안 좋으면 음식물이 잘 끼고, 치아에 금이 가고, 분자구조가 약해져서 세균에 취약한 환경으로 바뀌기 때문이다.

4. 충치가 깊어 신경치료를 해야 할 상황에서 피할 수 있는 방법도 있다.

5. 아말감은 하지 말고 최소 레진 이상으로 하는 게 좋다.

6. 옆면[인접면] 충치는 인레이로 하는 게 좋다.

치아의 옆면이 포함되면 "2급 와동"이라고 한다.

치아의 교합면만 포함되면 "1급 와동"이다.

어금니의 2급 와동은 인레이로 수복하는 것이 원칙이다.

01절 충치는 정지성과 진행성이 있다

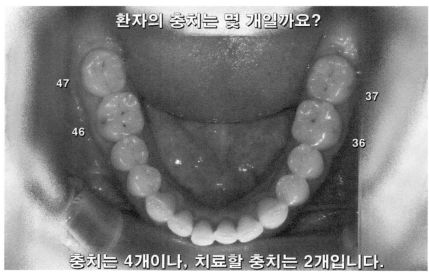

환자의 충치는 몇 개일까요?

47

37

46

36

충치는 4개이나, 치료할 충치는 2개입니다.

46번은 진행성 충치입니다.

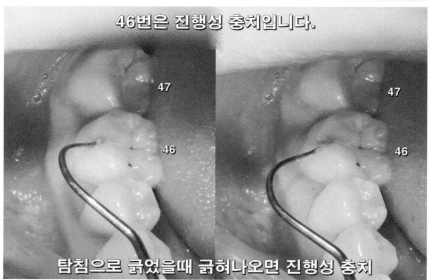

47

46

47

46

탐침으로 긁었을때 긁혀나오면 진행성 충치

탐침으로 충치검사 시, 치과의사와 환자가 함께 과정을 지켜보면 치료할 치아와 치료하지 않을 치아를 구분 가능하다.

정지성충치는 치료할 필요가 없다

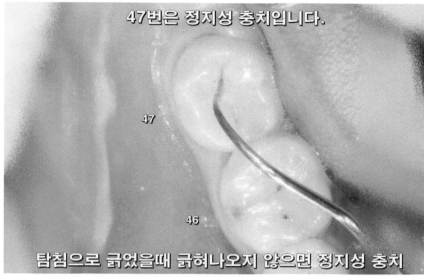

47번은 정지성 충치입니다.

47

46

탐침으로 긁었을때 긁혀나오지 않으면 정지성 충치

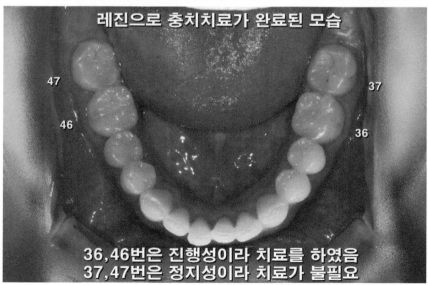

레진으로 충치치료가 완료된 모습

47

37

46

36

36,46번은 진행성이라 치료를 하였음
37,47번은 정지성이라 치료가 불필요

36, 46번은 탐침으로 긁히므로 치료하고, 37, 47번은 긁히지 않아 치료가 불필요. 미용 목적으로는 치료할 수 있다.

정지성충치는 치료하지 않고 놔두어도 된다

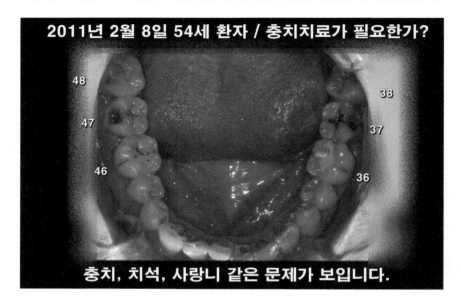

2011년 2월 8일 54세 환자 / 충치치료가 필요한가?

48
47
46
38
37
36

충치, 치석, 사랑니 같은 문제가 보입니다.

58년생 54세 환자였다. 요구 사항은 "전반적인 치과치료를 받고 싶다"였다. 왠지 37, 47번 충치가 심해 보인다. 왠지 파서 메워드리고 싶은 기분이 들지만, 하지 않는다. 이유는 치료가 필요하지 않기 때문이다. 위에 보이는 모든 충치들은 정지된 충치이다.

치료 목적으로는 할 필요가 없고, 미용 목적으로는 치료할 수 있다. 환자분에게 진실 되게 말한다. 충치가 있는데 정지성충치이다. 놔두어도 괜찮고, 다만 미용 목적의 시술은 해드릴 수 있다. 환자분이 치료를 안 하신다고 해서 그대로 놔두었다. 나는 항상 환자에게 진실을 말한다. 그럼 그냥 놔두면 어떻게 될까?

| 4년간 충치로 인한 문제가 없었다. 정지성충치였기 때문

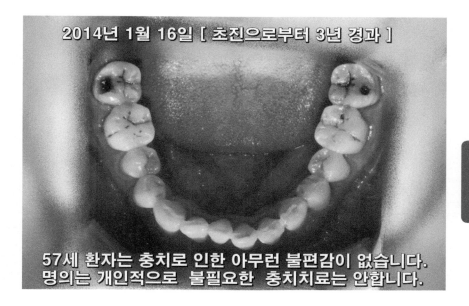

2014년 1월 16일 [초진으로부터 3년 경과]

57세 환자는 충치로 인한 아무런 불편감이 없습니다. 명의는 개인적으로 불필요한 충치치료는 안합니다.

위의 환자가 최근 2015년 1월 22일에 점검받으러 1년 만에 오셨는데, 역시나 위와 똑같아서 "4년째 문제없음"이다.

[본 책을 1년 넘게 쓰느라 이런 일이 발생!]

38, 48번 사랑니는 뺐다. 하지만 하악에서 어떤 치아도 충치 치료를 하지는 않고 다만 치석 제거하고 치아위생관리법만 교육하였다. 일부 치의들은 충치 치료를 안 하면 무슨 큰일이 날 것처럼 환자 겁주어서 돈을 벌려고 하기도 한다. 하지만 걱정 마라. 정지된 충치는 절대로 문제가 생기지 않는다. 어쩌면 치과치료를 안 받아서 치아들이 더 건강한지도 모른다. 어설프게 정지된 충치를 파내고 아말감 같은 불완전한 치료를 하고, 아말감이 깨지고 나서 신경치료하고 금니 씌우고 잇몸 안 좋아지고. 그것보다는 자연치아 상태 그대로가 치아 건강에 좋다.

03절 충치는 교합 때문에 발생한다

교합을 이해하지 못하는 수준에서는 치과가 세균 원인으로 보이고, 교합을 이해하게 되면 전혀 다르게 해석을 한다.[마치 히딩크가 한국축구팀을 전혀 다르게 해석하고 진단해서 결과를 내는 것과 같다.] 아까 본 57세 환자는 왜 충치가 저렇게나 많은데 왜 치료를 한 번도 안 해도 아무런 문제가 생기지 않았을까? 분명히 말하지만, 치과질환은 대부분 세균이 아닌 교합 문제로 인해서 발생한다. 80~90%가 교합 문제이다.

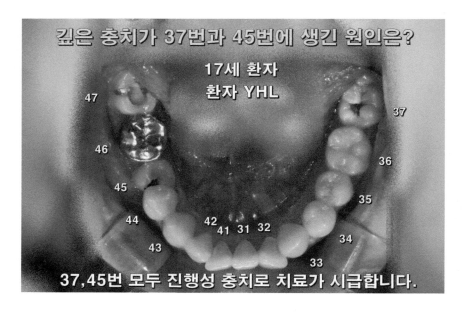

45번은 교정을 안 해서 음식물이 잘 끼어서 생긴 충치[교정 원인] 45번이 정상적인 위치였다면 음식물도 안 끼고 충치도 안 생긴다. 37번 치아는 교합이 나빠서 생긴 충치이다.

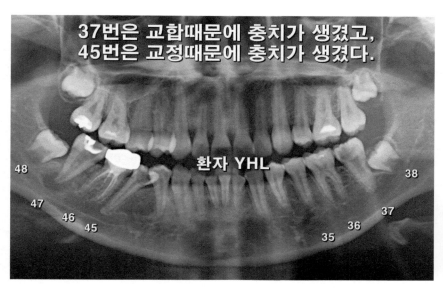

엑스레이에는 별거 아닌 것 같지만,

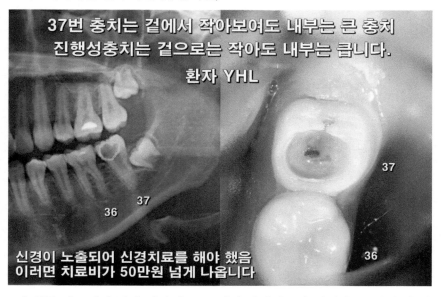

충치를 파보면 충치가 굉장히 크고 이미 신경이 노출되었다. 그런데 왜 명의는 이게 세균 원인이 아닌 교합 원인이라는 이해할 수 없는 주장을 할까?

| 교합을 봐야 교합 원인 충치가 보인다

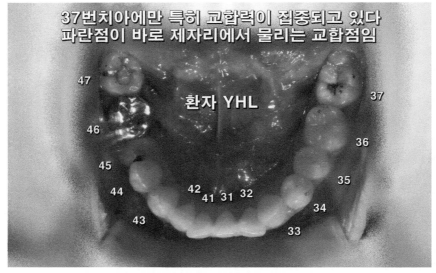

37번치아에만 특히 교합력이 집중되고 있다
파란점이 바로 제자리에서 물리는 교합점임

환자 YHL

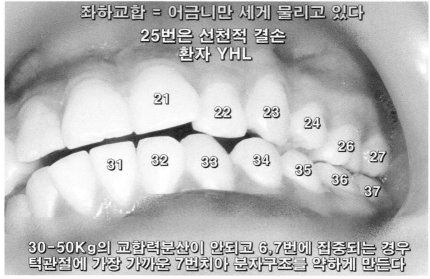

좌하교합 = 어금니만 세게 물리고 있다
25번은 선천적 결손
환자 YHL

30-50Kg의 교합력분산이 안되고 6,7번에 집중되는 경우
턱관절에 가장 가까운 7번치아 분자구조를 약하게 만든다

37번에 교합력이 집중돼 미세한 균열이 있어 세균 침투가 빠르다. 충치발
생한 주원인은 교합이고, 부원인이 세균이다.

교합이 좋은 57세 정지성충치 환자

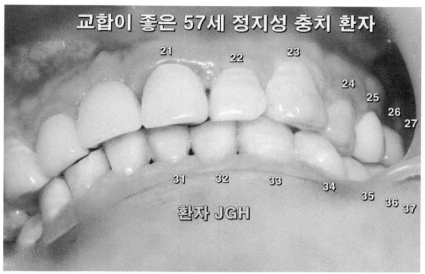

교합이 좋은 57세 정지성 충치 환자

환자 JGH

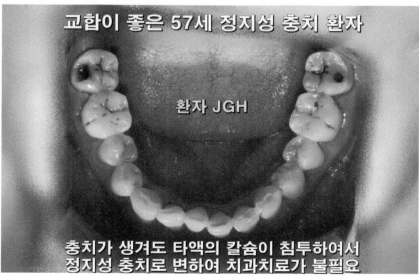

교합이 좋은 57세 정지성 충치 환자

환자 JGH

충치가 생겨도 타액의 칼슘이 침투하여서
정지성 충치로 변하여 치과치료가 불필요

좌측의 17세 환자는 어금니에만 교합력이 집중된 나쁜 교합, 우측의 57세 환자는 앞니 & 어금니 고르게 물리는 좋은 교합.

04절 충치는 세균 때문에 발생한다

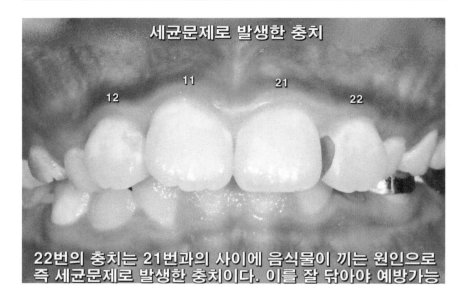

세균문제로 발생한 충치

12 11 21 22

22번의 충치는 21번과의 사이에 음식물이 끼는 원인으로
즉 세균문제로 발생한 충치이다. 이를 잘 닦아야 예방가능

전통적으로 충치는 세균 원인이라고 하는데, 그것도 맞다.

세균이 내는 산성물질이 치아를 녹인다.

이 환자는 21번과 22번 사이에 음식물이 끼는데 이 닦기를 잘 안 해 충치
가 발생한 경우이다. 교합과 관계없는 충치이다. 치아는 뼈와 같다. 때문에
이 환자처럼 유치를 가진 어린이들은 뼈도 치아도 덜 굳어서 표면이 약해,
세균의 공격에 약하다. 그리고 충치는 색이 검정색일 수도 있지만 노란색
일수도 있다. 또는 하얀색일 수도 있다.

탐침으로 긁었을 때 쉽게 부스러져 나온다면, 색상과 관계없이 충치일 수
있다.

┃ 충치 치료는 레진으로 하는 게 좋다

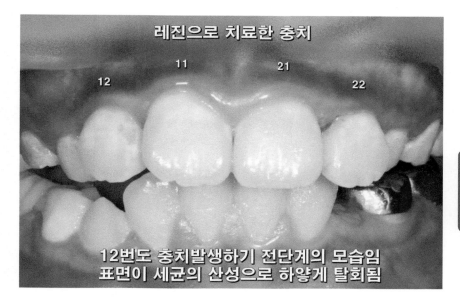

레진으로 치료한 충치

12   11   21   22

12번도 충치발생하기 전단계의 모습임
표면이 세균의 산성으로 하얗게 탈회됨

레진으로 충치 치료를 마무리하였다. 충치 치료는 보험 재료인 아말감이나 GI는 하지 않는 게 좋다. 그 이유는 치아와의 접착성 때문이다. 레진은 치아와 접착성이 있는 반면 아말감은 치아와 접착성이 없는 재료이고, GI는 약하다. 레진이 치아 색과 같다는 장점보다는 접착성이 훨씬 중요하다. 치아와 잘 붙고 강도도 자연치아와 비슷해서 좋다. 보험신경치료 재료인 아말감이나 GI는 별로 좋지 못하다. 치료비를 조금 감수하더라도 좋은 재료로 치료받으시길 바란다.

이번에는 충치 치료 재료에 대해서 조금 더 자세히 알아보겠다.

아말감, GI, 레진, 인레이, 크라운, 임플란트 등등에 대해.

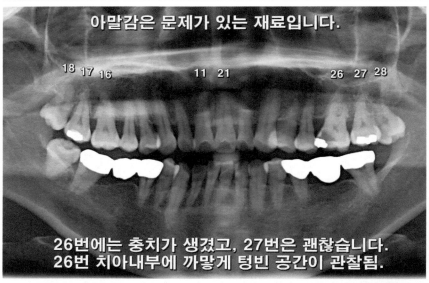

아말감은 문제가 있는 재료입니다.

18 17 16 11 21 26 27 28

26번에는 충치가 생겼고, 27번은 괜찮습니다.
26번 치아내부에 까맣게 텅빈 공간이 관찰됨.

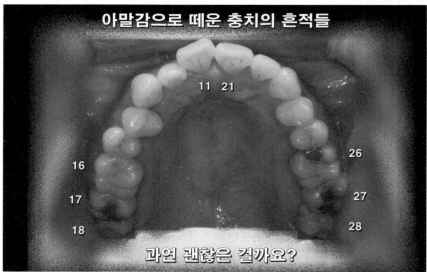

아말감으로 떼운 충치의 흔적들

11 21

16

17

18

26

27

28

과연 괜찮은 걸까요?

아말감이 튼튼하고 괜찮은 재료이고 인체에 무해하다는 잘못된 정보가 많다. 치아와 접착성도 없고 인체에 유해하다.

아말감은 깨지기 쉽다

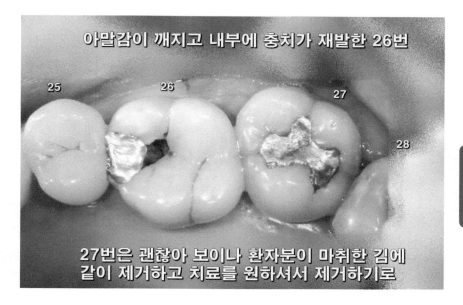

아말감이 깨지고 내부에 충치가 재발한 26번

25 26 27 28

27번은 괜찮아 보이나 환자분이 마취한 김에
같이 제거하고 치료를 원하셔서 제거하기로

충치

아말감은 수은, 은, 구리의 합금이다. 수은의 유해성보다도 재료 자체의 안정성이 굉장히 불안정하다. 업계사람들, 치과의사들이나 치과위생사들은 자기 몸에다가 절대로 아말감을 시술하지 않는다. 그 이유는 아말감은 치아와 접착하는 게 아니라 끼워넣는 방식이기 때문이다. 거기다가 단단하고 탄성이 전혀 없어서 잘 깨진다.

구강은 30~50Kg의 힘을 받는 특수조직이므로 단단한 재료는 깨지기도 쉽다. 강도와 탄성이 적절해야 오래간다. 26번 치아는 충치 제거 후 레진으로 기초공사 후 인레이를 했어야 오랫동안 탈 없이 썼을 것이다. 치료비 아끼려다 이런 일이 생긴 것이 안타깝다. 인레이는 또 뒤에 설명드릴 것이다.

아말감을 제거해보면

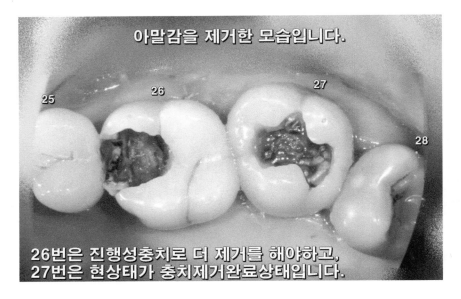

아말감을 제거한 모습입니다.

25 26 27 28

26번은 진행성충치로 더 제거를 해야하고,
27번은 현상태가 충치제거완료상태입니다.

아말감만을 제거하고 충치 제거는 하지 않은 채 찍은 사진이다. 26, 27번 모두 충치가 있어 보이는가? 28번도 충치가 있고? 26번은 진행성충치이다. 기구로 제거하면 계속 파진다. 27번은 정지성충치이다. 기구로 제거해도 제거가 안 된다. 일부 치과들은 27번 치아도 충치라고 한다는데, 진실은 충치도 아니다. 엄밀히 말하면 착색이다. 아말감의 금속 성분들이 치아의 내부 조직에 착색된 것일 뿐이다.

치아 내부에 침투하여 회색이나 검은색으로 변한 것일 뿐. 아말감을 제거하지 않아도 될 상황이었다. 환자분이 마취를 한 김에 아말감을 모두 제거하기를 원하셔서 했다. 27번의 까만 착색 부분을 모두 제거하면 신경 노출의 위험이 있어서 그대로 두고 치료를 하는 게 환자에게 유리하다.

충치 재발로 신경치료가 발생

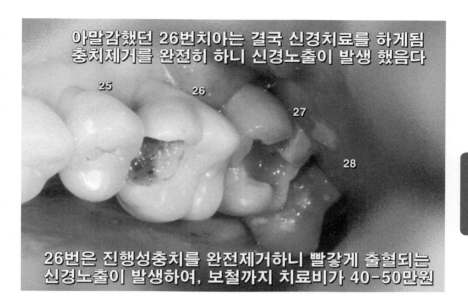

아말감했던 26번치아는 결국 신경치료를 하게됨
충치제거를 완전히 하니 신경노출이 발생 했음다

25   26   27   28

26번은 진행성충치를 완전제거하니 빨갛게 출혈되는
신경노출이 발생하여, 보철까지 치료비가 40-50만원

26번 치아 내부의 빨간 부분이 신경 노출이다. 신경 노출 시에는 신경치료 후에 보철도 해야 하므로 치료비가 65만 원이다.

충치 치료를 그냥 아말감으로 떼웠다가 치료비만 더 많이 나오고, 별로 안 좋은 것 같다. 처음부터 최소 레진이나 아니면 제대로 인레이로 치료를 했으면 이런 일이 발생하지 않았을 텐데. 물론 레진, 인레이 같은 좋은 치료를 해도 치과의사가 제대로 시술하지 않으면 문제가 생길 수도 있지만, 훨씬 적다.

27번은 충치가 아니라 아말감으로 착색된 부위 위에 레진을 깔고 인레이를 했다. 충치 치료를 처음부터 좋은 치료를 시술했다면 환자가 훨씬 이익이었을 것이다.

06절 아말감은 중금속 성분이라 다른 재료가 낫다

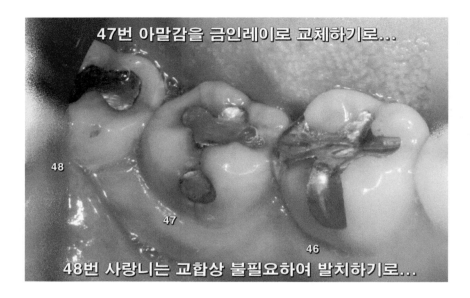

47번 아말감을 금인레이로 교체하기로...

48

47

46

48번 사랑니는 교합상 불필요하여 발치하기로...

47번에 아말감이 되어 있다. 현재로 봐서는 아무 문제가 없어 보이지만, 중금속 성분이 생체 내에 있는 건 좋지 않다. 그리고 힘을 많이 받는 대구치[6, 7, 8번을 대구치라고 함]에 씌운 경우 언제든지 파절이 일어나서 2차 충치가 생길 수도 있다.

이 상황에서 환자를 위한 최선의 치료는 바로 금 인레이이다. 금 인레이는 탄성이 있기 때문이다. 아말감은 탄성이 없어서 파절이 될 수 있으나, 금 인레이는 웬만하면 파절이 되지 않는다. 물론 의사가 실력 없이 시술한 경우는 예외이다. 제대로 한 금 인레이는 평생을 가는 게 맞다. 아말감을 제거한 경우엔 부위가 적으면 레진을, 부위가 크면 인레이를 하라.

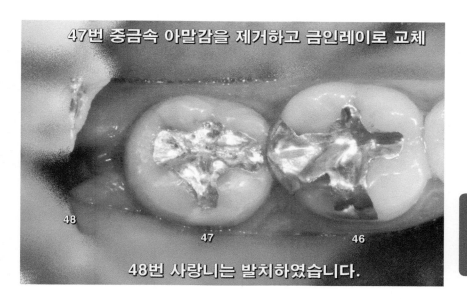

47번 중금속 아말감을 제거하고 금인레이로 교체

48

47

46

48번 사랑니는 발치하였습니다.

아말감은 유해하지 않다고 논문에 나오지만, 그것은 거짓이다. 믿을 만한 정보를 믿어야 한다. 아말감의 수은 독성도 문제이나 수은 같은 중금속을 생체 내에 지니고 있다는 것만으로도 문제다.

다만 전자기파에 예민한 체질, 인류의 약 10% 정도가 만성피로 같은 직접적인 피해를 입는다고 한다. 구강 내 아말감을 제거하고 불치병이 나았다는 사람들이 바로 그러한 사람들이다. 왜 유해한지는 CRA test나 O-ring test같은 검사로도 증명 가능하다.

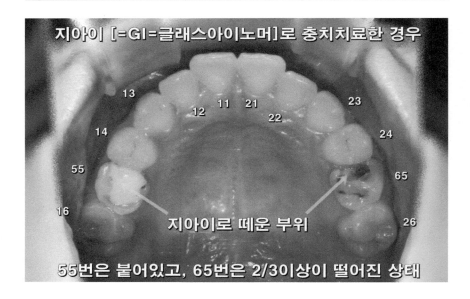

지아이 [=GI=글래스아이노머]로 충치치료한 경우

지아이로 떼운 부위

55번은 붙어있고, 65번은 2/3이상이 떨어진 상태

55번은 다행히 충치 치료하고 떨어지지 않았다.

65번은 아쉽게도 2/3 이상이 떨어져 버렸다.

제거하고 다시 치료하는 게 좋겠다. 이런 이유로 차라리 처음부터 레진으로 했으면 좋았을 것이다. 하지만 55, 65번은 유치이다. 영구치라면 레진을 해야겠지만, 유치는 교체할 치아이므로 보험 재료로 좀 버티는 것도 괜찮을 듯하다.

저희 치과의 수가는 2014년 기준으로 레진은 8만 원 이상이다. 하지만 유치의 경우엔 초등학교 6학년 정도까지만 사용한다. 그래서 영구치보다는 치료비를 적게 책정하여 5만 원에 하고 있다. 영구치 레진보다는 조금 적게 받는 게 합리적인 의료비다.

지아이는 치아와 접착성이 있다

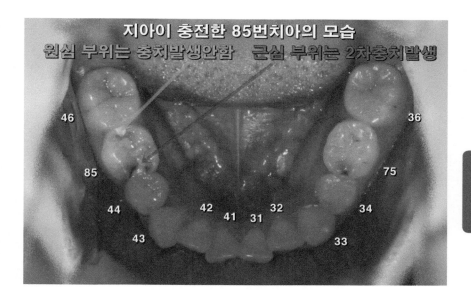

지아이 충전한 85번치아의 모습
원심 부위는 충치발생안함   근심 부위는 2차충치발생

이번에는 떨어지지는 않았는데, 근심 부위 주변에만 충치가 재발한 상태이다. 일부분만 제거하고 재치료를 하면 좋겠다.

지아이는 치아 세포와 화학적인 결합을 하여 붙는 재료이다. 아말감은 절대로 치아와 붙지 않다. 그냥 끼워넣는 것일 뿐이다. 지아이가 레진보다는 접착성이나 강도 면에서 떨어지나, 아말감의 생체 부적합성, 깨어짐, 치아 비접착성에 비해서는 낫다. 충치 치료는 기본적으로 레진 이상을 추천하나, 꼭 보험 재료를 선택해야 한다면 지아이라는 재료로 할 것을 추천한다.

나는 개원할 때부터 아말감을 쓰지 않았다. 보험충치 치료를 원하시면 지아이로 대체하여 쓴다.

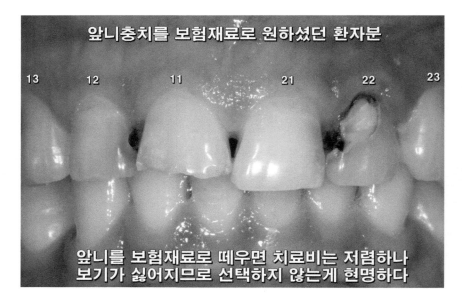

앞니충치를 보험재료로 원하셨던 환자분

13   12   11   21   22   23

앞니를 보험재료로 떼우면 치료비는 저렴하나
보기가 싫어지므로 선택하지 않는게 현명하다

앞니에 충치가 생겨서 오셨다. 이런 경우엔 어떤 시술이 좋을까? 보험 재료는 안 되고, 일반 재료인 레진이다. 안되는 건 아니지만, 하지 않는 게 좋으니까. 레진을 권해드렸다. 치료비가 비싸다면서 꼭 보험 재료로 해달라고 하셨다.

내가 다시 한 번 간곡히 상담했다. 보험 재료로 하면 정말 안 좋은데, 꼭 해야 하느냐고 물었다. 후회하실 거라고… 환자분 본인께서 꼭 보험 재료로 하시겠다고 고집을 피우셨다. 난 딱 2번만 말한다. 치과는 정확히 상담하고, 치료 시술은 환자가 선택하시면 된다. 하지만, 본인이 선택한 것에 대한 결과는 본인이 책임져야 한다.

앞니는 레진으로 하라

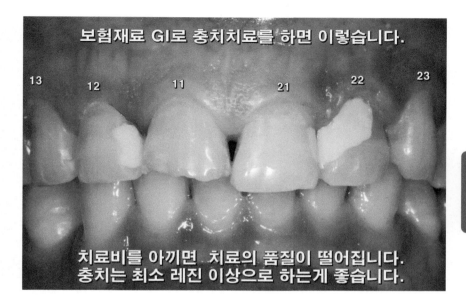

보험재료 GI로 충치치료를 하면 이렇습니다.

13 12 11 21 22 23

치료비를 아끼면 치료의 품질이 떨어집니다.
충치는 최소 레진 이상으로 하는게 좋습니다.

환자분은 저렴하게 충치를 막은 것에 만족하셨다.

여러분도 만족하시는지? 치료를 해놓고도 참 기분이 별로이다.

레진으로 하시지.

이런 경우엔 아말감은 시술 자체가 불가능하다. 치아와 접착이 안 되어서 붙일 수가 없으니까. 그러면 지아이밖에 없다. 그런데 지아이는 치아와 색이 맞지 않다. 비심미적인 재료다. 이런 경우에 레진을 하시는 게 좋다. 레진이 비싸다고 치과에 항의하기 전에 자신을 돌아봐야 한다. 환자 본인이 이만 잘 닦았어도 절대로 발생하지 않을 충치니까.

09절 충치 치료는 처음부터 레진으로 하는 게 좋다

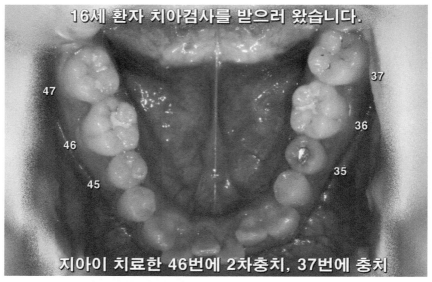

16세 환자 치아검사를 받으러 왔습니다.

지아이 치료한 46번에 2차충치, 37번에 충치

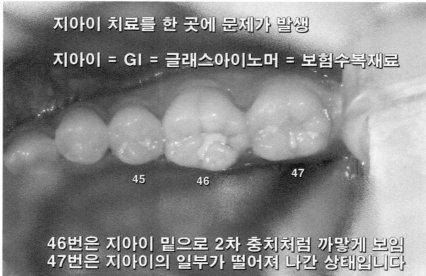

지아이 치료를 한 곳에 문제가 발생

지아이 = GI = 글래스아이노머 = 보험수복재료

46번은 지아이 밑으로 2차 충치처럼 까맣게 보임
47번은 지아이의 일부가 떨어져 나간 상태입니다

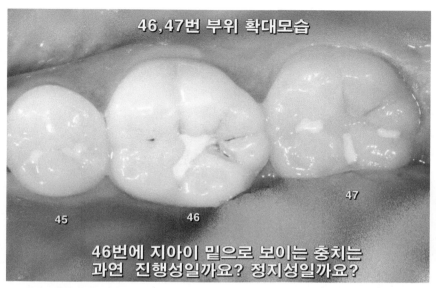

46, 47번 부위 확대모습

45　　　46　　　47

46번에 지아이 밑으로 보이는 충치는
과연 진행성일까요? 정지성일까요?

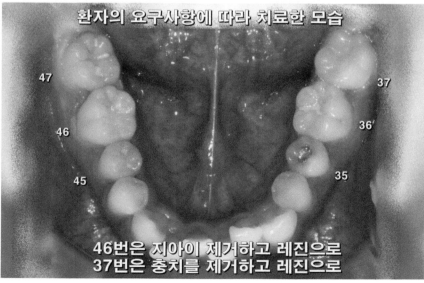

환자의 요구사항에 따라 치료한 모습

47　　　　　　　　　　37
46　　　　　　　　　　36
45　　　　　　　　　35

46번은 지아이 제거하고 레진으로
37번은 충치를 제거하고 레진으로

　아말감, 지아이를 했다가 레진으로 다시 치료를 해야 하는 상황이 발생했다. 레진이 훨씬 강도가 좋다. 경제적 여유가 없다면 보험 재료로 하셔도 되겠지만, 치아를 수복할 때에는 레진으로 하시길 추천한다.

10절 하얀 충치라도 진행성인 경우는 레진으로 치료한다

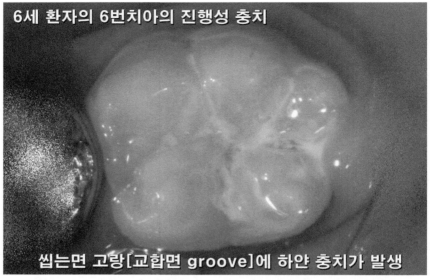

6세 환자의 6번치아의 진행성 충치

씹는면 고랑[교합면 groove]에 하얀 충치가 발생

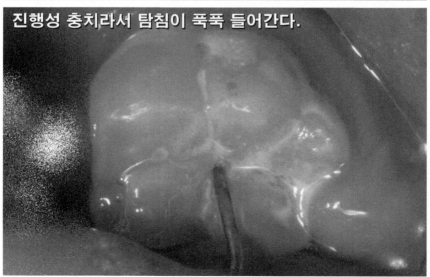

진행성 충치라서 탐침이 푹푹 들어간다.

탐침이 들어간다는 것은 진행성이라는 것.

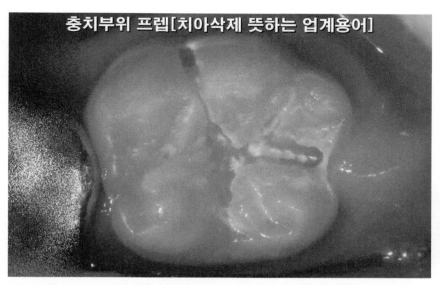

충치부위 프렙[치아삭제 뜻하는 업계용어]

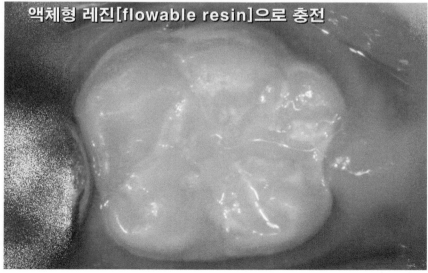

액체형 레진[flowable resin]으로 충전

어린아이들의 경우엔 하얀 진행성충치도 생길 수 있다.

11절 까만 충치라도 정지성인 경우는 치료를 안 한다

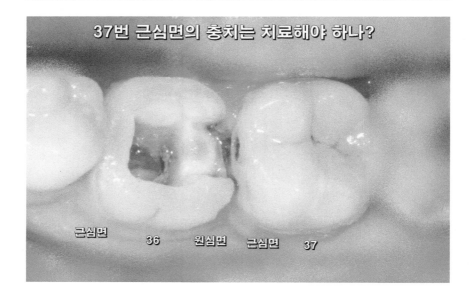

36번에 신경치료가 끝나고 기둥 & 레진을 하려는데, 37번의 근심면에 까만 충치가 보였다. 교합면에도 보인다.

나는 이런 충치는 치료하라는 말도 꺼내지 않는다. 왜냐면 정지성충치니까. 그리고 환자는 이번에 36번에 기둥 & 레진하고 금니까지 씌우느라 치료비도 많이 들 텐데 불필요한 과잉진료까지 권하는 건 참 몹쓸 짓이다. 정지성 충치니까…. 일부 치과는 저런 정지성충치를 가지고 인레이를 해야한다고 하는데, 그건 생니를 갈아서 돈 버는 짓이다.

그래도 환자는 걱정이 되었는지 옆에 까만 것도 충치인데 치료가 필요하지 않느냐고 묻길래, 나는 "괜찮습니다. 저건 정지성충치로서 충치라기보다는 변색에 가깝습니다. 제가 확인시켜드리죠."

정지성충치는 탐침으로 확인해서 긁혀 나오지 않으면 놔둔다

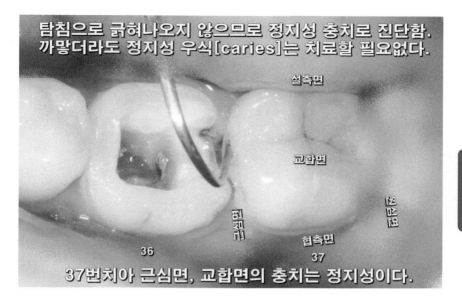

탐침으로 긁혀나오지 않으므로 정지성 충치로 진단함.
까맣더라도 정지성 우식[caries]는 치료할 필요없다.

37번치아 근심면, 교합면의 충치는 정지성이다.

탐침으로 긁어서 확인시켜드렸다. 지금까지 괜찮았다면 앞으로도 문제가 생기지 않을 것이므로, 굳이 치료할 필요가 없다. 환자들의 불안한 심리를 이용해서 "충치니까 치료해야 한다"라는 상술을 하는 치과가 일부 있다. 정지성충치를 치료하자고 상담하는 경우는 둘 중 하나이다.

정지성과 진행성을 구별 못하거나 상술이거나⋯. 환자는 항상 의사에게 의존하지 말고 스스로 공부해야 한다.

12절 충치 예방 실런트는 아주 얇게 해야 한다

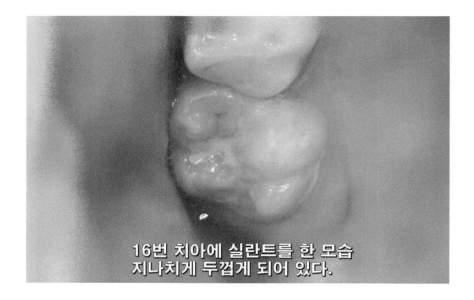

16번 치아에 실란트를 한 모습
지나치게 두껍게 되어 있다.

위의 실란트 시술은 우리 치과 직원이 한 것이다. 참고로 실란트 시술은 의사가 아닌 다른 자격자가 해도 합법이다. 이걸 보고 두껍게 잘 막았다고 생각하면 잘못된 생각이다. 교합을 모르니까 이렇게 하는 것이다. 치아 씹는 면의 고랑은 우리가 저작 시 음식물이 빠져나오는 통로 역할을 하는 것이다. 맷돌로 식재료를 갈 때 맷돌 사이에 틈새가 있어서 빠져나오는 게 좋듯이, 치아의 씹는 면에도 틈새인 고랑이 있는 게 좋다. 또한 두껍게 하면 오히려 교합력에 걸려서 잘 떨어진다. 얇게 하는 게 더 잘 안 떨어지고 충치 예방 효과도 좋다. 그러면 어떻게 하는 게 좋은 치료인지 내가 직접 보여주겠다.

| 실란트[sealant]는 치아 씹는 면의 고랑[groove]을 레진으로 막는 술식

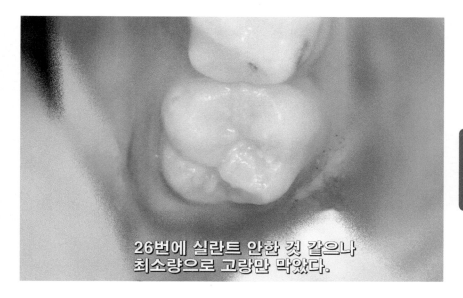

26번에 실란트 안한 것 같으나 최소량으로 고랑만 막았다.

위에 실란트는 내가 직접 한 것이다. 마치 안 한 것 같다. 이게 진짜 좋은 치료다. 떡칠한다고 잘 막았다고 좋은 게 아니다. 이렇게 해 놓으면 또 뭘 모르는 보호자들은 안 하고 치료비 받은 거 아니냐고 오해하기도 한다. 성형수술이 안 한 것처럼 자연스러울수록 잘하는 것처럼, 실란트도 안 한 것처럼 최소량으로 고랑만 막는 게 훨씬 좋은 치료이다. 그리고 실란트는 했다가 떨어져도 꽤 좋은 치료이다. 왜냐면 치아 표면에 레진으로 코팅이 되어 있어서 떨어지더라도 웬만큼 충치 예방 효과가 나오기 때문이다. 더군다나 이건 보험도 되는 치료이다. 자녀들의 충치 예방을 위해 불소도포는 권장하지 않지만, 실란트는 권장한다. 그럼 불소도포를 내가 왜 권장하지 않는지, 다음 13절에서 설명하겠다.

13절 불소도포는 안 하는 게 좋다

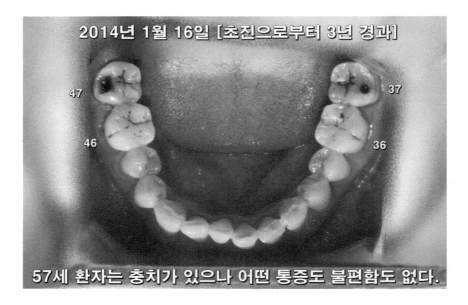

2014년 1월 16일 [초진으로부터 3년 경과]

47　37

46　36

57세 환자는 충치가 있으나 어떤 통증도 불편함도 없다.

　57세의 이 환자는 평생 동안 실란트, 불소도포, 레진 아무것도 안 해도 문제가 없다. 36, 46번의 충치는 표면에 생겼으나 침 안의 칼슘이 침착되어서 정지성충치로 변화되었다. 37, 47번은 교합간섭으로 치아 파절이 일어났으나 역시 정지성충치로 인체 내에서 자연스레 안정화되었다. 치과의사가 손대지 않고 자연상태로 놔두어서 치아를 오랫동안 잘 쓰는 경우이다. 괜히 충치 치료한다고 떼우고, 떼운 거 떨어져서 신경치료하고 금니를 씌우고, 금니 한 곳의 잇몸이 안 좋아져서 임플란트를 하는 악순환보다는 그냥 놔두는 게 훨씬 낫다. 참고로 불소는 쥐약의 주성분이다. 순수한 불소 5g만 입안에 삼키면 성인남자도 즉시 사망한다. 불소가 충치 예방에 효과가 있다고 믿는다면 그건 당신이 세뇌당한 것이다. 불소의 충치 예방 효과는 과학적 근거가 전혀 없다.

불소는 산업폐기물이므로 피해야 한다

허현회의 "병원에 가지 말아야 할 82가지 이유"라는 책은 지나치게 의료를 불신하는 균형이 깨진 책이지만, 진실을 담고 있는 부분도 있어 그 내용을 소개하고자 한다.

1940년대 알루미늄 제조회사인 아메리카알루미늄사(알코아)와 제초제, 살충제 생산회사인 몬산토는 알루미늄합금과 비료, 제초제, 쥐약, 마취제 등을 생산하면서 부산물로 생산되는 산업폐기물인 독극물 불소의 처리가 골치였다. 이 두 화학회사는 미국치과협회에 재정지원을 하고 불소의 적절한 용도를 연구하도록 한다. 문제는 이때 "불소가 충치를 예방한다"는 논문연구결과는 해산물 등에 들어있는 천연불소로 실험을 하고 얻은 결과지만 화학회사의 산업폐기물은 천연불소가 아니라 합성 화학 물질인 플루오린이라는 사실이다. 많은 비용을 들여 산업폐기물인 불소를 처리 해 오다가 오히려 비싸게 폐기물을 약재로 판매 할 수 있게 되었다. 그 후 많은 양심적인 학자들이 합성불소가 암 유발, 뇌신경파괴, 치아부식 등의 위험을 가지고 있다고 경고 했지만 화학회사들의 막강한 재정지원을 받은 주류의사들과 주류언론에 의해 무시 되었고 불소의 사용은 점점 더 확산되고 있다. 미국에서는 불소가 함유된 치약에는 반드시 "어린이가 실수로 치약을 삼키면 즉시 독극물 센터로 연락하십시오"라는 문구를 적도록 의무화하고 있다. 현재 불소는 미국의 62퍼센트 지역, 캐나다의 30% 지역, 우리나라의 10% 지역에서 수돗물에 강제로 투입되고 있지만 유럽에서는 아일랜드를 제외한 영국, 독일, 프랑스, 이탈리아 등 거의 대부분이 금지하고 있다.

14절 옆면[인접면] 충치는 인레이로 해야 한다

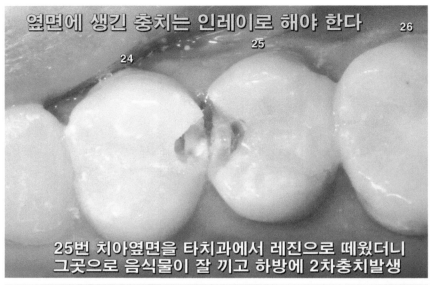

옆면에 생긴 충치는 인레이로 해야 한다

24 25 26

25번 치아옆면을 타치과에서 레진으로 떼웠더니
그곳으로 음식물이 잘 끼고 하방에 2차충치발생

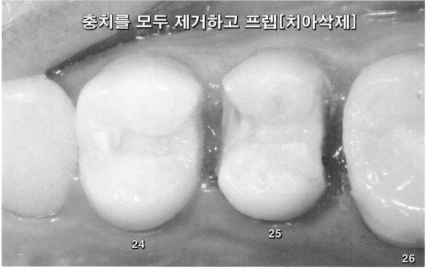

충치를 모두 제거하고 프렙[치아삭제]

24 25 26

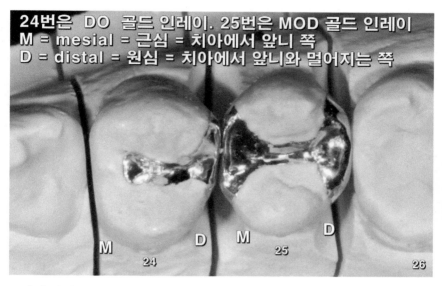

24번은 DO 골드 인레이. 25번은 MOD 골드 인레이
M = mesial = 근심 = 치아에서 앞니 쪽
D = distal = 원심 = 치아에서 앞니와 멀어지는 쪽

M   D M 25   D

24   25   26

위의 사진은 치과기공사가 만든 인레이로서 모델상 모습. 치아의 옆면을 제대로 만들려면 이렇게까지 해야만 한다.

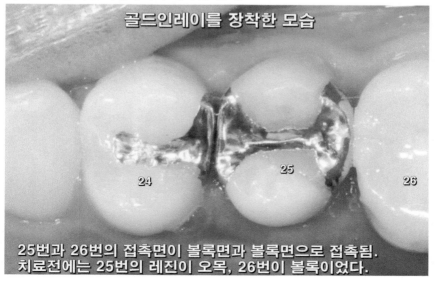

골드인레이를 장착한 모습

24   25   26

25번과 26번의 접촉면이 볼록면과 볼록면으로 접촉됨.
치료전에는 25번의 레진이 오목, 26번이 볼록이었다.

15절 인레이를 심미적으로 하는 방법

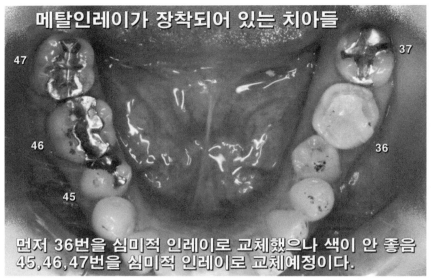

메탈인레이가 장착되어 있는 치아들

먼저 36번을 심미적 인레이로 교체했으나 색이 안 좋음
45,46,47번을 심미적 인레이로 교체예정이다.

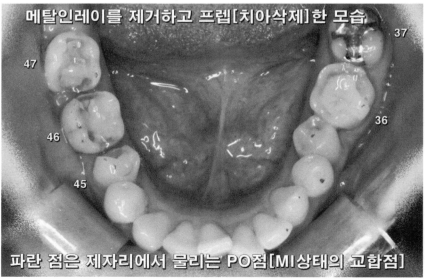

메탈인레이를 제거하고 프렙[치아삭제]한 모습

파란 점은 제자리에서 물리는 PO점[MI상태의 교합점]

PO[personal occlusion , MI상태의 교합]

심미인레이가 보기에는 좋다

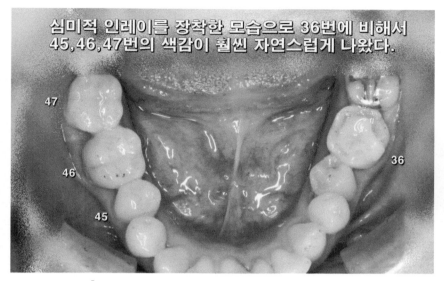

심미적 인레이를 장착한 모습으로 36번에 비해서 45,46,47번의 색감이 훨씬 자연스럽게 나왔다.

[위 사진의 파란 점들은 교합을 보기위한 점들이다]

심미라는 단어는 "아름다움을 살펴 찾음"이란 뜻으로 일반인들은 자주 쓰지 않는 의료계 용어이다. 쉽게 말해 심미는 미적인 것을 의미한다. 14절에 나온 인레이는 상악이고 입을 벌릴 때 잘 보이지 않는 부위였지만 하악 어금니는 잘 보인다.

그래서 금 인레이대신 심미적 인레이를 하였다. 본 증례는 "테세라"라는 레진 인레이로 하였고, 지르콘, 포세린 등등 다른 여러 가지 심미적인 인레이 재료도 요즘 많이 나와있다. 강도와 안정성은 금이 제일 좋은 재료이나 환자의 미적인 요구가 있을 때는 이런 심미인레이를 하는 것도 좋다. 다만 금에 비해 시술이 까다롭고 파절 위험성이 조금은 더 있다.

16절 인레이의 교합을 정확하게 만들지 않는 치과가 많다

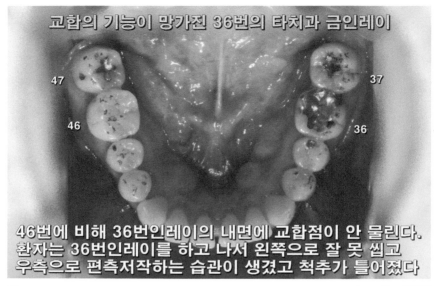

교합의 기능이 망가진 36번의 타치과 금인레이

46번에 비해 36번인레이의 내면에 교합점이 안 물린다.
환자는 36번인레이를 하고 나서 왼쪽으로 잘 못 씹고
우측으로 편측저작하는 습관이 생겼고 척추가 틀어졌다

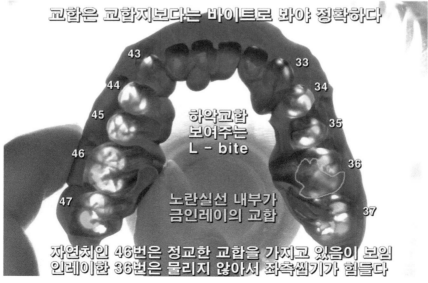

교합은 교합지보다는 바이트로 봐야 정확하다

하악교합
보여주는
L - bite

노란실선 내부가
금인레이의 교합

자연치인 46번은 정교한 교합을 가지고 있음이 보임
인레이한 36번은 물리지 않아서 좌측씹기가 힘들다

대부분의 치과는 인레이를 안 물리게 만든다.

| 인레이나 온레이의 교합을 정확하게 만들려면 인레이 표면이 물리면서 교합점이 나와야 한다

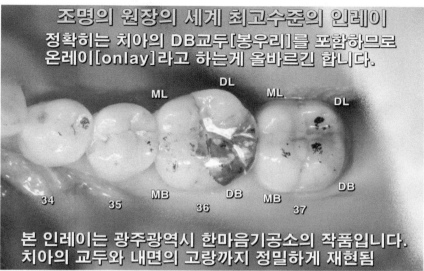

조명의 원장의 세계 최고수준의 인레이
정확히는 치아의 DB교두[봉우리]를 포함하므로
온레이[onlay]라고 하는게 올바르긴 합니다.

본 인레이는 광주광역시 한마음기공소의 작품입니다.
치아의 교두와 내면의 고랑까지 정밀하게 재현됨

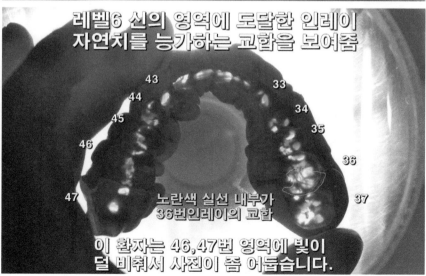

레벨6 신의 영역에 도달한 인레이
자연치를 능가하는 교합을 보여줌

노란색 실선 내부가
36번인레이의 교합

이 환자는 46,47번 영역에 빛이
덜 비춰서 사진이 좀 어둡습니다.

이렇게 인레이 표면이 물리면서 교합점이 나와야 한다.

대부분의 치과의사는 교합맞춤을 귀찮아해서 교합을 물리지 않게 한다

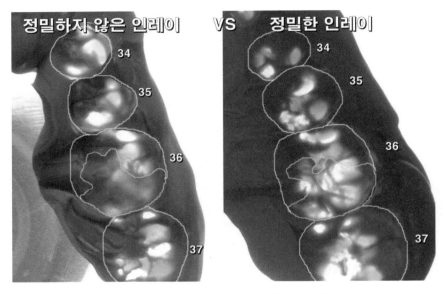

[앞쪽에 나왔던 인레이의 확대 사진]

정밀한 인레이의 품질이 레벨6인 이유는 완벽한 교합을 가지면서도 구강 내에서 한 번에 맞았기 때문이다. 그냥 끼우고 끝났다. 한 번에. 완벽했기에 신의 영역이다.

치과기공사가 인레이의 내면을 물리게 하면 치과의사들이 화를 내기도 한다. 환자가 높다고 하면 교합맞추는 데 고생을 하니까 아예 처음부터 물리지 않게 만들어오면 구강 내에서 맞추는 시간이 줄어들고 편하니까. 그래서 거래하는 기공소에 내면을 물리게 해달라고 "특별주문"을 해야만 이러한 작품을 얻을 수 있다. 환자분들도 이런 세계 최고 수준의 보철을 원한다면 의사에게 치료비를 더 내야한다!

교합 좌우에 차이가 생기면 환자는 편측 저작해서 턱과 척추가 틀어진다

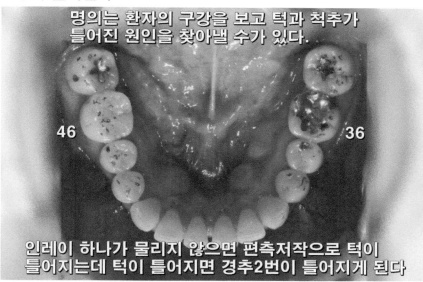

명의는 환자의 구강을 보고 턱과 척추가
틀어진 원인을 찾아낼 수가 있다.

46

36

인레이 하나가 물리지 않으면 편측저작으로 턱이
틀어지는데 턱이 틀어지면 경추2번이 틀어지게 된다

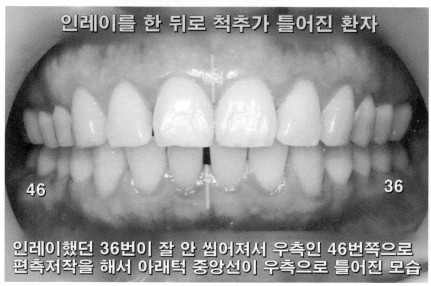

인레이를 한 뒤로 척추가 틀어진 환자

46

36

인레이했던 36번이 잘 안 씹어져서 우측인 46번쪽으로
편측저작을 해서 아래턱 중앙선이 우측으로 틀어진 모습

치아 하나를 치료하는 건 척추 뼈를 치료하는 것과 같다.

17절 충치를 완벽하게 제거하면 신경치료할 위험성이 있다

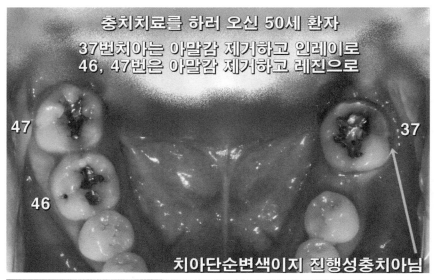

충치치료를 하러 오신 50세 환자
37번치아는 아말감 제거하고 인레이로
46, 47번은 아말감 제거하고 레진으로

47

37

46

치아단순변색이지 진행성충치아님

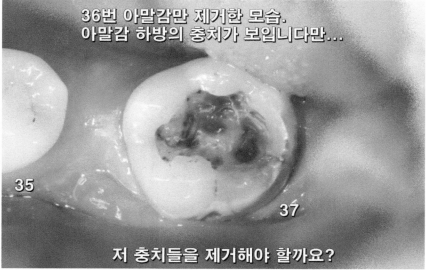

36번 아말감만 제거한 모습.
아말감 하방의 충치가 보입니다만...

35

37

저 충치들을 제거해야 할까요?

왠지 꼭 제거해야만 될 것 같다.

정지성충치를 제거하는 건 환자에게 좋지 않은 치료이니 피해야 한다

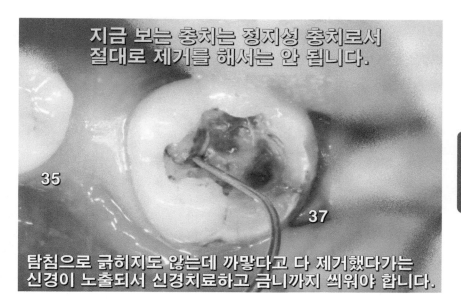

지금 보는 충치는 정지성 충치로서 절대로 제거를 해서는 안 됩니다.

35

37

탐침으로 긁히지도 않는데 까맣다고 다 제거했다가는 신경이 노출되서 신경치료하고 금니까지 씌워야 합니다.

저런 정지된 충치 다 제거하다가는 신경치료할 위험성만 커진다. 저건 충치라기보다는 정지성충치이거나 치아가 변색된 부분에 불과하다. 깨끗하게 제거하다가 신경 죽이고, 금니 씌우고, 신경을 죽인 금니는 교합 문제로 잇몸이 빨리 안 좋아져서 빼고 임플란트 심고……. 이런 악순환의 고리가 시작되는 것이다. 조명의 원장도 내 몸의 아말감을 제거할 때, 위와 같은 경우가 있었는데 내 친구 치과의사보고 충치를 놔두라고 했다.

치아를 최대한 보존하는 게 환자에게 좋은 치료이다. 골드 인레이로 + 금니 42만 원 = 총 73만 원 ⇨ + 금니 45만 원 = 총 76만 원, 마무리하면 치과 매출은 39만 원, 신경치료 후 금니 하면 치과 수입은 보험 신경치료비 15만 원[환자 부담금 4만5천 원] + 기둥 & 레진16만 원 + 금니 42만 원 = 총 73만 원. 돈을 떠나서 신경치료는 피하는 게 좋은 치료이다.

정지성충치나 치아 변색 부위는 그대로 덮어도 전혀 문제가 될 게 없다

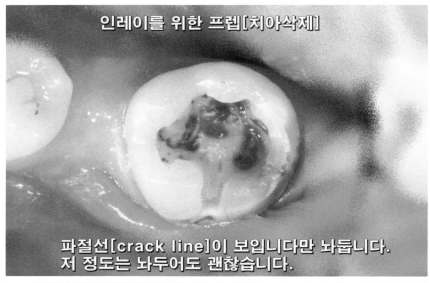

인레이를 위한 프렙[치아삭제]

파절선[crack line]이 보입니다만 놔둡니다.
저 정도는 놔두어도 괜찮습니다.

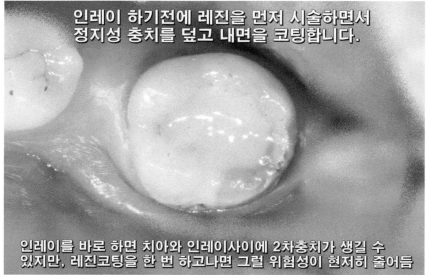

인레이 하기전에 레진을 먼저 시술하면서
정지성 충치를 덮고 내면을 코팅합니다.

인레이를 바로 하면 치아와 인레이사이에 2차충치가 생길 수
있지만, 레진코팅을 한 번 하고나면 그럴 위험성이 현저히 줄어듬

이렇게 레진만 하면 되지, 꼭 인레이를 해야 할까?

| 1급 와동은 레진보다 인레이를 하는 게 좋다. 단 교합점 이 물리게 한다면

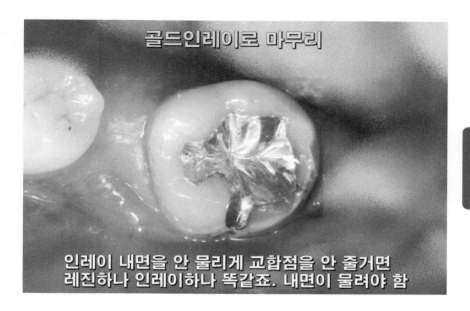

골드인레이로 마무리

인레이 내면을 안 물리게 교합점을 안 줄거면
레진하나 인레이하나 똑같죠. 내면이 물려야 함

치아 옆면이 포함 안 된 1급 와동을 인레이로 해주는 것은 레진으로 하면 6, 7번의 센 교합력을 버티기엔 부족하다. 제대로 된 치료는 교합점이 물리는 인레이로 만들어서 어금니로서의 기능을 하게 하는 것이다. 대부분의 치과에선 교합점을 부여하지 않다. 교합맞춤을 하는 게 너무 어려운 기술이라서 그렇다. 인레이 내면을 물리지 않게 한다.

교합이 안 물리게 제작할거면 레진으로 하는 것과 거의 같다. 환자도 인레이 내면이 물릴 정도의 정밀한 인레이치료를 받는다면 치료비도 제대로 내야 한다. 정확한 인레이는 금니보다 더 만들기가 어려우니까. 보통 골드 인레이가 39만 원이라면 교합점이 제대로 된 인레이는 45만 원 이상은 받아야 한다. 굉장히 어려운 작업이니까 그렇다.

04장 신경치료 = 엔도 [업계 용어]

환자가 알아야 할 6가지 사항

1. 진단 = 신경치료를 안 하는 방법은 없는가?
저작 시 통증, 치아 시림의 원인이 교합병인 경우엔 교합치료를 받아도 증상은 사라진다. 교합치료가 효과가 없을 때, 신경치료를 최후의 수단으로 한다.

2. 계획 = 어떤 기술로 신경치료를 할 것인가?
신경치료에는 보험 재료인 GP와 일반 재료인 MTA가 있다. 나는 내 가족이라면 당연히 GP는 안 쓰고, MTA로 한다.

3. 점검 = 잘 되었는지 의사의 실력을 검사
신경치료가 뿌리 끝까지 제대로 되었는지 확인하자

4. 기둥세우기 = 보철에 맞는 post & resin 선택하기
나는 내 환자들이 신경치료를 한 뒤 반드시 16만 원짜리 post & resin을 시술한다. 안 하면 치아가 부러질 수 있다.

5. 보철 = 엔도 후 보철을 해야 할 때와 안 해도 될 때
구치부는 보철을 반드시 하고 전치부는 안 하는 게 좋다.

6. 유지관리 = 의사가 몇 년을 보증해 줄 수 있는가?
신경치료를 하면 당장은 안 아프겠지만, 문제는 보통 2~3년 뒤에 발생한다. 그러므로 신경치료도 보증이 필요하다. 왜 임플란트는 5년 보증해주면서 신경치료는 안 해주는가? 나는 내 환자들에게 5년 보증서를 써준다. 물론 보험 재료는 보증을 안 해주고 일반 재료를 선택할 때에 한해서.

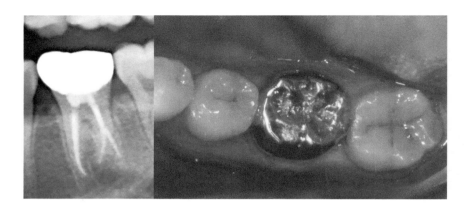

신경치료는 신경을 죽이는 치료이다. 엔도[신경치료]는 꼭 필요한 경우가 아닌 이상은 최대한 안 해야 하는 게 맞다. 가장 크게 두 가지의 이유이다.

첫째, 신경이 살아있는 치아가 훨씬 좋다.

신경이 살아있어야 건강한 치아일 것이다. 신경을 죽이는 치료인 엔도는 안 하는 게 건강에 좋다. 신경이 죽게 되면 치아에 충치나 기타 문제가 생겨도 통증을 느끼지 못하게 될 것이다. 결코 바람직한 상태는 아니다. 그러므로 신경치료를 받은 환자는 철저한 정기검진을 통해서 이상 유무를 계속 점검하여야 한다.

환자 본인은 느끼지 못하는 사이에 충치나 기타 문제가 생기고 있을지도 모르니까. 신경이 살아있는 것이 건강한 치아를 유지하는 데 도움이 된다.

둘째, 엔도를 하고 나서 또 추가 치료비가 든다.

엔도 하고 나서 기둥 세우고 보철까지 해야 마무리가 된다. 대략 61만 원 비용은 나올 듯. [전치부인 1, 2, 3번 치아는 특수한 경우를 제외하고는 보철을 하지 않아도 된다. 신경치료 후에 파이버포스트 & 레진코어로 마무리해도 되는데, 일부 치의들은 보철을 하려고 덤벼든다. 다만 치아의 손상이 심할 때는 필요 시 앞니도 예외적으로 보철을 할 수도 있다.]

일부 치과의사들이 환자가 조금 불편하다거나 통증을 느끼면 정확한 진단도 없이 마구잡이로 신경치료를 한다. 하긴 뭐 엔도라도 하는 치과의사는 나을지도. 신경치료해서 살릴 치아도 웬만하면 빼고 임플란트 심으려고 혈안이 되어 있는 분들도 많다.

최선의 치료는 최소의 개입이다. - 조명의

엔도는 임플란트따위와는 비교할 수 없는 굉장히 기술적으로
난해한 치료이다. 그리고 환자들은 정보가 많이 부족하다.

일부 치의들은 엔도를 너무 손쉽게 생각하는데, 분명 자기
치아이거나 가족의 치아라면 웬만해선 엔도를 안 한다.

환자의 치아를 자신의 치아라고 생각하는 의사는
신경치료를 안 하기 위해 최선의 노력을 다한다.

신
경

02절 엔도 [신경치료] 치료 과정

신경치료를 제대로 하는 건 임플보다 어려운 치료이다. 특히 대구치의 경우가 매우 어렵다.

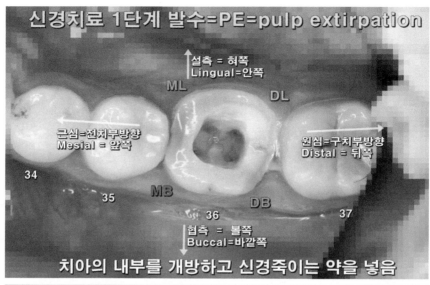

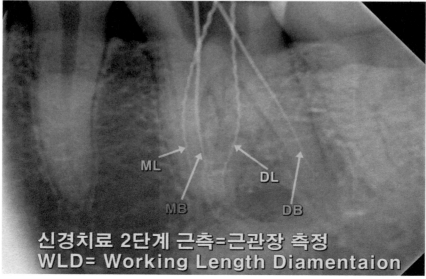

발수 = 엔도가 필요 시 뚜껑을 열고 신경을 죽인다.

근측 = 근관 길이를 0.5mm 단위로 측정. ex) MB18.5mm

근확 = 근관을 기구를 이용하여 확대시켜 충전 준비를 한다.

근충 = 근관을 보험 재료나 일반 재료로 충전하여 막기

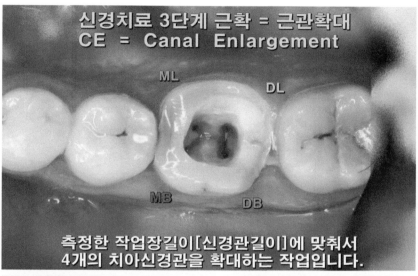

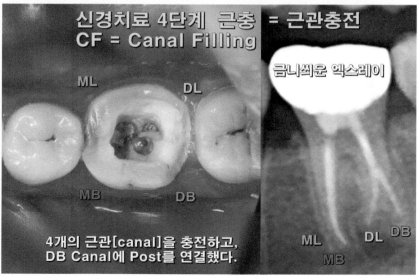

03절 치아 통증은 교합치료할지, 엔도 할지 구별해야 한다

구별 = 차이점을 인식하는 것
구분 = 기준에 따라 전체를 나누는 것

[예시]

구별 = 내가 볼 때 이 치아는 치료가 필요한 경우인지, 불필요한 경우인지 구
　　　별하기가 힘들다.
구분 = 무지개는 7가지 색으로 구분할 수 있다.

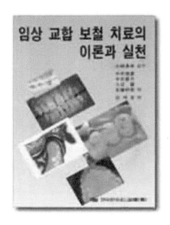

　10년 전인 2004년에 한국 퀸테센스출판에서 나온 치과전문서적으로 위의
책 21쪽에 치아 시림의 원인이 나와 있다. 사실상 전 세계의 치과의사들이
치대 정규 교육과정에서 꼭 봐야 할 내용이다. 이 내용은 치아가 시리다고 함
부로 엔도를 하는 진료 행위가 잘못되어 있음을 증명하고 있다.

오진과 과잉진료로 인해 불필요한 신경치료 하는 경우가 많다

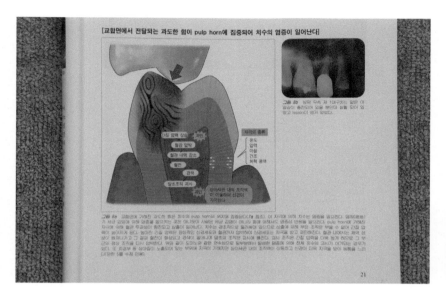

[교합면에서 전달되는 과도한 힘이 pulp horn에 집중되어 치수의 염증이 일어난다]

분명히 이렇게 쓰여 있다. "교합면에서 전달되는 과도한 힘이 pulp horn 에 집중되어 치수의 염증이 일어난다."

치수는 치아의 신경을 의미한다. 치아에 통증이 있거나 씹을때 불편하거나 시린 원인은 충치 같은 생물학적 원인만 있는 것은 아니다. 교합간섭 같은 과도하고 해로운 힘이 치아에 자극을 주는 물리학적 원인도 있다. 그러한 해로운 힘을 제거하기만 하면 치수가 예민해진 상태는 곧 바로 회복된다. 즉 안 시려지는 것이다.

실제 환자의 치료 사례를 통해서 보여주겠다. 본 책 438쪽 2부 6장 9절에도 이런 경우의 치료 사례가 있다.

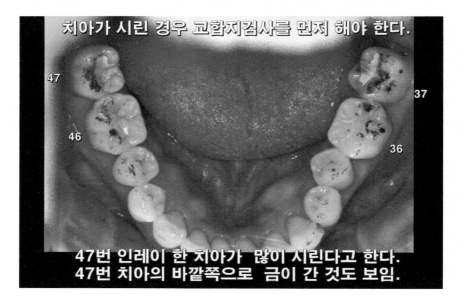

치아가 시린 경우 교합지검사를 먼저 해야 한다.

47번 인레이 한 치아가 많이 시린다고 한다.
47번 치아의 바깥쪽으로 금이 간 것도 보임.

치아통증에서 가만히 있으면 괜찮은데, 씹을때만 통증이 느껴지거나, 치아시림이 있다면 교합원인일 확률이 높다.

어떤 치과들은 환자가 치아가 시리다고 하면, 교합지검사도 안 하고 신경치료해서 신경을 죽이고 보철을 하는 곳도 있다. 그런 치과의사는 둘 중 하나이다. 실력이 없든가 양심이 없든가이다. 교합을 몰라서 그랬다면 실력이 없는 것이고, 교합을 알고도 그랬다면 양심이 없는 것이다.

치과의사는 치아를 살리고 보존해야지, 자신의 돈벌이를 위해 신경치료하고 보철을 하는 것은 인간적으로 안 되는 것이다. 국민들도 분명하게 알아야 한다. 이러한 진료 행태는 잘못된 것으로 본인이 알아야 이런 과잉 진료를 당하지 않는다.

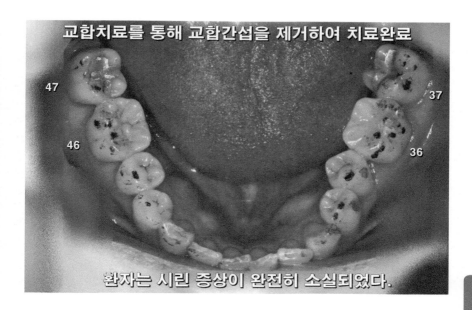

교합간섭인 빨간 점들을 삭제하고 나니 물리적 자극이 사라지면서 환자의 치아 시림 현상도 사라졌다.

치아의 신경인 치수가 자극을 받으면 염증이 발생한다. 자극에는 교합병과 세균병 두 가지가 있다. 초기에는 "가역성 치수염" 상태인데 계속 자극을 받으면 비가역성 치수염이 된다. 돌아올 수 없는 길을 건너 신경이 죽은 것이다. 처음부터 신경을 죽이는 게 아니라 교합치료를 통해 치아에 가해지는 자극을 없애고 나서 증상을 지켜봐야 한다. 이런 경우 90%는 교합치료만으로 해결된다. 교합을 모르는 치과의사들은 치과질병의 원인을 생물학적인 원인인 충치, 잇몸질환 같은 세균병에서만 찾으려고 한다.

하지만 치과질병의 대부분은 교합 원인이다. 이 환자는 2007년에 치료했는데, 치아 시림에서 해방되어 아이스크림을 먹을 수 있게 되었다고 기뻐했다. 이렇게까지 교합치료를 해도 증상 개선이 없다면 최후의 수단으로 신경치료를 해야 한다.

05절 시리거나 씹을 때 아프다고 멀쩡한 치아의 신경을 죽이고 금니 씌운 경우

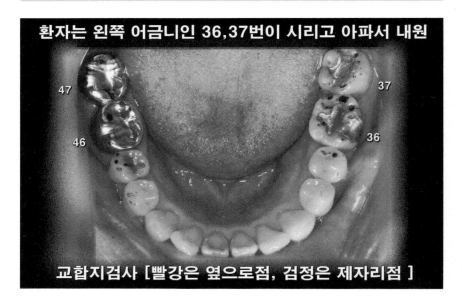

환자는 왼쪽 어금니인 36,37번이 시리고 아파서 내원

47 · 46 · 37 · 36

교합지검사 [빨강은 옆으로점, 검정은 제자리점]

　내가 개원 전에 관리의사하던 2006년 12월 어떤 환자가 왼쪽 어금니가 시리고 씹을 때 통증이 있다고 왔다. 46, 47번을 치료했던 치과의 치료가 뭔가 못마땅한 느낌이 들어서 치과를 옮겼다고 한다. 내가 관리의사해서 "교합"을 잘 제어하니까 동네에 금방 "명의"로 소문이 나서 오셨다.

　치아의 신경이 죽은 게 확실한 경우나 교합치료로 해도 증상개선이 안 되는 걸 확인한 경우에는 신경을 죽여서라도 환자의 통증을 없애고 보철을 하는 게 올바른 치료이다.

　하지만 단지 치아가 시리다고 씹을 때 통증이 있다고 해서 신경치료를 하는 건 몹쓸 짓이다. 참고로 그런 식의 치료는 치과의사조차 가족에게는 하지 않는 짓이다. 어떤 의사들은 치아에 금이 가서 엔도 하고 보철을 해야 한다고 한다. 하지만 교합치료를 해보고 나서 하는 게 올바른 치료 방법이다.

치과의사가 탐욕 또는 무지함으로 생니를 죽여 돈 버는 경우도 많다

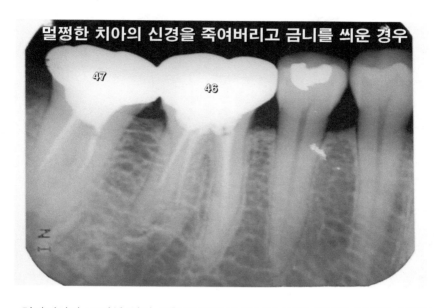

멀쩡한 치아의 신경을 죽여버리고 금니를 씌운 경우

치과의사가 고의성 없이 교합에 대해서 모르고 그런 치료를 했다면 실력이 없는 것이고, 알고도 그런 치료를 했다면 치료를 빙자해서 환자의 몸에 상해를 입히고 돈을 버는 것이다. 탐욕스러운 치과의사들 가운데 교합치료나 기타 다른 치료는 돈이 안 된다고 돈벌이를 위해서 멀쩡한 치아의 신경을 죽이고 보철을 씌우려는 탐욕스러운 사람들이 생각보다 많다. 이 환자의 46, 47번을 의사가 아닌 장사치가 치료했다고 확신하는 이유는 첫째 46, 47번에 신경치료한 결과이다. 뿌리 끝까지 신경치료를 하지 않고 무성의하게 대충해서 under filling했다. 언더필링은 신경치료 재료를 제대로 끝까지 안 했다는 것이고, 46, 47번 금니를 따로따로 하지 않고 연결했다는 것. 대부분 실력 없고 성의 없는 사람들의 치료 행위이다. 이 두 가지만 봐도 의사가 돈 벌려고 신경치료했음을 확신한다.

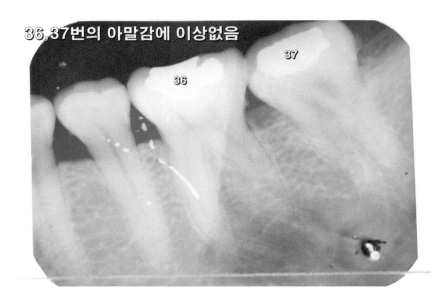

이 환자의 증례 사진. 특히 엑스레이 사진이 안 좋은 건 아날로그 필름을 디카로 찍었기 때문임을 양해하길 바란다.

36, 37번 아말감 주변에 아무 이상 없다. 이 전에 교합지검사사진에서도 아말감 주변에 깨진 흔적이 없다. 아마도 치과에서는 아말감을 제거해놓고 선 아말감의 금속가루가 변색된 정지된 충치, 아니 그건 충치도 아니고 그냥 변색인데 그걸 가지고 아말감 내부에 2차 충치가 생겨서 시리고 아팠을 것이라고 상담할 것이다. 그러나, 교합지검사를 하여 교합간섭이라도 제거해보고 나서 그런 말을 하면 믿을 만한 치과겠지만, 그게 아니라면 환자를 상대로 거짓말을 하고 있는 것이다. 아니면 그 치과의사는 실력이 없어 교합이 뭔지 몰라서, 그 변색된 부분이 진짜로 치아 시림과 저작 시 통증의 원인이라고 오진을 한 것이다. 참으로 환자나 의사나 불쌍한 경우이다.

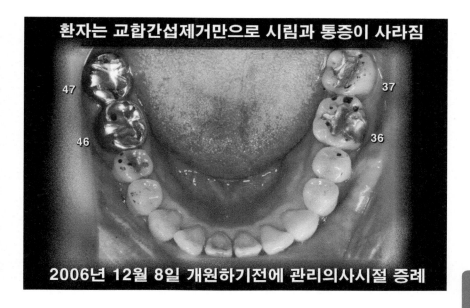

환자는 교합간섭제거만으로 시림과 통증이 사라짐

2006년 12월 8일 개원하기전에 관리의사시절 증례

교합간섭인 빨간 점이 사라진 치료 후 모습이다.

36, 37번에 있었던 교합간섭점이 사라졌다. 치아의 신경을 자극하던 물리적인 자극점이 사라지면 치아 시림도, 저작 시 통증도 자연스레 해결된다. 이러한 경우 95%는 대부분 이런 식으로 해결이 된다. 세균 같은 생물학적 원인이 아닌 교합간섭 같은 물리학적 원인이 환자 증상의 원인이었다.

치아질병을 볼 때 항상 교합병과 세균병을 둘 다 봐야 한다. 이렇게 원인을 제거하면 치수[치아의 신경]가 정상으로 돌아올 수 있는 상태의 염증을 "가역성 치수염"이라고 한다. 하지만 이런 자극이 지속되어 교합치료를 해도 치아 시림과 저작 시 통증이 사라지지 않는다면 그건 이미 신경이 완전히 죽어버린 "비가역성 치수염"이라고 한다. 그때는 신경치료 말고는 치아를 살릴 수 있는 방법이 없으므로 신경치료를 해야 한다. 치과대학에서 가르치지 않는 내용이므로 환자나 치과의사나 이 부분을 명심하길 바란다.

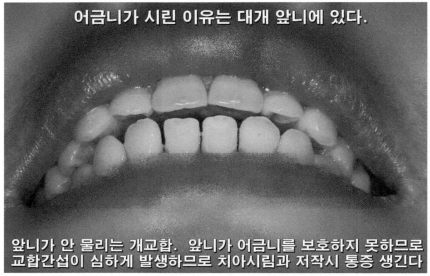

어금니가 시린 이유는 대개 앞니에 있다.

앞니가 안 물리는 개교합. 앞니가 어금니를 보호하지 못하므로
교합간섭이 심하게 발생하므로 치아시림과 저작시 통증 생긴다

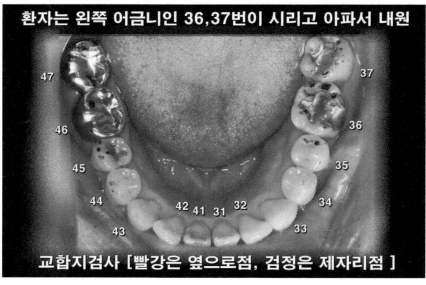

환자는 왼쪽 어금니인 36,37번이 시리고 아파서 내원

교합지검사 [빨강은 옆으로점, 검정은 제자리점]

교합을 볼 줄 아는 치과의사는 웬만하면 환자의 교정치료를 권할 수밖에 없다. 교합에 눈을 뜨게 되면 그렇게 된다. 5절에 나온 환자의 어금니는 왜 다른 사람들에 비해서 교합간섭이 많은 것일까? 어금니가 안 좋으면 앞니를 봐야 한다. 오래 전 환자라서 완벽한 사진증거는 아니지만 교합을 아래에서 보면 앞니의 교합이 개교합이다. 그리고 하악교합면 사진을 다시 한 번 보길 바란다.

31, 32, 33, 34번, 41, 42, 43, 44번에 검은 점이 없다. 즉 물리지 않는 다는 것이다. 치아끼리 떨어져 있다는 것이다. 제자리에서 양 어금니로 물 때, 3번 치아나 4번 치아가 서로 떨어져 있으면 턱의 운동 시 "교합유도" 기능을 할 수가 없다. 그렇게 되면 어금니에 교합간섭이 생길 수밖에 없는 치아구조를 가지게 되어서, 어금니에 자꾸 문제가 생긴다.

이 환자가 36, 37번에 커다란 아말감을 한 것. 46, 47번에 신경이 죽고 금니를 한 것 모두 앞니 교합이 안 좋아서 그렇다. 이 환자는 치아가 시리고 아픈 이유는 어려서 교정치료를 받지 않아, 어금니에 교합간섭이 많이 생겼기 때문이다. 응급처치로서 36, 37번에 교합간섭을 제거해주어야 하고, 근본치료로 전체 치아 교정을 해주는 게 맞다.

교합을 볼 줄 안다면, 치아 전체를 볼 줄 안다면 전체 환자의 90% 이상이 교정치료를 해야 할 상황에서 하지 않아서 임플란트, 금니 같은 많은 문제가 일어나고 있음을 깨닫게 될 것이다.

신
경

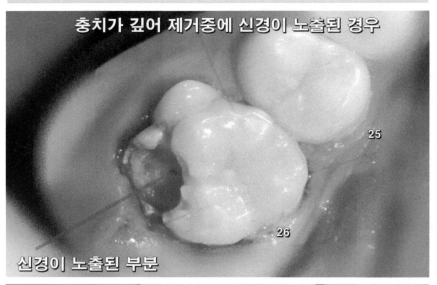

충치가 깊어 제거중에 신경이 노출된 경우

25

26

신경이 노출된 부분

신경노출된 부분에 직접 바르는 약으로
신경치료를 피할 수 있게 해주는 효과

자세한 것은 "치과시크릿 홈페이지"에 공개한다.

엔도 안 하고 레진으로 하면 치료비와 시간을 엄청나게 줄일 수 있다

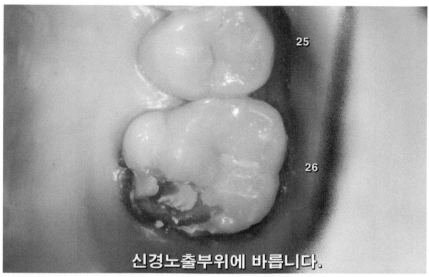

신경노출부위에 바릅니다.

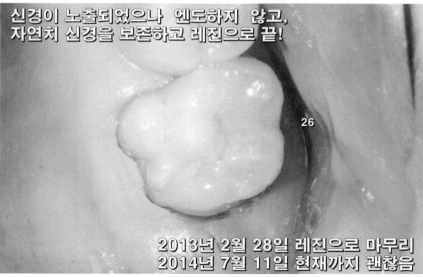

신경이 노출되었으나 엔도하지 않고, 자연치 신경을 보존하고 레진으로 끝!

2013년 2월 28일 레진으로 마무리
2014년 7월 11일 현재까지 괜찮음

모든 경우에 가능하지는 않으나 잘 행해지지 않는 치료이다.

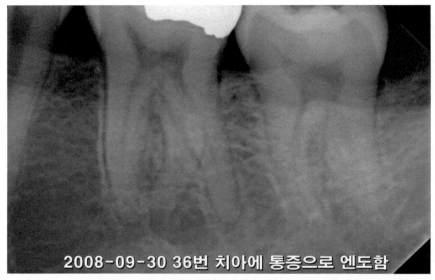

2008-09-30 36번 치아에 통증으로 엔도함

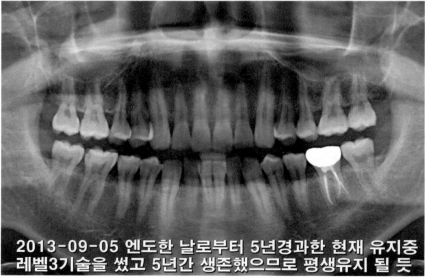

2013-09-05 엔도한 날로부터 5년경과한 현재 유지중
레벨3기술을 썼고 5년간 생존했으므로 평생유지 될 듯

　좌측 이 환자는 뿌리 끝까지 내가 엔도를 시술했고, 2015년 7년째도 잘
유지되는 중이다.

| 수준 낮은 엔도는 발치를 부른다

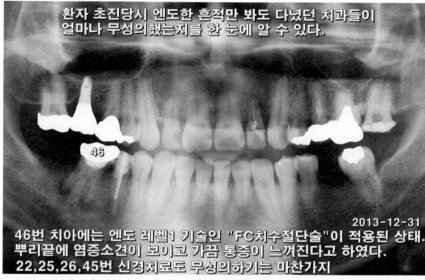

환자 초진당시 엔도한 흔적만 봐도 다녔던 치과들이 얼마나 무성의했는지를 한 눈에 알 수 있다.

2013-12-31

46번 치아에는 엔도 레벨1 기술인 "FC치수절단술"이 적용된 상태. 뿌리끝에 염증소견이 보이고 가끔 통증이 느껴진다고 하였다. 22,25,26,45번 신경치료도 무성의하기는 마찬가지

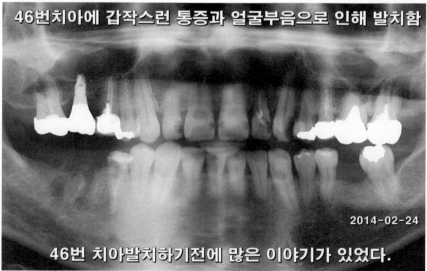

46번치아에 갑작스런 통증과 얼굴부음으로 인해 발치함

2014-02-24

46번 치아발치하기전에 많은 이야기가 있었다.

우측 이 환자는 5년 전에 타 치과에서 레벨1 기술로 엔도를 받았고, 2014년에 치아를 발치할 수밖에 없었다.

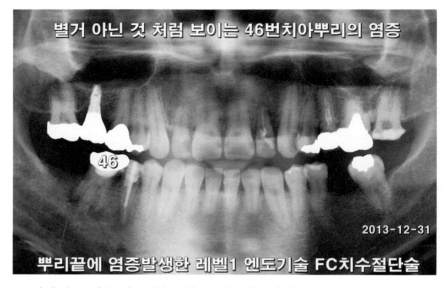

별거 아닌 것 처럼 보이는 46번치아뿌리의 염증

2013-12-31

뿌리끝에 염증발생한 레벨1 엔도기술 FC치수절단술

8절의 수준 낮은 엔도기술 적용된 환자의 모습을 보라!

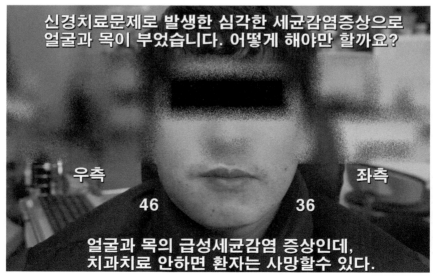

신경치료문제로 발생한 심각한 세균감염증상으로
얼굴과 목이 부었습니다. 어떻게 해야만 할까요?

우측   46   36   좌측

얼굴과 목의 급성세균감염 증상인데,
치과치료 안하면 환자는 사망할수 있다.

우측 얼굴이 엔도원인으로 부어버렸다.

┃ FC치수절단술의 5년 성공률은 업계에서 50% 이상으로 보고 있다. 권장할만한 치료는 아니다

위와 같은 치료를 하면 환자들은 치과의사가 치료를 잘못한 거라고 할 수도 있다. 그럴 수도 있지만 아닐 수도 있다. 왜냐면 뿌리 끝까지 정확하게 엔도를 했어도 왼쪽과 같은 일이 발생할 수 있기 때문이다. 치아신경을 완전히 제거하지 않고 윗부분만 제거하는 FC치수절단술은 잘못된 치료는 아니다. 다만 정밀도가 떨어지는 치료일 뿐이다. 그리고 치과의사나 치위생사처럼 치과업계 사람들은 이런 허접한 수준의 엔도를 하는 치과의사에게는 절대로 신경치료를 받지 않는다는 것! 주의할 점은 신경관을 찾을 수 없어서 어쩔 수 없이 FC치수절단을 한 의사는 선량한 의사이니 오해하지 말자. 신경관이 폐쇄되어 방법이 없어 치수절단할 수는 있으나, 20대 환자를 치수절단한 건 좋은 의사가 아니다. 다만, 아래 환자는 운이 좋았다.

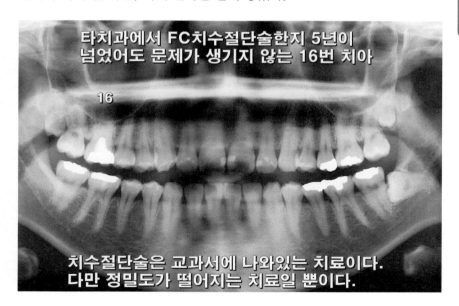

타치과에서 FC치수절단술한지 5년이 넘었어도 문제가 생기지 않는 16번 치아

16

치수절단술은 교과서에 나와있는 치료이다. 다만 정밀도가 떨어지는 치료일 뿐이다.

10절 "FC치수절단술"후 금니 씌우는 건 정밀도가 낮은 치료

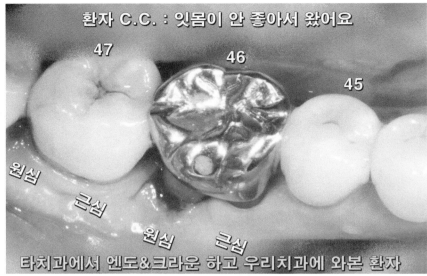

환자 C.C. : 잇몸이 안 좋아서 왔어요

47
46
45
원심
근심
원심
근심
타치과에서 엔도&크라운 하고 우리치과에 와본 환자

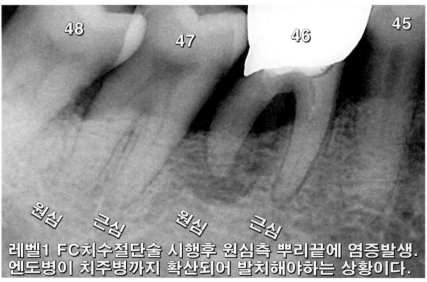

48
47
46
45
원심
근심
원심
근심
레벨1 FC치수절단술 시행후 원심측 뿌리끝에 염증발생.
엔도병이 치주병까지 확산되어 발치해야하는 상황이다.

뿌리 끝 염증이 작을 때 왔으면 살렸을 텐데······.

| FC치수절단술은 추천하고 싶지 않은 치료법으로, 치과의사들은 동료에게 이런 치료를 받지 않는다

만약 치과의사가 자기 동료에게 신경치료를 받으러 갔는데 FC치수절단술을 해주는 일은 없다. 아마 화를 낼 것이다. FC치수절단은 엔도기술의 정밀도 중에서 가장 낮은 단계이기 때문이다. 가장 무성의한 치료로서 치아에 구멍을 뚫고 FC약만 넣으면 된다.

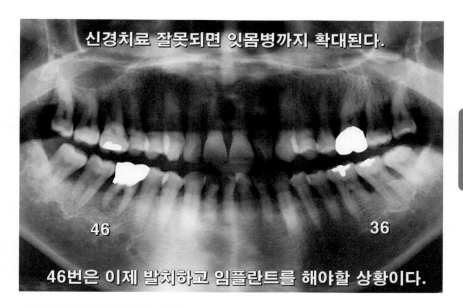

신경치료 잘못되면 잇몸병까지 확대된다.

46   36

46번은 이제 발치하고 임플란트를 해야할 상황이다.

FC치수절단술하는 치과의사의 속마음

"환자가 신경치료 잘했는지 어떻게 알겠어! 신경치료할 때 환자가 내는 본인부담금 좀 할인해주고 금니를 싸게 해서 일단 치료하고 보자고. 2년 뒤에 문제 생겨서 오면 당신이 이를 안 닦아서 잇몸이 안 좋아졌다고 거짓말한 다음 임플란트 심으면 되지, 뭐. ㅋㅋㅋ"

[주의 : 신경관이 폐쇄되어 찾을 수가 없는 아주아주 특수한 경우에는 FC
치수절단술을 해야 하는 경우가 있다.]

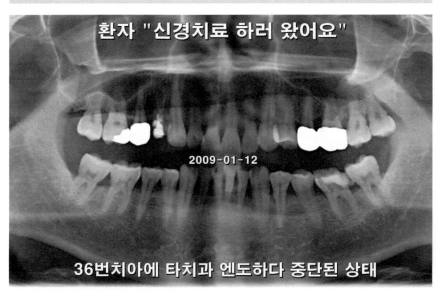

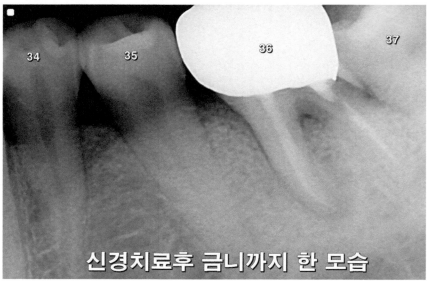

임플란트를 5년 보증하겠다는 치과는 많은데, 신경치료를 5년보증하겠다는 치과가 있을까?

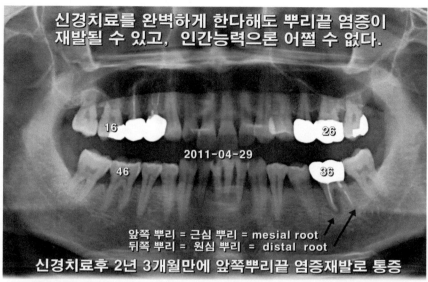

신경치료를 완벽하게 한다해도 뿌리끝 염증이 재발될 수 있고, 인간능력으론 어쩔 수 없다.

16   26

2011-04-29

46   36

앞쪽 뿌리 = 근심 뿌리 = mesial root
뒤쪽 뿌리 = 원심 뿌리 = distal root

신경치료후 2년 3개월만에 앞쪽뿌리끝 염증재발로 통증

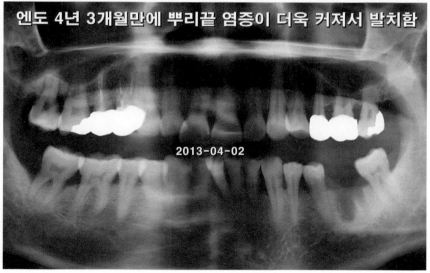

엔도 4년 3개월만에 뿌리끝 염증이 더욱 커져서 발치함

2013-04-02

마음씨 좋은 치과의사도 이런 경우를 겪게 되면 신경치료 대신 임플란트를 권하는 치과의 마음이 이해가 간다.

12절 신경관은 그물망 구조라 완벽한 신경치료는 불가능

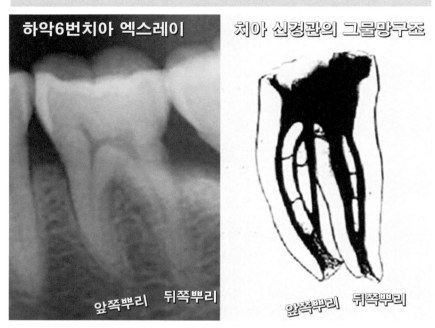

그물망 구조 내부를 완벽하게 치료하는 게 가능할까?

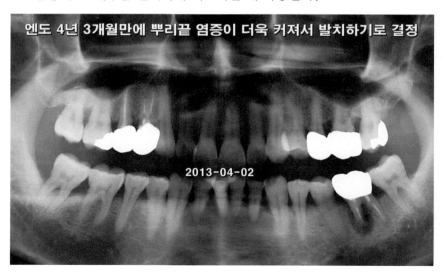

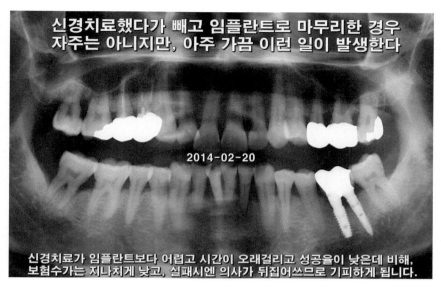

신경치료했다가 빼고 임플란트로 마무리한 경우
자주는 아니지만, 아주 가끔 이런 일이 발생한다

2014-02-20

신경치료가 임플란트보다 어렵고 시간이 오래걸리고 성공율이 낮은데 비해,
보험수가는 지나치게 낮고, 실패시엔 의사가 뒤집어쓰므로 기피하게 됩니다.

물론 난 신경치료를 무분별하게 기피하지는 않지만, 신경치료 전 계약관
계를 확실히 해 둘 필요는 있다.

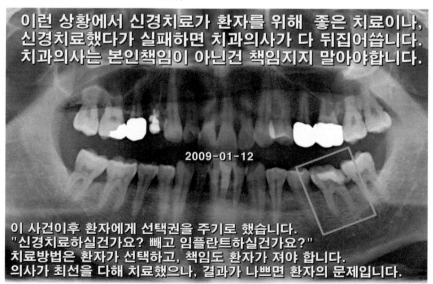

이런 상황에서 신경치료가 환자를 위해 좋은 치료이나,
신경치료했다가 실패하면 치과의사가 다 뒤집어씁니다.
치과의사는 본인책임이 아닌건 책임지지 말아야합니다.

2009-01-12

이 사건이후 환자에게 선택권을 주기로 했습니다.
"신경치료하실건가요? 빼고 임플란트하실건가요?"
치료방법은 환자가 선택하고, 책임도 환자가 져야 합니다.
의사가 최선을 다해 치료했으나, 결과가 나쁘면 환자의 문제입니다.

법정에서 의사는 "설명의 의무"를 다 했는지가 문제되기 때문이다. 신경치
료할지, 임플할지 환자가 선택하도록 한다.

13절 엔도는 5년 생존 시 신뢰할 만하다

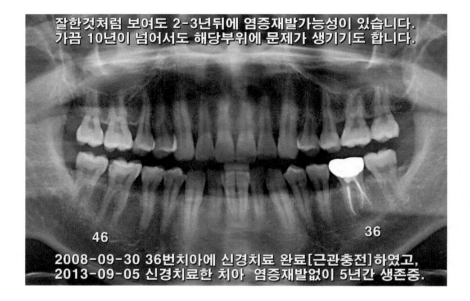

잘한것처럼 보여도 2-3년뒤에 염증재발가능성이 있습니다.
가끔 10년이 넘어서도 해당부위에 문제가 생기기도 합니다.

46   36

2008-09-30 36번치아에 신경치료 완료[근관충전]하였고,
2013-09-05 신경치료한 치아 염증재발없이 5년간 생존중.

인간은 아침에 비가 오지 않으면 저녁도 비가 오지 않을 거라 생각한다. 당장 눈앞에 보이는 것만 생각하고 미래를 생각하지 않는다. 암수술하고 나서 5년 생존율을 보듯이, 신경치료하고 나서 치아의 5년 생존율을 봐야 한다. 당장은 신경치료가 잘된 것처럼 보여도 보통 2~3년 지나면 뿌리 끝 염증이 재발하고 탈이 나기 시작한다. 못하는 치과에서 치료받고 나서 2~3년 뒤에 탈이 난다는 속설이 바로 그런 것이다. 엔도는 5년 뒤에 치아 생존율을 봐야 한다.

임플란트를 5년 보증해주기는 쉬운 일이나, 신경치료를 5년 보증해주기는 어려운 일이다. 신경치료를 1~2년 보증해주는 것은 의미가 없다. 최소 5년을 보증해준다면 매우 신뢰할 만한 의료기술이다.

나는 5년을 보증해주는 신경치료도 하고 있다. 대신 비급여재료를 선택했을 때만. 예전에 신경치료 세미나 들을 때 신경치료를 전공한 전문의선생님께서 "나의 신경치료 성공율을 80%로 본다"라고 하셨다.

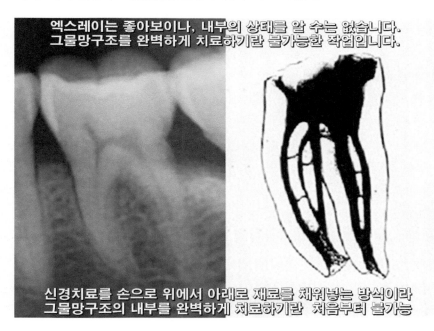

엔도는 매우 technique-sensitive한다. 즉, 술자의 기술에 매우 민감한 기술이다. 신경치료를 해서 몇 달간 아프지 않았다고 안심하지 마라. 2~3년 뒤에 문제가 생기기 쉬우니까. 신경치료는 분명 임플란트보다 힘들고 어렵고 시간 많이 걸리는데, 보험수가도 원가 이하로 낮고 결과가 불확실하므로 처음부터 임플란트를 권하는 치과의사가 늘고 있다. 임플보다는 엔도 잘하는 치과의사가 좋은 의사이다.

14절 실패한 엔도는 당시엔 모르고, 2년 뒤쯤 문제가 나타난다

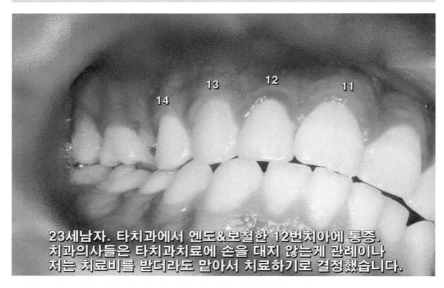

23세남자. 타치과에서 엔도&보철한 12번치아에 통증. 치과의사들은 타치과치료에 손을 대지 않는게 관레이나 저는 치료비를 받더라도 맡아서 치료하기로 결정했습니다.

엔도 하고 문제가 안 생기면 좋겠지만 재발할 수 있다.

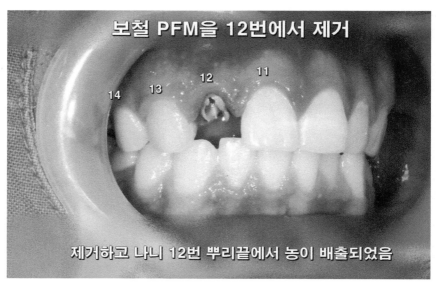

보철 PFM을 12번에서 제거

제거하고 나니 12번 뿌리끝에서 농이 배출되었음

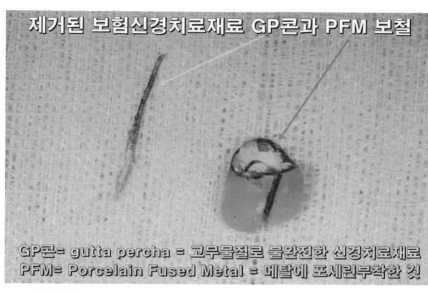

제거된 보험신경치료재료 GP콘과 PFM 보철

GP콘= gutta percha = 고무물질로 불완전한 신경치료재료
PFM= Porcelain Fused Metal = 메탈에 포세린부착한 것

보험신경치료 재료인 GP는 불완전한 물질이다. PFM은 보통 "포세린"이라고 한다. 치아 색 나는 보철이다.

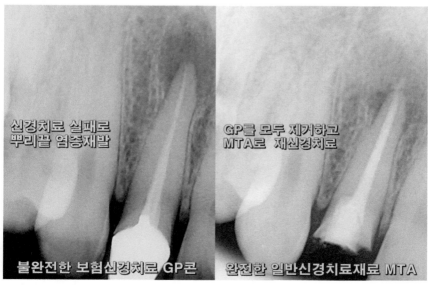

신경치료 실패로
뿌리끝 염증재발

GP를 모두 제거하고
MTA로 재신경치료

불완전한 보험신경치료 GP콘

완전한 일반신경치료재료 MTA

불완전한 보험신경치료 재료인 GP콘을 제거하고, 완전한 일반신경치료 재료인 MTA로 재신경치료한 모습이다.

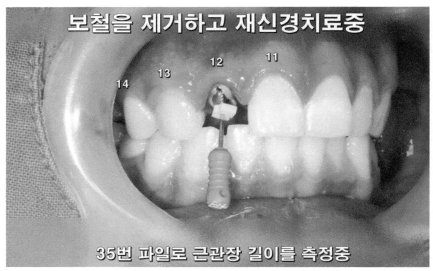

보철을 제거하고 재신경치료중

35번 파일로 근관장 길이를 측정중

타 치과 보철은 반드시 뜯고 신경치료해야 하는 건, 보철을 씌운 상태로 신경치료를 하면 신경치료정밀도가 떨어지고, 의사본인이 하지 않은 보철 은 책임질 이유가 없기 때문이다.

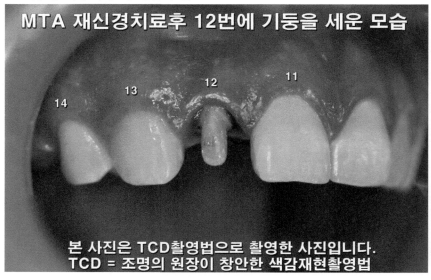

MTA 재신경치료후 12번에 기둥을 세운 모습

본 사진은 TCD촬영법으로 촬영한 사진입니다.
TCD = 조명의 원장이 창안한 색감재현촬영법

여기서부터는 색감재현을 위한 특수촬영법(TCD촬영법)을 썼다.
훨씬 실제에 가까운 색감이다.

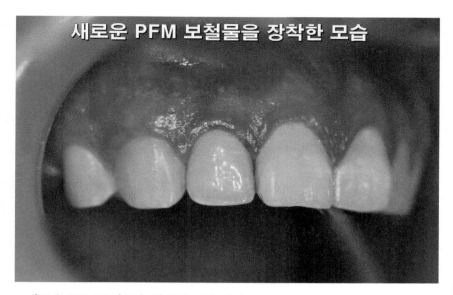

새로운 PFM 보철물을 장착한 모습

새로운 PFM보철물을 장착한 모습이다.

PFM은 색을 완벽하게 맞추기엔 한계가 있는 보철이다.

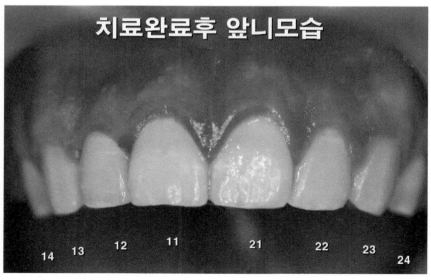

치료완료후 앞니모습

14 13 12 11 21 22 23 24

12번 치아를 새롭게 한 모습으로 대체적으로 무난하다.

자연치아를 살릴 수 있어서 다행이었다.

기존재료치료 후 GP 보험재료는 성공을 80%로 불완전

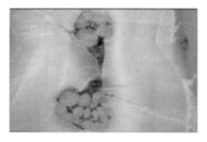

열에 의해 수축변형되며 완벽하
게 밀폐되지 않아 세균이 자라날
공간이 보입니다.

오쏘엠티에이치료 후   MTA는 성공을 99%로 완전

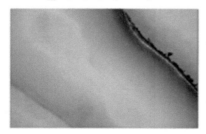

열에 의해 수축변형 되지 않고 방
수효과가 뛰어나 세균이 자라날
공간이 없습니다.

2006년 세미나에서 신경치료를 전공한 모 원장님이 "내 신경치료 성공율을 80% 정도로 본다"라고 이야기하셨다. 그 시대에 국내 신경치료 최고수이자 신경치료만 40년 하신 전 연세치대 보존과 @@@교수님께서는 "내 신경치료 성공률을 93%로 본다."라고 하셨다.

2014년 조명의 원장은 신경치료 성공율 99%에 도달했다. 내가 @@@ 교수님보다 뛰어나서 그렇다고 하면 돌 맞아 죽을지도 모르겠다. MTA라는 궁극의 신경치료 재료가 나왔기 때문이다. GP는 쉽게 말해 고무이다. 거기다가 sealer를 발라서 신경관을 막는데, 아무래도 틈새가 있기 마련이다.

MTA는 수경화성이라 밀폐력이 완벽함. PH 12.5라서 살균력까지 완벽하다

MTA는 현재 건설현장에서 포틀랜드 시멘트에서 중금속을 빼고 의료용으로 만든 것이다. 신경치료는 신경관을 막는 것이다. 구강 내는 습기가 많은 환경이라서 수경화성 시멘트가 그냥 고무인 GP보다는 훨씬 유리하다. 거기다가 PH 12.5이다. 신경관 내에 남아있는 세균까지 완벽하게 죽여버린다. PH 12.5인 환경에서 살 수 있는 세균은 없으니까.

연세치대 보존과 @@@교수님도 자연치아 살리기를 위해서 매우 유용한 재료라고 극찬을 하셨다. 왼쪽을 보라. 신경치료하고 나서 치아를 단면으로 자른 모습이다. 신경관 내부에 분홍색 고무 옆에 틈새가 있다. 반면 MTA는 단면이 아주 깨끗하다.

인류역사상 MTA보다 더 완벽한 신경치료 재료는 앞으로 100년 이내에는 개발되지 않을 것이다. 그리고 MTA라는 물질이 나온 줄도 모르고, 10~20년 전에 치대에서 배운 구식 엔도기술을 아직도 쓰는 원장들이 있다. 그런 사람들의 주장은 GP로도 충분하단 건데, 공부를 안 하니까 그런 소리를 하는 것이다.

마지막으로 내 몸이나 내 가족, 우리 직원들에게는 절대로 GP 보험 재료로 신경치료를 안 한다. MTA를 사용하고 나서부터는 말이다. 일반 재료라서 치료비가 고가이긴 하나, 충분히 투자할 만한 가치가 있다. 여러분! GP 신경치료는 하지 말길 바란다.[치료비는 canal당 15만 원 이상]

16절 엔도[신경치료]의 치료품질 기준/기술에 따른 등급

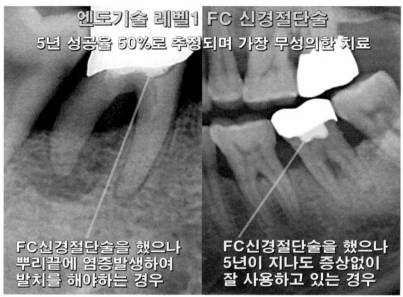

엔도기술 레벨1 FC 신경절단술
5년 성공율 50%로 추정되며 가장 무성의한 치료

FC신경절단술을 했으나
뿌리끝에 염증발생하여
발치를 해야하는 경우

FC신경절단술을 했으나
5년이 지나도 증상없이
잘 사용하고 있는 경우

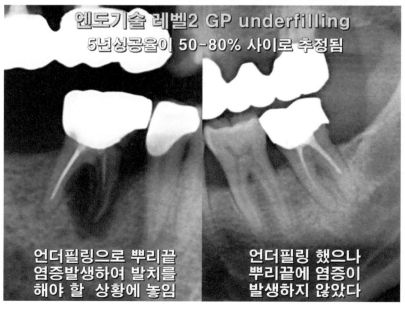

엔도기술 레벨2 GP underfilling
5년성공율이 50-80% 사이로 추정됨

언더필링으로 뿌리끝
염증발생하여 발치를
해야 할 상황에 놓임

언더필링 했으나
뿌리끝에 염증이
발생하지 않았다

등급이 높을수록 치아 생존율이 높다

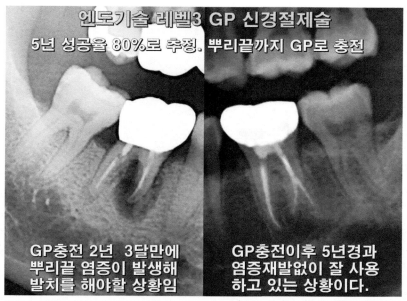

엔도기술 레벨3 GP 신경절제술
5년 성공율 80%로 추정. 뿌리끝까지 GP로 충전

GP충전 2년 3달만에 뿌리끝 염증이 발생해 발치를 해야할 상황임

GP충전이후 5년경과 염증재발없이 잘 사용하고 있는 상황이다.

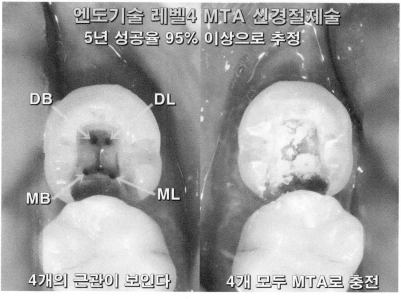

엔도기술 레벨4 MTA 신경절제술
5년 성공율 95% 이상으로 추정

DB　　　DL

MB　　　ML

4개의 근관이 보인다

4개 모두 MTA로 충전

| MTA신경절제술은 현존 최고 치료법!

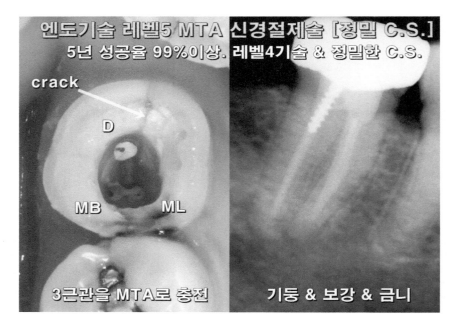

엔도기술 레벨5 MTA 신경절제술 [정밀 C.S.]
5년 성공율 99%이상. 레벨4기술 & 정밀한 C.S.
crack
D
MB ML
3근관을 MTA로 충전   기둥 & 보강 & 금니

편안한치과의 환자는 신경치료 시 보험 재료와 일반 재료 중 선택할 수 있는 권리가 주어진다. 대신 그에 상응하는 진료비를 내야 한다.

canal당 MTA 비용은 16~90만 원이다. 교합정밀도 보통인 A-type 금니 45만 원이며, 47번 치아치료비는 총 100만 원이 넘어간다. 물론 환자는 신경치료비에서의 본인부담금 4만 4천 원은 별도로 내야 한다. 대신 이환자는 죽을 때까지 뿌리 끝 염증재발도, 치아 파절도 생기지 않을 확률이 95~99%가 된다.

임플란트와는 비교할 수 없는 훨씬 좋은 치료를 받았다.

| 명의는 신경치료 5년 보증서를 써준다

본 제도를 시행한 지는 몇 년 되었다. 나는 내가 신경치료를 잘한다고 생각한다. 대학병원 보존과에서 신경치료를 전공했는지 하지 않았는지는 중요한 게 아니다. 자기 기술에 자신이 있어서 보증서를 써줄 수 있고 책임질 수 있어야 진짜 실력이 있는 것이다.

**치료비로 받을 건 받고, 확실하게 책임지는 것이야말로
진정한 의사의 길이다. – 조명의**

2014년부터 이 보증서 내용이 너무 과도해서 보증 내용을 수정하였다. 5년 보증에 임플 시 추가 비용 내는 프로그램과 5년 보증에 문제 시 무료 임플하는 프로그램 두 가지이다.

GP엔도 실패 시에는 발치 즉시 임플란트 시술을 하는 게 좋다

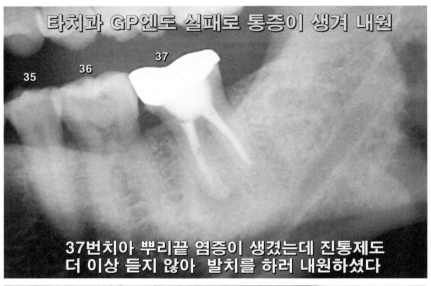

타치과 GP엔도 실패로 통증이 생겨 내원

35   36   37

37번치아 뿌리끝 염증이 생겼는데 진통제도 더 이상 듣지 않아 발치를 하러 내원하셨다

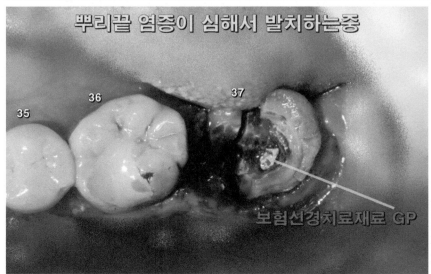

뿌리끝 염증이 심해서 발치하는중

35   36   37

보험신경치료재료 GP

엔도기술 레벨3 "GP 신경절제술"이 안타깝게 실패했다.

발치 즉시 임플란트 수술법은 빠르고 덜 아프다. 마취를 한 번만 하니까

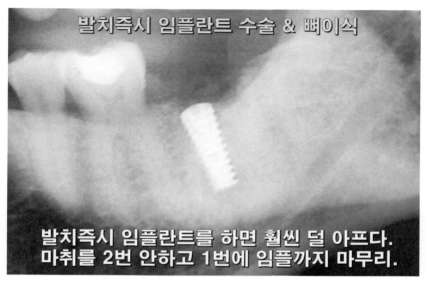

발치즉시 임플란트 수술 & 뼈이식

발치즉시 임플란트를 하면 훨씬 덜 아프다.
마취를 2번 안하고 1번에 임플까지 마무리.

임플란트 5.0mm × 11.5mm를 심어봐야 자연치보다 작다

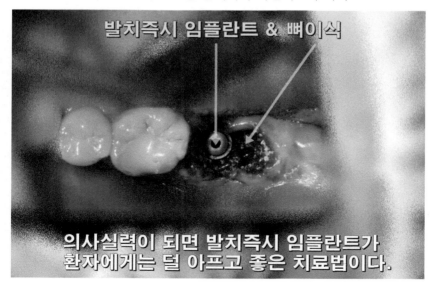

발치즉시 임플란트 & 뼈이식

의사실력이 되면 발치즉시 임플란트가
환자에게는 덜 아프고 좋은 치료법이다.

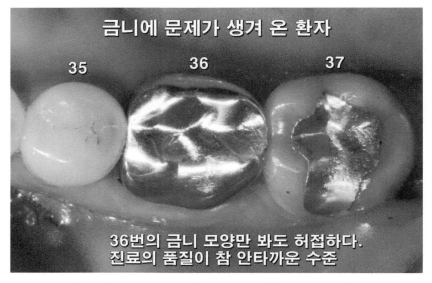

금니에 문제가 생겨 온 환자

35 36 37

36번의 금니 모양만 봐도 허접하다.
진료의 품질이 참 안타까운 수준

부러진 부위가 위가 아닌 뿌리였다면 빼고 임플을 했어야 함

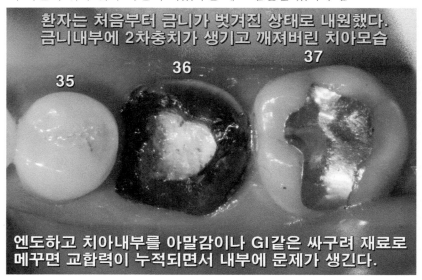

환자는 처음부터 금니가 벗겨진 상태로 내원했다.
금니내부에 2차충치가 생기고 깨져버린 치아모습

35 36 37

엔도하고 치아내부를 아말감이나 GI같은 싸구려 재료로
메꾸면 교합력이 누적되면서 내부에 문제가 생긴다.

금니를 씌웠다고 안심하면 안 된다. 내부에 기둥 & 레진으로 보강이 필요하다

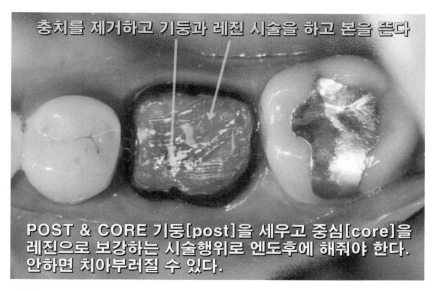

충치를 제거하고 기둥과 레진 시술을 하고 본을 뜬다

POST & CORE 기둥[post]을 세우고 중심[core]을 레진으로 보강하는 시술행위로 엔도후에 해줘야 한다. 안하면 치아부러질 수 있다.

파란 레진에 묻은 흰색들은 임시치아의 시멘트로 제거 필요

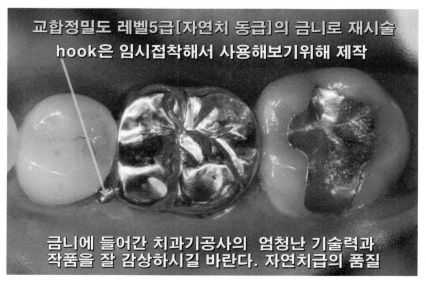

교합정밀도 레벨5급[자연치 동급]의 금니로 재시술 hook은 임시접착해서 사용해보기위해 제작

금니에 들어간 치과기공사의 엄청난 기술력과 작품을 잘 감상하시길 바란다. 자연치급의 품질

아말감코어 하면 치아가 잘 부러진다

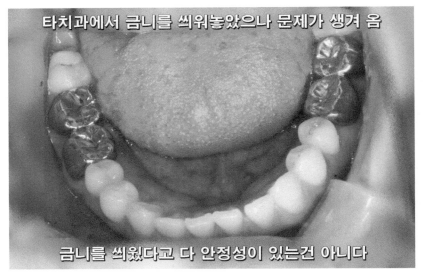

타치과에서 금니를 씌워놓았으나 문제가 생겨 옴

금니를 씌웠다고 다 안정성이 있는건 아니다

환자가 왜 왔을까?

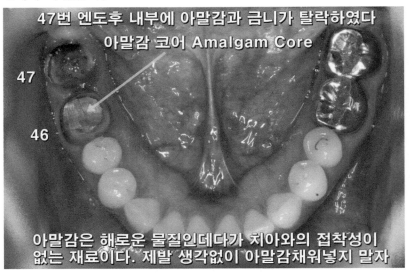

47번 엔도후 내부에 아말감과 금니가 탈락하였다
아말감 코어 Amalgam Core

47

46

아말감은 해로운 물질인데다가 치아와의 접착성이
없는 재료이다. 제발 생각없이 아말감채워넣지 말자

47번 치아가 부러졌다. 다행히 위에서 부러져서 다시 할 수 있었다. 뿌리
에서 부러지면 임플란트를 해야 했다.

아말감 코어는 신뢰할 수 없다

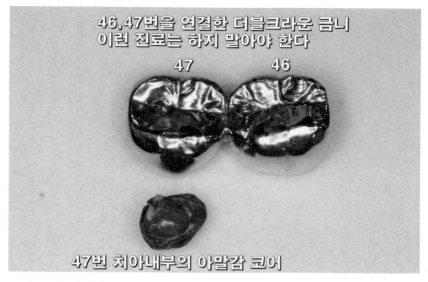

46,47번을 연결한 더블크라운 금니
이런 진료는 하지 말아야 한다

47   46

47번 치아내부의 아말감 코어

5장 보철 편에서 다루겠지만, 연결하면 안 좋다.

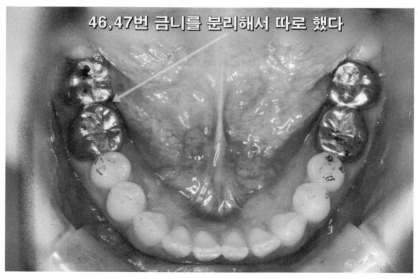

46,47번 금니를 분리해서 따로 했다

47번 내부를 기둥 & 레진으로 보강하고 보철을 재제작.

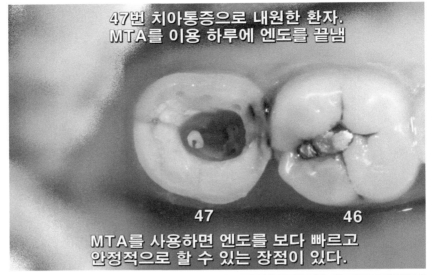

47번 치아통증으로 내원한 환자.
MTA를 이용 하루에 엔도를 끝냄

47   46

MTA를 사용하면 엔도를 보다 빠르고
안정적으로 할 수 있는 장점이 있다.

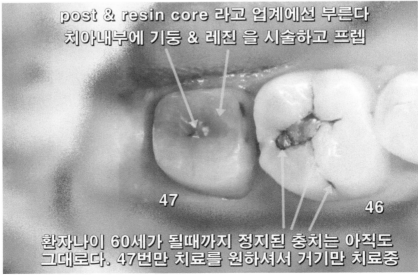

post & resin core 라고 업계에선 부른다
치아내부에 기둥 & 레진 을 시술하고 프렙

47   46

환자나이 60세가 될때까지 정지된 충치는 아직도
그대로다. 47번만 치료를 원하셔서 거기만 치료중

　46번 충치 있다고 치료 안 해도 된다. 정지성충치니까… 충치가 문제가 아
니라 아말감 유해성이 더 큰 문제이다.

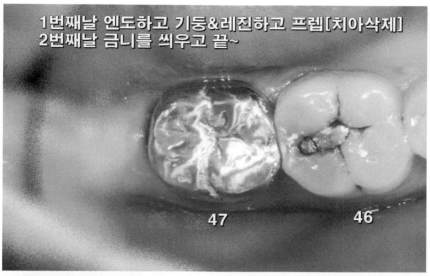

1번째날 엔도하고 기둥&레진하고 프렙[치아삭제]
2번째날 금니를 씌우고 끝~

47   46

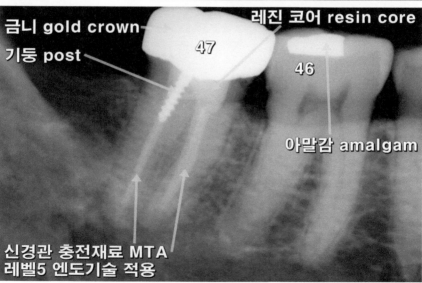

금니 gold crown
기둥 post

레진 코어 resin core

47

46

아말감 amalgam

신경관 충전재료 MTA
레벨5 엔도기술 적용

치료비가 총 110만 원 들었지만 17절에 나온 발치 즉시 심은 190만 원짜
리[뼈 이식 비용 포함] 임플란트보다 훨씬 좋고 튼튼한 비교가 불가능한 품
질의 평생 쓸 수 있는 치아가 완성됨.

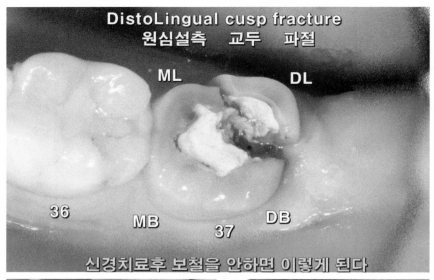

DistoLingual cusp fracture
원심설측   교두   파절

ML   DL

36

MB   DB

37

신경치료후 보철을 안하면 이렇게 된다

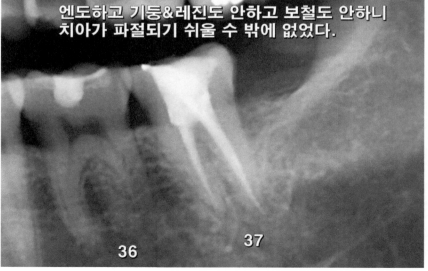

엔도하고 기둥&레진도 안하고 보철도 안하니
치아가 파절되기 쉬울 수 밖에 없었다.

36   37

엔도 잘 해놓고 보철을 안 해 놓으니까, 또는 안 아프니까 방치하다가 치료비가 3배 이상으로 증가했다.

치아에 문제 발생 시엔 즉시 해결하라

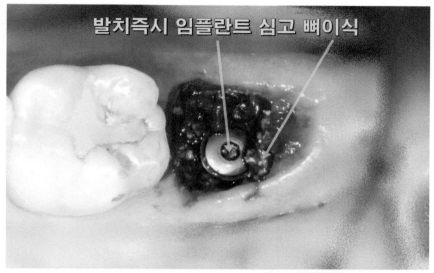

발치즉시 임플란트 심고 뼈이식

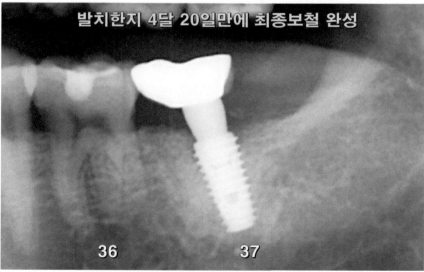

발치한지 4달 20일만에 최종보철 완성

36　　　　37

　환자는 명의를 만나서 빠르고 정확하게 문제를 수습했다. 치료 시기를 놓치면 치료비는 급상승한다.

21절 파일 파절 문제와 해결책

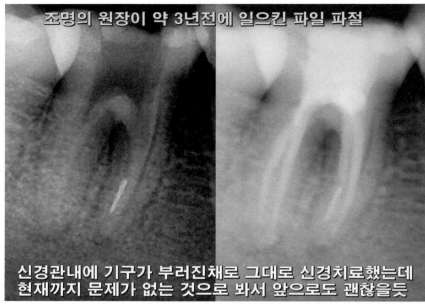

조명의 원장이 약 3년전에 일으킨 파일 파절

신경관내에 기구가 부러진채로 그대로 신경치료했는데
현재까지 문제가 없는 것으로 봐서 앞으로도 괜찮을듯

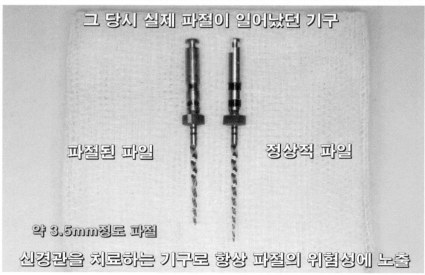

그 당시 실제 파절이 일어났던 기구

파절된 파일   정상적 파일

약 3.5mm정도 파절

신경관을 치료하는 기구로 항상 파절의 위험성에 노출

파절된 파일이 그 자체로 신경관을 충전해준다.

파일 파절 시 엔도 성공율 87%

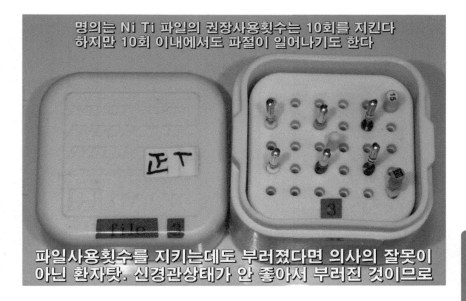

명의는 Ni Ti 파일의 권장사용횟수는 10회를 지킨다
하지만 10회 이내에서도 파절이 일어나기도 한다

파일사용횟수를 지키는데도 부러졌다면 의사의 잘못이
아닌 환자탓. 신경관상태가 안 좋아서 부러진 것이므로

미국에선 제일 공부 잘하는 치대생은 엔도를 전공한다. 그 엔도 전공자를 가르치는 멕시코 출신 보존과 교수가 2008년인가 2009년에 신흥에서 주최한 한국세미나에서 밝히길 "신경관 내에 NaOCl용·액이 가득 찬 상태에서의 NiTi파일을 사용하다가 부러진 경우, 성공률은 87%라는 논문과 연구 자료가 있으므로 너무 걱정하지 마십시오."라고 말했다. 파일 파절의 위험성을 감수하더라도 환자의 자연치아를 살리기 위해 노력하는 선량한 원장님들이 엔도가 실패하더라도 환자들이 이해해줄 필요가 있다. 그런 것도 이해 안 해주고 임플란트 비용 물어내라고 각박하게 구니까 치과의사들은 점점 엔도나 자연치아 살리기를 안 하게 된다. 치과의사들은 아예 엔도 하기 전부터 치료동의서와 계약서를 받아놓고, 신경치료를 하는 게 안전하다. 환자들이 언제 돌변해서 치과의사를 괴롭힐지 모른다.

22절 신경치료는 고난이도 기술이다 & 명의의 이야기

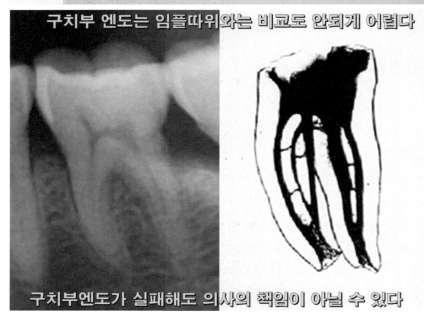

실제로 미국에서는 보존학을 전공하지 않은 일반 치과 의사들에게 구치부 엔도 진료를 하지 못하게 하고 있으며, 보존과 수련의들의 경우에도 일정 기간 교육을 시킨 후 지도의가 참관한 가운데 첫 환자 진료를 허락하고 있다.

정○○(연세치대 보존학교실) 교수는 "구치부 엔도 진료의 경우 학부에서 교육하기 어려운 항목이다. 그래서 미국의 경우 교육 전에는 구치부 엔도 진료를 못하게 한다"며 "미국에서는 오래전부터 엔도와 사랑니 발치는 스페셜리스트 항목으로 구분돼 있다"고 말했다.

2011.8.22
세미나리뷰
기사내용

구치부 엔도는 임플따위와는 비교로 안되게 어렵다

구치부엔도가 실패해도 의사의 책임이 아닐 수 있다

임플란트보다 어려운 진료를 하면서 치과의사가 받는 진료비는 총 14만 8천원 수준이다. 제대로 치료비가 책정되지 않으니 누가 제대로 엔도를 하겠는가? 또 제대로 해도 성공률이 임플란트 수술보다 낮다. 보험수가를 올려야 한다.

엔도 실패가 모두 의사 책임은 아니다

어떤 사람은 "FC펄포토미"만 해도 평생 잘 쓰는 사람도 있다. 또 어떤 사람은 뿌리 끝까지 고난도 기술을 써도 뿌리 끝에 염증이 생기는 경우도 있다. 환자의 면역력과 상태에 따라 다른 것이다. 환자 몸 상태에 따라 다르다.

물론 의사의 기술에 따른 영향력도 있다. 엔도를 잘하는 치과의사에게 진료를 받으면 잘 탈이 나지 않는데, 어떤 치과는 엔도 기술이 낮아서 신경치료한 치아마다 탈이 잘 난다. 의사가 암수술을 했는데, 사람이 살아나지 못했다고 해서 의사에게 수술비를 돌려달라고 요구하지 않는다. "FC펄포를 했는데도 성공하는 환자가 있는데, 어떤 환자들은 실패한다면, 그건 환자의 몸상태가 실패원인이라고 볼 수도 있다. 뿌리끝까지 성실하게 엔도해주는 선량한 원장들을 괴롭히지 말자!" 치과의사가 엔도를 했는데 치아가 몇 년 뒤에 뿌리 끝 염증이 생긴다고 해서 치료를 잘못했으니 치료비를 돌려달라는 둥 이런 환자의 요구는 굉장히 무리한 요구이다. 의사는 신이 아니라 인간이다. 모든 치아를 다 살려내고 엔도의 성공률이 100%인 사람은 없다. 다만 의사가 엔도를 할 때 최선을 다했는지가 중요하다. 최선의 의료 행위를 다했는데도 뿌리 끝 염증이 생긴다면 그건 환자가 인정해주어야 한다.

일부 몰지각한 환자들이 엔도가 실패했으니 임플란트 치료비를 내놓으라는 둥의 말도 안 되는 요구를 하는 행태가 늘어나고 있다. 환자들이 심하게 이러한 요구를 할수록 치과의사들은 점점 방어적인 진료를 하게 된다. 애초에 엔도를 해서 자연치아를 살리기를 기피하게 되는 것이다. 그런 문화가 되면 환자들은 점차 필요한 좋은 진료를 받지 못하게 되는 것이다.

신
경

엔도 후 염증이 생길 수 있다

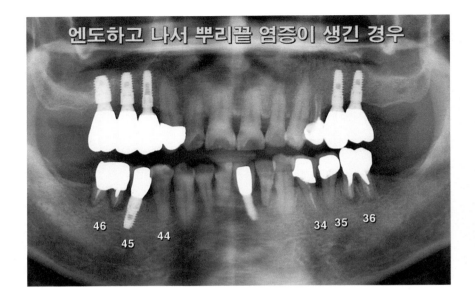

엔도하고 나서 뿌리끝 염증이 생긴 경우

46
45   44
34 35 36

엔도 한 지 5년이 지났다는 환자이다. 36, 46번은 뿌리 끝 염증이 있는데도 환자는 불편감이나 증상이 없다.

레벨3 GP 신경절제술이 적용되었는데 뿌리 끝 염증은 생겼으나 환자 불편감 없이 5년간 사용 중인 환자이다. 어쩌면 평생 이 상태로 유지될 수도 있고, 어쩌면 몇 년 안에 갑자기 얼굴이 붓거나 문제 발생하여 발치할 수도 있다. 44번처럼 뿌리 끝 염증도 없고 치료한 흔적도 없는 자연치아도 어느 날 갑자기 엑스레이에 나타나지 않는데 신경이 죽거나 문제가 생길 수도 있다.

엔도는 정말 어찌될지 알 수가 없는 치료이다. 그건 사람이 언제 죽을지 인간이 알 수 없는 것과 같다. 치아신경도 언제 죽을지 인간은 알 수가 없고, 신경치료를 제대로 해도 성공할지 어떨지, 인간은 알 수가 없는 것이다.

엔도는 치료 과정과 치료 결과가 일치하지 않을 수 있는 치료이다

금니를 해서 교합을 제대로 못 맞추면 반드시 환자가 그 치료 과정과 실력에 비례해서 불편감을 느끼지만, 엔도는 레벨1 FC신경절단술 같은 무성의한 치료를 해도 환자가 통증이나 문제가 없을 수도 있다. 또는 엔도를 정말 잘하는 의사가 최고의 기술로 치료를 했어도 뿌리 끝 염증이 재발하여 발치할 수도 있는 것이다.

인간이 할 수 있는 방법은 단 하나.

현재 개발된 최고의 기술을 이용하여 확률을 높이는 것!

최선을 다해 치료해놓고 기다리는 수밖에 없다.

치과의사들은 열심히 엔도를 해서 치아를 살리려고 노력하는데, 보험수가[보험치료비]는 터무니없이 낮다. 생계에 위협을 받을 정도의 수준이다. 그래서 엔도는 대충 하고 임플이나 보철해서 돈 벌려는 의사들이 점점 많아지는 실정이다. 참으로 안타까운 현실이다.

질 나쁜 의사들은 엔도를 기피하거나 대충 해놓고 보철, 임플이나 하면서 돈 벌 궁리만 하는 집단이 있다. 질 나쁜 환자들은 의사가 나름 열심히 치아를 살려보려고, 엔도를 했는데 결과가 안 좋다고 탓하거나 힘들게 하는 사람들이 많다. 그래서 나는 철저하게 계약서를 쓰고 치료에 임한다. 정말 환자를 사랑하는 치과들은 엔도를 묵묵히 열심히 하지, 임플란트를 전면에 내세우지 않는다.

05장 보철 [금니, 포세린]

보철을 하는 것은 척추뼈를 맞추는 행위이다.
잘못하면 밥도 못 씹고, 척추도 틀어진다. – 조명의

보
철

❙ 환자가 알아야 할 6가지 사항

1. 진단 & 계획 = 보철을 꼭 해야 하나? 한다면 어떤 걸로?

2. 프렙[치아 삭제], 본뜨기, 바이트 뜨기를 제대로 했는가?

3. 어떤 기공소에서 어떤 기공사가 어떻게 만들었는가?

4. 환자가 직접 교합, 접촉, 경계, 색감을 확인하라

5. 임시접착을 해서 사용해보는 게 안전하다

6. 유지관리 = 좋은 보철은 잇몸 건강도 오래가게 한다 [보철과 잇몸과의
   관계는 6장 잇몸치료에서 다룸]

01절 보철은 주변 치아를 파괴할 위험이 있어 최대한 하지 않는 게 좋다

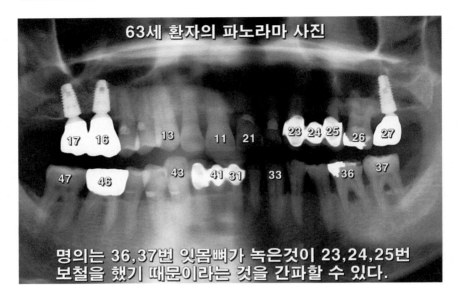

63세 환자의 파노라마 사진

명의는 36, 37번 잇몸뼈가 녹은것이 23, 24, 25번 보철을 했기 때문이라는 것을 간파할 수 있다.

교합의 언어를 이해하게 되면, 환자의 구강을 보지 않고도 환자의 상태를 충분히 해석할 수 있다. 환자가 말하지 않아도 왜 왔는지까지 알 수 있다. 36, 37번에 잇몸 염증이 잘 생기고 아파서 왔을 것이다. 그런데 24번이 발치되고 나서, 23번부터 25번까지 건 포세린 브리지가 36, 37번 잇몸을 안 좋게 한 것이 보인다. 24번이 빠지고 나서 23번을 건드리지 않고 바로 임플란트를 했으면 참 좋았을 텐데, 23번을 건드려 보철을 해서 33, 34, 35, 36, 37번 치아에 커다란 손상을 입게 되었다.

33, 34, 35번은 마모가 심하게 되어 버렸고, 36, 37번은 잇몸뼈가 녹아 버린 것이다. 왜 그런지 자세히 살펴보자.

| 보철을 하지 말라는 게 아니라, 하려면 정확하게 하라는 것이다

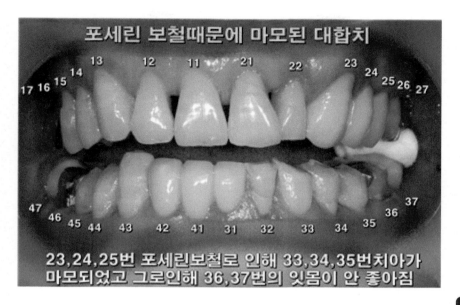

포세린 보철때문에 마모된 대합치

13 12 11 21 22 23 24 25 26 27
17 16 15 14

47 46 45 44 43 42 41 31 32 33 34 35 36 37

23,24,25번 포세린보철로 인해 33,34,35번치아가 마모되었고 그로인해 36,37번의 잇몸이 안 좋아짐

이 환자는 모든 보철과 임플란트를 타 치과에서 했는데 우리 치과에 36, 37번이 안 좋아서 내원하신 경우이다. 대합치란 어떤 치아와 교합이 되는 맞은편 치아를 말한다. 13번의 대합치는 43번이고, 23번의 대합치는 33번이다. 43, 44, 45번 치아들은 치아의 모양이 살아있다. 반면 33, 34, 35번 치아들은 굉장히 심하게 마모되어 있다.자연치의 표면 경도를 100으로 볼 때 포세린은 약 250 정도 된다. 쉽게 말해 포세린이 자연치보다 2.5배가 강하다는 것! 강하면 좋은 게 아니다. 보철한 치아는 괜찮겠지만 대합치를 마모시켜 버리기 때문이다. 물론 나는 명의라서 이러한 문제의 해결책을 알고 있다. 이 환자에 대해서 좀 더 자세히 알아보도록 하자.

포세린은 대합치를 마모시킨다

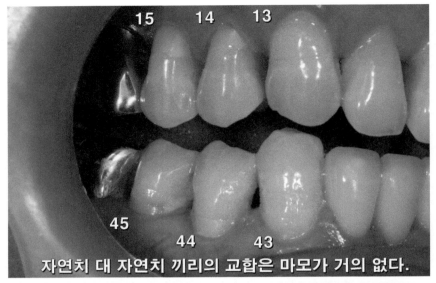

자연치 대 자연치 끼리의 교합은 마모가 거의 없다.

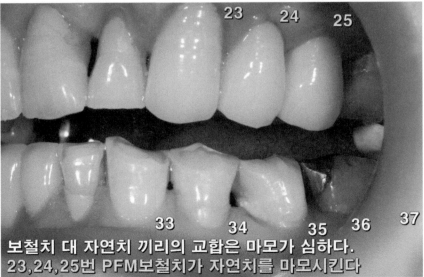

보철치 대 자연치 끼리의 교합은 마모가 심하다.
23,24,25번 PFM보철치가 자연치를 마모시킨다

이렇게 좌우 비교를 하니 확실하다. 교합을 잘 맞춰주지 않는 치과에서
보철을 하면 대합치의 마모와 손상이 커진다. 309쪽과 비교해보길!

교합간섭이 생기면 잇몸뼈가 녹는다

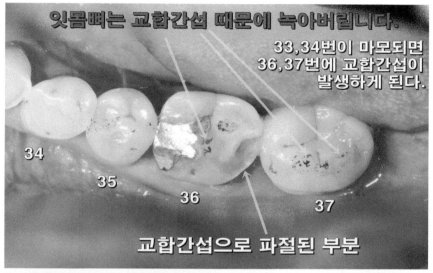

잇몸뼈는 교합간섭 때문에 녹아버립니다.

33,34번이 마모되면 36,37번에 교합간섭이 발생하게 된다.

34

35

36

37

교합간섭으로 파절된 부분

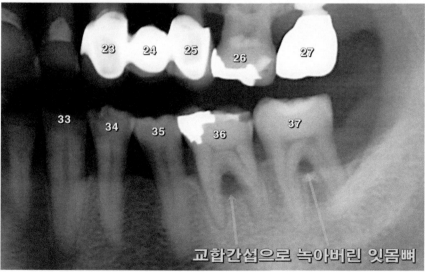

23 24 25 26 27

33 34 35 36 37

교합간섭으로 녹아버린 잇몸뼈

24번에 임플을 안하고, 브리지를 하는 바람에 23번보철이 33번을 마모시켜서 33번치아 뒤쪽인 36, 37번에 교합간섭이 생겨서 잇몸뼈가 녹아버렸다.

02절 보철은 구강 내 파괴 장치로 작동할 수 있다

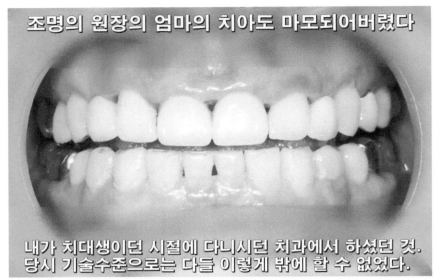

조명의 원장의 엄마의 치아도 마모되어버렸다

내가 치대생이던 시절에 다니시던 치과에서 하셨던 것.
당시 기술수준으로는 다들 이렇게 밖에 할 수 없었다.

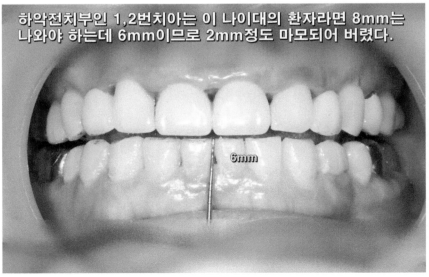

하악전치부인 1,2번치아는 이 나이대의 환자라면 8mm는
나와야 하는데 6mm이므로 2mm정도 마모되어 버렸다.

6mm

65세 나이에 비해 치아는 건강하나 2mm 마모되어 아쉬움.

과거에는 포세린의 대합치 마모 현상은 어쩔 수 없는 기술적 한계였다

한국에서 불과 50년 전, 여러분들의 할아버지 세대만 되었어도 치아가 아프고 불편하면 뺐지, 신경치료해서 살려서 쓰든가 아님 임플란트한다는 상상조차 못했다. 그냥 뺐다. 그런데 요즘에는 기술이 발달해서 살려서 쓸 수 있게 한다. 왼쪽의 앞니 보철은 약 18년 전에 내가 치대생일 때 어머니가 치료받으신 것이다. 당시 치과계의 수준과 기공소의 수준으로는 저 정도면 그럭저럭 양호한 치료였다.

행여나 이 책 보고 치과의사에게 "원장이 보철을 잘못해서 치아가 마모되었다"라고 항의하는 무리수를 두지 말기 바란다. 다만 요즘은 치과기술이 많이 발달하였다. 이제 더 이상 발달할 게 없을 정도까지 다 발달하였다고 생각한다. 내가 치료하는 환자들은 위와 같은 일이 더 이상 발생하지 않도록 하고 있다. 그 내용은 5장의 뒤쪽에서 다룰 것이다. 지금도 계속 환자를 관찰 중인데, 대합치의 마모가 더는 없는 것으로 보아 따로 상악보철을 새롭게 할 계획은 아직 없다.

2014년을 사는 지구인들 중, 의료 지상천국인 한국에서 태어난 여러분들은 보철치료를 잘하는 치과를 선택하기만 하면 이런 현상을 막을 수 있다. 그런데 앞니만 문제가 생기는 게 아니라 어금니도 문제가 생길 수 있다. 이번에는 어금니에 생긴 문제를 알아보자! 어금니가 마모된 다음 환자는 68세로 "보철을 하고 나서 7년 동안 잘 쓰고 아무 문제가 없다고 만족하고 있었다." 과연 아무 문제가 없었을까?

대합치가 망가진 68세 환자

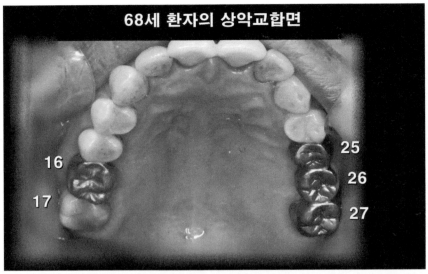

68세 환자의 상악교합면

16
17
25
26
27

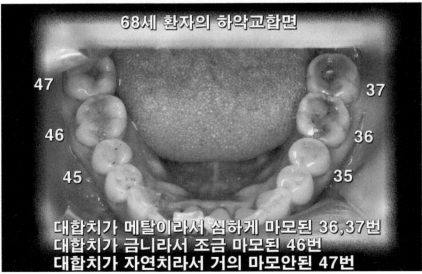

68세 환자의 하악교합면

47
46
45
37
36
35

대합치가 메탈이라서 심하게 마모된 36,37번
대합치가 금니라서 조금 마모된 46번
대합치가 자연치라서 거의 마모안된 47번

환자는 문제없다지만, 치아 마모가 심해서 36, 37, 46번은 외층이 벗겨지고, 속 층인 노란 "상아질"이 노출됐다.

명의는 기본적으로 타치과 보철을 보면 교합이 안 맞을 것이라고 간주한다

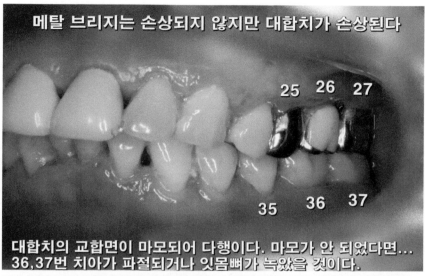

메탈 브리지는 손상되지 않지만 대합치가 손상된다

25 26 27

35 36 37

대합치의 교합면이 마모되어 다행이다. 마모가 안 되었다면...
36,37번 치아가 파절되거나 잇몸뼈가 녹았을 것이다.

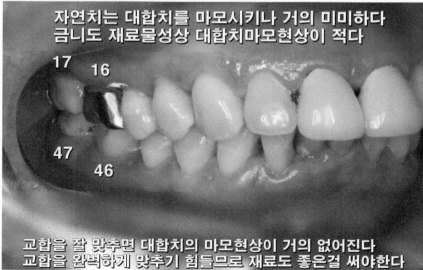

자연치는 대합치를 마모시키나 거의 미미하다
금니도 재료물성상 대합치마모현상이 적다

17 16

47 46

교합을 잘 맞추면 대합치의 마모현상이 거의 없어진다
교합을 완벽하게 맞추기 힘들므로 재료도 좋은걸 써야한다

교합이 가장 중요하고, 보철 재료도 좋은 걸 써줘야 좋다.

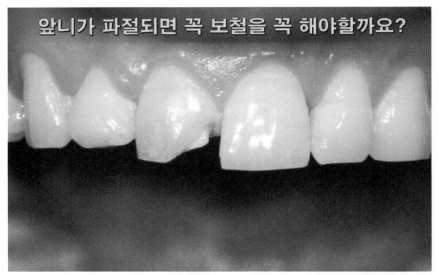

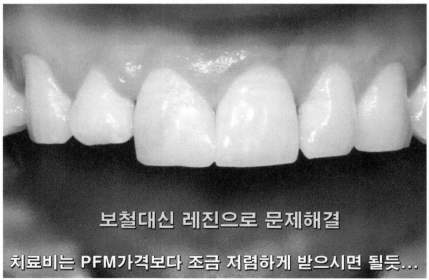

내 치아가 이 상황이었어도 보철을 안 했을 것이다.

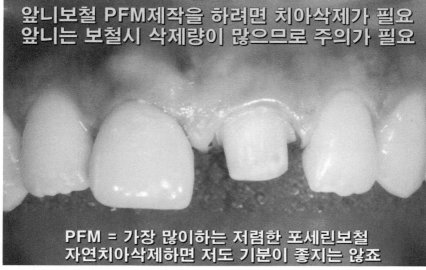

21번 라미네이트가 탈락한 환자
라미네이트가 벌써 3번이나 떨어졌다고 이제는
안 떨어지는 보철을 요구. PFM하기로...

타치과 라미네이트가 떨어져서 오신 경우...
명의는 7년간 라미네이트를 한게 3번이내이다.

이 상태로는 PFM제작이 불가능합니다.
치아삭제량이 부족해서 제작을 못함.

앞니보철 PFM제작을 하려면 치아삭제가 필요
앞니는 보철시 삭제량이 많으므로 주의가 필요

PFM = 가장 많이하는 저렴한 포세린보철
자연치아삭제하면 저도 기분이 좋지는 않죠

나는 라미네이트를 거의 안 해서, 타 치과 다니다가 옮긴 경우엔 전치부
보철은 치아 삭제가 충분해야 제작이 가능하다.

보
철

04절 보철치료의 과정 [엔도 끝난 뒤부터 완전 접착까지]

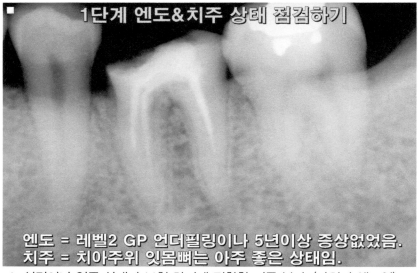

1단계 엔도&치주 상태 점검하기

**엔도 = 레벨2 GP 언더필링이나 5년이상 증상없었음.
치주 = 치아주위 잇몸뼈는 아주 좋은 상태임.**

1. 신경이나 잇몸 상태가 보철 하기에 적합한 지를 본다. (타치과 엔도임)

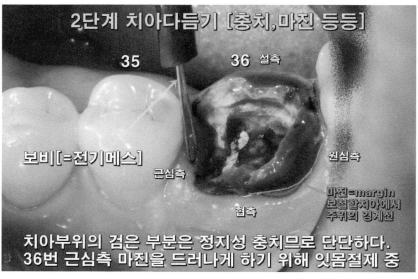

2단계 치아다듬기 [충치,마진 등등]

35　　　　　36 설측

보비[=전기메스]

근심측

원심측

마진=margin
보철할치아에서
주위의 경계선

협측

**치아부위의 검은 부분은 정지성 충치므로 단단하다.
36번 근심측 마진을 드러나게 하기 위해 잇몸절제 중**

2. 치아 다듬기. 이런 걸 빼고 임플하자는 과잉진료도 많을 듯…

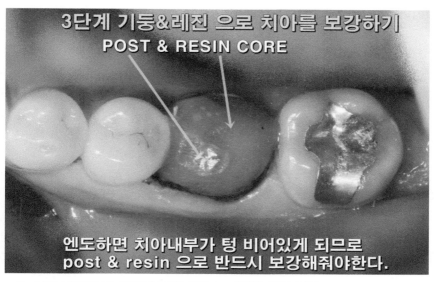

3단계 기둥&레진 으로 치아를 보강하기
POST & RESIN CORE

엔도하면 치아내부가 텅 비어있게 되므로
post & resin 으로 반드시 보강해줘야한다.

3. 치아 내부의 빈 공간에 기둥 세우고 레진을 채워 보강

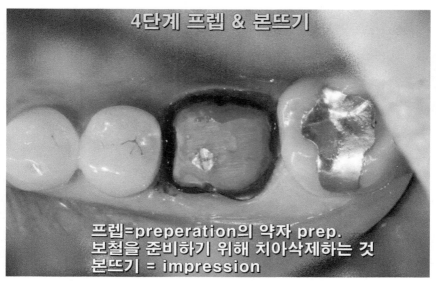

4단계 프렙 & 본뜨기

프렙=preperation의 약자 prep.
보철을 준비하기 위해 치아삭제하는 것
본뜨기 = impression

4. 프렙[치아 삭제]를 하고 나서 본을 떠서 보철을 만든다.

보철은 교합을 맞춰야 생명력을 가진다

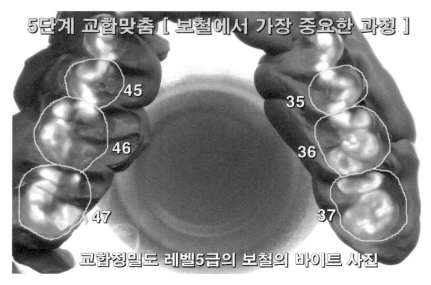

5단계 교합맞춤 [보철에서 가장 중요한 과정]

45
46
47
35
36
37

교합정밀도 레벨5급의 보철의 바이트 사진

36번 보철 부위의 높이가 35, 37번과 똑같음을 알 수 있다.

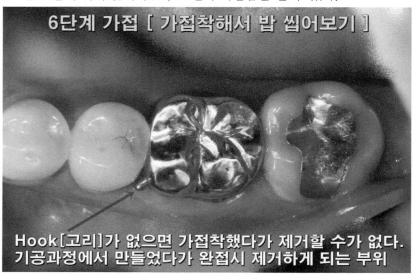

6단계 가접 [가접착해서 밥 씹어보기]

**Hook[고리]가 없으면 가접착했다가 제거할 수가 없다.
기공과정에서 만들었다가 완접시 제거하게 되는 부위**

보철 제작할 때부터 고리를 달아서 제작해야 가접착이 가능.

가접하여 써보고 나서 완접하면 좋다

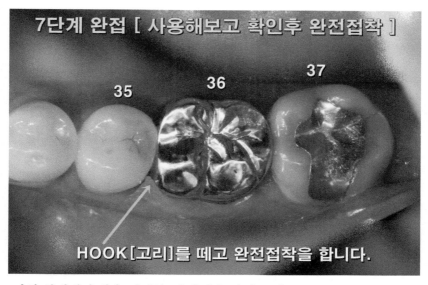

7단계 완접 [사용해보고 확인후 완전접착]

35   36   37

HOOK[고리]를 떼고 완전접착을 합니다.

가접 상태에서 밥을 먹어본 뒤 완접을 하면 좋다.

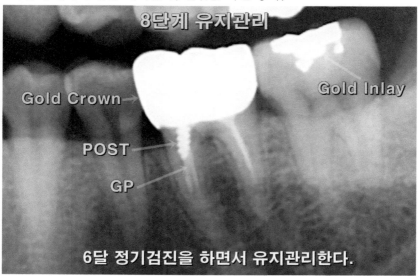

8단계 유지관리

Gold Crown→

Gold Inlay

POST

GP

6달 정기검진을 하면서 유지관리한다.

정기검진을 하면서 유지관리를 해야 한다.

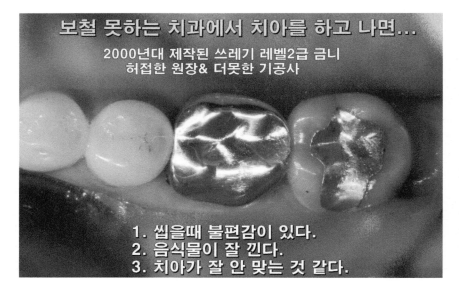

가방 하나를 사더라도 30만 원짜리부터 3,000만 원짜리까지 다양하게 있는 것처럼, 보철의 품질도 아주 다양하다. 금니를 하기 전의 임시치아까지는 오히려 잘 씹어지고 편했는데, 금니를 하고 나서부터 갑자기 통증이 생기고 이가 시리고 음식물이 낀다면 그건 치과의사가 실력이 없는 거다.

교합을 제대로 통제할 줄 몰라서 교합간섭이 생긴 것이다.

보철을 해서 교합간섭이 없이 교합맞춤을 정확하게 하는 작업은 실제로 매우 어려운 작업이다. 본뜨기 위해 치아를 삭제하는 "프렙"보다 보철물을 구강에서 맞추는 "교합맞춤"이 몇 배는 더 어려운 작업이다. **치과계에서 일어나는 대부분의 불만사항은 바로 이 "교합맞춤"에서 일어난다.** 환자는 돈 내고 보철을 했는데 씹기 불편하다면, 어느 누가 만족할 수 있겠는가? 치료를 잘못했다고 생각하기 쉬운 상황이다.

교합이 좋은 보철이 품질이 좋은 거다

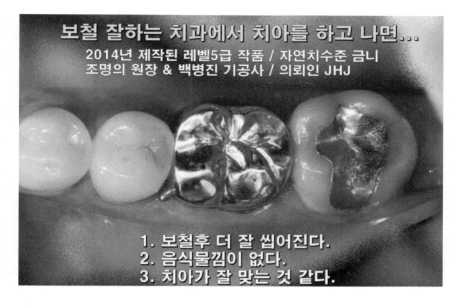

보철을 잘하는 곳에서 치아를 하고 나면 환자의 만족도가 매우 높아진다. 이건 너무 당연한 거다. 보철을 하고 난 뒤부터 정말로 잘 씹어진다면 어떤 환자가 불만족하겠는가? 씹을 때 안 불편하고 음식물 안 끼는 그런 좋은 보철을 만들어 주면, 치과의사로서 보람도 크다. 그렇게 교합이 맞는 보철은 척추뼈와 같아서 인체 균형을 유지하게 될 테니 말이다. 하지만 많은 치과의사들이 교합은 눈에 보이지 않는 것이기에 그저 환자가 씹을 때 불편하지 않았으면 하는 정도로 교합을 맞추어준다. 기왕 하는 거 자연치보다 더 잘 씹히는 그런 보철을 만들어 주는 게 좋지 않을까?

보철의 품질이라는 게 눈에 보이지 않지만 바이트를 찍으면 눈으로 확인이 가능하다. 다음 6절에서는 보철의 품질을 조명의 원장이 세계 최초로 객관적으로 분류해 보이겠다.

06절 어금니 보철 품질 분류 6단계 [명의 6분류법]

당신이 살고 있는 이 우주는 객관과 주관이 공존하는 곳이다. 맛있는 식당은 객관화된 수치로 측정이 불가능할지라도, 분명 어떤 객관성이 있어서 다수의 사람들이 "맛집"이라고 평가를 내려준다. 치과도 주관성이 일부 있기는 하나, 분명히 객관화시킬 수 있다. 그래서 내가 객관화를 시켜보았다. 세계 최초로 자칭 국가대표 한국 치과의사 조명의 원장이 분류를 하였다.

본 분류는 대구치의 보철을 기준으로 하며, 이 분류를 통해

치아의 교합 & 저작 상태도 설명하기에 유용한 분류이다.

레벨1 [5등급] 환자가 씹을 수가 없는 보철 & 교합 상태
교합간섭이 심하거나 교합이 낮거나 잘 안 물리는 보철

레벨2 [4등급] 씹을 수 있으나 불편감이 있는 보철 & 교합 상태
교합간섭이 있어 씹기 불편, 음식물 낌, 교합점의 부족

레벨3 [3등급] = 높이 맞고 교합간섭 없는 보철 & 교합 상태
불편감은 없으나 ABC 교합점이 잘 만들어진 건 아닌 상태

레벨4 [2등급] = 교합점이 안정적인 정밀한 보철 & 교합 상태
교합점 A, B, C가 안정적인 보철

레벨5 [1등급] = 교합이 좋은 자연치 수준의 보철 & 교합 상태
바이트와 자연치가 구별되지 않는 수준

레벨6 [0등급] = 신이 허락해야 제작 가능한 완벽한 보철
구강 내 교합맞춤 시간이 0초로 한 번에 맞음

자연치아를 깎아서 그대로 재현한다는 건… 인간이 신의 영역에 도전하는 것이다

일부 치과의사들 보면 보철을 너무나 쉽게 생각한다. 환자들도 그냥 보철 하면 다 밥을 잘 씹어 먹을 거라고 생각한다. 보철 하면 원래의 교합을 회복할 거라고들 착각한다.

틀렸다! 자연치아를 깎아서 그대로 재현하는 건 사실상 불가능하다. 다만 최대한 근접하려고 노력할 뿐이다. 그러므로 보철은 함부로 해서는 안 된다. 6번 치아가 빠졌을 때 5, 7번 치아를 깎아서 거는 브리지를 하지 말고 임플란트를 해야 하는 진짜 이유는 자연치아를 손상시키기 때문이 아니다. 5, 7번 자연치아를 깎아버리면 원래의 좋았던 교합이 손상되어 교합의 품질이 레벨5급에서 레벨3급으로 확 내려간다. 레벨3이면 다행인데, 브리지 치료의 현실은 레벨1, 레벨2급의 교합이 많다. 거기다가 브리지는 한 개짜리 임플보다 더 교합을 맞추기가 힘들다. 그래서 명의일수록 보철을 하는 데 두려움을 갖는다. 보철을 못해서 두려움을 갖는 게 아니라 자연치아 원래의 교합을 보철로 회복시키는 게 얼마나 힘든 일인지 알기에 함부로 하지 않으며 일단 한 번 손을 대면 목숨을 걸고 최고의 교합을 만들어내는 데 집중한다. 레벨4 이상의 교합을 추천하지만, 최소한 레벨3급 이상의 교합을 만들 수 있는 치과는 가야 한다.

여러분들이 5장 6절의 교합의 품질에 대해서 알게 되어 바이트검사를 통해 교합을 재현하는 게 얼마나 현실적으로 어려운 일인지를 알게 된다면, 다음 진리를 깨닫게 될 것이다.

보철은 최대한 피해야 한다. 하지만 해야 될 상황이 된다면 최대한의 기술력을 발휘하여 정밀한 교합을 재현해야 한다.

보철

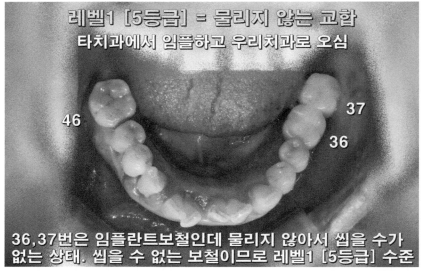

레벨1 [5등급] = 물리지 않는 교합
타치과에서 임플하고 우리치과로 오심

46
37
36

36,37번은 임플란트보철인데 물리지 않아서 씹을 수가 없는 상태. 씹을 수 없는 보철이므로 레벨1 [5등급] 수준

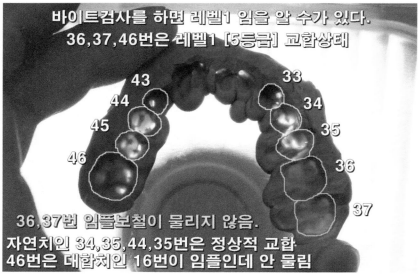

바이트검사를 하면 레벨1 임을 알 수가 있다.
36,37,46번은 레벨1 [5등급] 교합상태

43
44
45
46
33
34
35
36
37

36,37번 임플보철이 물리지 않음.
자연치인 34,35,44,35번은 정상적 교합
46번은 대합치인 16번이 임플인데 안 물림

70세 이 어머니는 타 치과 임플이 씹히지 않아 우리 치과 내원. 임플보철이 물리지 않아 씹을 수 없는 상태.

| 안 물리거나 간섭이 심해서 저작 불능

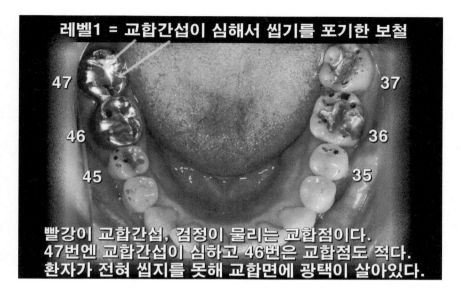

레벨1 = 교합간섭이 심해서 씹기를 포기한 보철

47
46
45
37
36
35

빨강이 교합간섭, 검정이 물리는 교합점이다.
47번엔 교합간섭이 심하고 46번은 교합점도 적다.
환자가 전혀 씹지를 못해 교합면에 광택이 살아있다.

레벨1급 5등급 보철을 하면 애로사항이 꽃핀다.

좌측 70세 환자처럼 교합이 낮은 "저위교합"이거나, 위쪽 금니처럼 교합간섭이 심한 경우엔 환자가 절대로 밥을 씹어 먹을 수가 없다. 보철물의 균형이 안 맞는데, 너무 많이 안 맞고 오류가 많아서 치아로서 저작 기능을 제대로 수행할 수 없는 경우이다. 치과에서 보철이나 임플한다고 다 잘 씹어 먹는 것은 절대로 아니다.

왼쪽처럼 저위교합은 보철 자체를 아예 새롭게 다시 해야 한다. 위쪽의 환자는 보철 자체를 다시 하거나 아님 교합간섭 제거를 통해서 교합간섭이 없는 레벨3급 보철로 만들어 줄 수 있다. 환자가 한쪽으로 씹기를 포기하고 편측 저작을 하면 우리 몸은 어떻게 될까? 치과치료의 오류가 치아에서만 끝나면 참 맘이 편할 텐데, 그게 아니라서 문제다.

레벨1 교합에선 심한 편측 저작이 발생

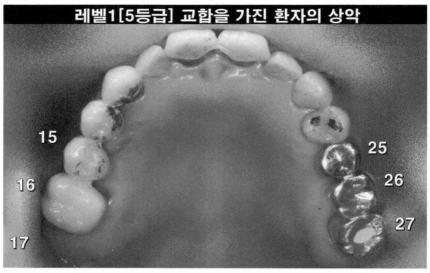

레벨1[5등급] 교합을 가진 환자의 상악

15
16
17
25
26
27

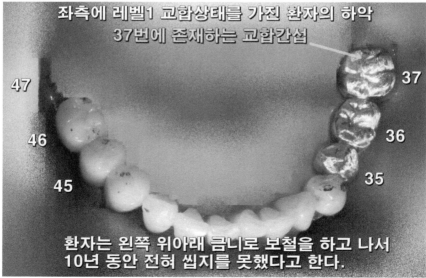

좌측에 레벨1 교합상태를 가진 환자의 하악
37번에 존재하는 교합간섭

47
46
45
37
36
35

환자는 왼쪽 위아래 큼니로 보철을 하고 나서
10년 동안 전혀 씹지를 못했다고 한다.

37번의 교합간섭이 매우 희미하다. 실제로 저걸 찾을 수 있는 실력을 가진 치과의사는 극소수에 불과하다.

편측 저작을 하면 턱 & 척추는 틀어진다

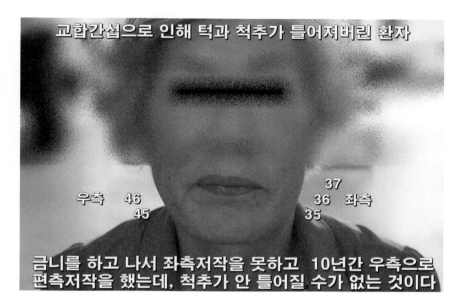

교합간섭으로 인해 턱과 척추가 틀어져버린 환자

우측　46
　　　45

37
36　좌측
35

금니를 하고 나서 좌측저작을 못하고　10년간 우측으로 편측저작을 했는데, 척추가 안 틀어질 수가 없는 것이다

상하악 사진의 주인공이다. 여름에 후배들 치과의료봉사하는 데 따라갔다가 이놈의 오지랖이 넓어서 교합간섭 증상이 뻔히 보이는 환자를 치료를 안 해줄 수가 없었다.

환자가 제 앞에 왔을 때 얼굴만 보고 진단이 된다. 이 환자 "턱 올라감" 현상이 보이는 걸로 봐서 우측 편측 저작을 하겠고, 분명 좌측에 보철을 했겠지. 한국 치과의사들 대부분은 교합을 제대로 맞출 줄 모르니, 얼굴 보고 추정이 된다. 우측은 분명 상하악 7번이 없어서 어금니가 2개나 없는 것인데도, 오히려 7번까지 다 있는 좌측으로 더 씹을 수가 없다니…… . 보철 하고도 못 씹어 먹는 환자들 생각보다 많다. 대부분 치과에서 만들어 낸다. 교합을 제대로 만들면 이런 환자는 발생할 수가 없다. 치과의사 여러분! 씹지도 못할 보철을 하는 수준이라면 프로로서 치료비를 받지 맙시다.

| 레벨2 씹기 불편한 교합 & 보철

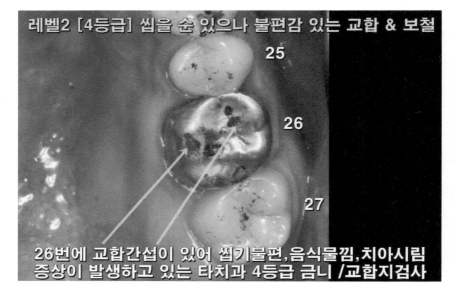

레벨2 [4등급] 씹을 순 있으나 불편감 있는 교합 & 보철

25

26

27

26번에 교합간섭이 있어 씹기불편,음식물낌,치아시림
증상이 발생하고 있는 타치과 4등급 금니 /교합지검사

26번 금니에 빨간 교합간섭점이 뚜렷하게 보인다. 이 정도면 씹을 수는 있으나 씹을 때마다 씹기 불편, 음식물 낌, 치아 시림 현상이 일어나는 불편한 보철이다.

원인은 바로 교합간섭에 있다. 분명 신경치료해서 신경을 죽였는데도 치아가 시리다면, 그건 교합간섭 때문이다. 교합간섭으로 잇몸뼈에 해로운 힘이 가해져서 "시큰"한 느낌이 생긴 것을 환자가 신경이 덜 죽었다고 오해하는 경우이다. 어쨌든 의사가 이런 상황에서 교합맞춤을 제대로 안 해주고 "쓰다 보면 익숙해질 거예요." 같은 소리를 한다면 그 놈은 실력이 없는 놈이다. 치과를 잘못 선택한 것이다. 빨리 실력 있는 분을 찾아서 교합간섭을 해결하지 않으면 계속적인 불편감에 시달릴 것이고 교합 문제로 잇몸이 빨리 안 좋아져서 발치를 하게 될 위험성이 높아진 것이다.

레벨3 저작 시 불편감 없는 교합 & 보철

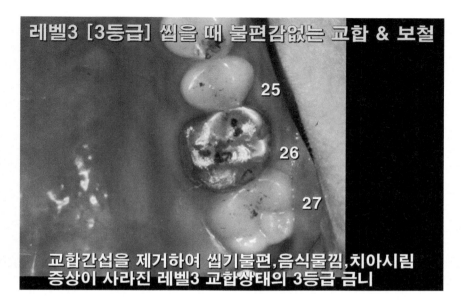

레벨3 [3등급] 씹을 때 불편감없는 교합 & 보철

25
26
27

교합간섭을 제거하여 씹기불편,음식물낌,치아시림
증상이 사라진 레벨3 교합상태의 3등급 금니

왼쪽의 레벨2 수준이던 타 치과 4등급 금니의 교합간섭을 내가 찾아내서 제거해서 3등급 금니로 수준을 올려주었다. 씹기 불편감이 완전 해소됨. 높이가 맞고 간섭은 없는 교합 & 보철!

명의는 왼쪽처럼 교합간섭이 있는 보철은 취급하지 않는다. 내 환자들은 최소 레벨3에서 레벨6 품질의 보철을 끼운다. 최근에 치대를 졸업한 젊은 원장들이 그나마 교합간섭의 존재를 잘 찾고 제대로 대처하는 편이다.

환자들은 치과에서 보철을 하기 전에 원장이 레벨3급 이상의 교합 상태 & 보철을 해줄 수 있는지를 반드시 확인하는 게 좋을 것이다. 보철 하고 나서 후회하지 않으려면, 그리고 치과원장들은 타 치과 보철을 이렇게 고쳐주지 않는다. 괜히 손댔다가 덤터기 쓸까 봐. 환자들도 치과를 싼 데를 찾다가 개고생하지 말고 실력 있는 치과를 찾는 게 좋을 것이다.

| 레벨3급 3등급 금니의 바이트

앞에 나온 환자와 다른 환자의 금니의 바이트를 살펴보자.

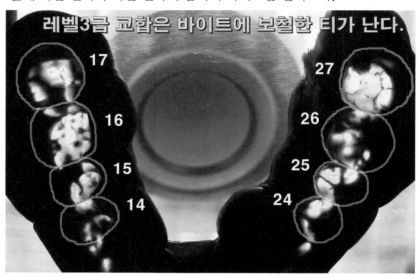

자연치인 16번과 보철치인 26번을 비교해서 보라.

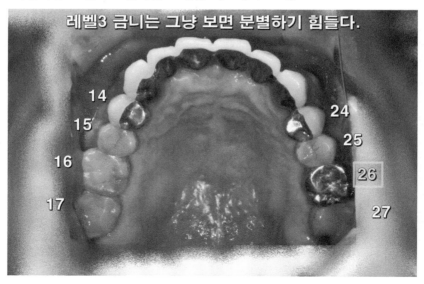

| 레벨3 금니 45만 원 이상이 적정가격

왼쪽 환자의 26번 금니를 확대해서 보자.

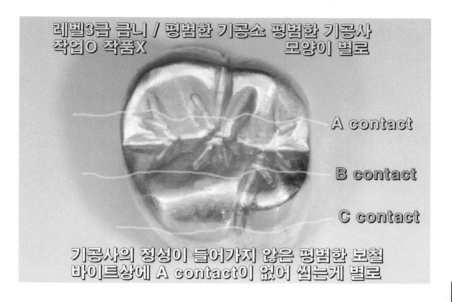

금이 안 들어가는 레벨3급 PFM은 39만 원 이상이고, A-type 금니는 45만 원 이상은 받아야 한다. 환자들은 비싸다고 생각하겠지만, 치과의사 입장에서는 전혀 그렇지 않다. 금니는 교합지가 잘 안 찍혀서 교합맞춤이 힘들다. 나는 시골에 있어 이보다 적게 받지만, 생활비가 비싼 도시에서는 이 정도는 받는 게 실력에 맞는 적정한 보철 비용이다. 이는 2014년 기준으로 매년 물가 상승률 고려 4%씩은 비용이 증가해야 한다.

현재 우리나라 치과의 평균적인 교합 실력이 레벨2 정도임을 감안하면 그런 치과는 금니 40만 원 받고, 레벨3을 보장할 수 있는 치과라면 45만 원은 받아야 한다. 명의는 이 평범한 보철을 만들었던 기공사와는 거래를 끊었다. 명의는 레벨5 이상을 목표로 하기 때문이다.

레벨4 [2등급] = 교합이 안정적인 보철 자기 치아처럼 잘 씹히는 보철의 수준

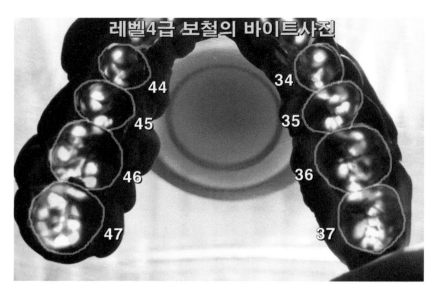

36번의 A교합점과 면이 덜 물려서 레벨4 수준으로 평가한다

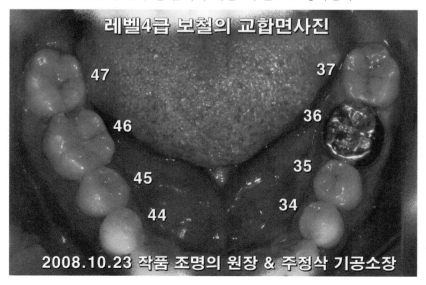

교합점 A, B, C가 안정적인 보철로 이 정도는 되어야 정밀한 보철이다

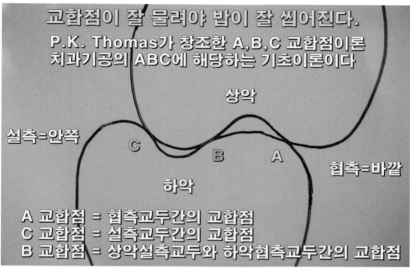

교합점이 잘 물려야 밥이 잘 씹어진다.
P.K. Thomas가 창조한 A,B,C 교합점이론
치과기공의 ABC에 해당하는 기초이론이다

상악

설측=안쪽   C   B   A   협측=바깥

하악

A 교합점 = 협측교두간의 교합점
C 교합점 = 설측교두간의 교합점
B 교합점 = 상악설측교두와 하악협측교두간의 교합점

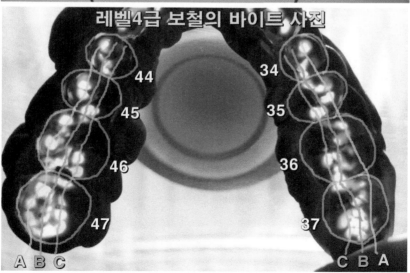

레벨4급 보철의 바이트 사진

44   34
45   35
46   36
47   37
A B C   C B A

레벨4급 보철의 적정 가격은 A-type 기준 59만 원 이상

레벨5 [1등급] = 교합이 자연치와 같은 수준. 인간이 도달할 수 있는 최고의 완성도

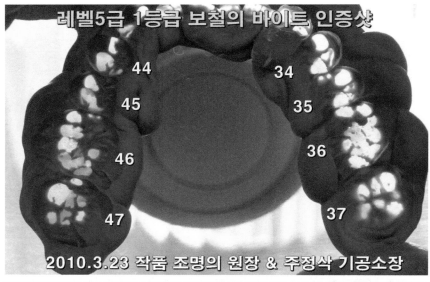

레벨5급 1등급 보철의 바이트 인증샷

44
34
45
35
46
36
47
37

2010.3.23 작품 조명의 원장 & 주정삭 기공소장

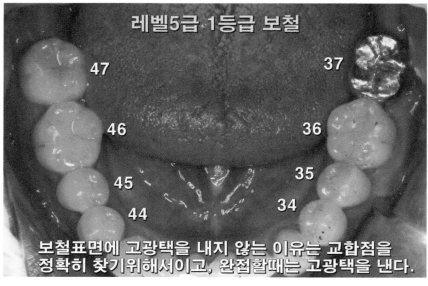

레벨5급 1등급 보철

47
37
46
36
45
35
44
34

보철표면에 고광택을 내지 않는 이유는 교합점을 정확히 찾기위해서이고, 완접할때는 고광택을 낸다.

바이트로 자연치와 구별 불가능한 수준 그런 교합에 도달할 때 비로소 레벨5

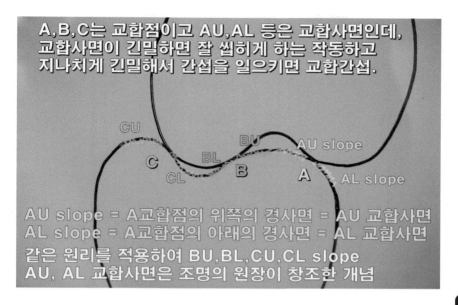

A,B,C는 교합점이고 AU,AL 등은 교합사면인데,
교합사면이 긴밀하면 잘 씹히게 하는 작동하고
지나치게 긴밀해서 간섭을 일으키면 교합간섭.

AU slope = A교합점의 위쪽의 경사면 = AU 교합사면
AL slope = A교합점의 아래의 경사면 = AL 교합사면
같은 원리를 적용하여 BU,BL,CU,CL slope
AU, AL 교합사면은 조명의 원장이 창조한 개념

보철 최고난이도인 최후방치아 7번이란 문제를 이렇게 풀어냈다. 인류 최고 수준의 기술이다. A, B, C 교합점 재현을 넘어서 교합사면까지 정밀하게 재현한 보철이 바로 이것이다. 보철 실력 상위 1% 이내에서나 제작 가능해 구경하기 힘든 작품이니, 일반인이나 치과의사, 기공사 모두 잘 감상하시길 바란다.

웬만한 치과의사나 기공사는 평생을 해도 이런 작품이 나오지 않는다. 상하악치아의 교합이 점접촉을 뛰어넘어 면접촉의 양상까지 보이고 있다. 레벨5급 교합 & 보철이란 A, B, C점을 완벽재현을 뛰어넘어, AU, AL, BU, BL, CU, CL 같은 교합사면까지 재현하여 바이트상에서 자연치인지 보철인지 전문가조차 구별 불가능한 수준을 말한다. 세계 최고품질의 금니가 120만 원 정도에 시술 가능한 한국은 치과천국이다.

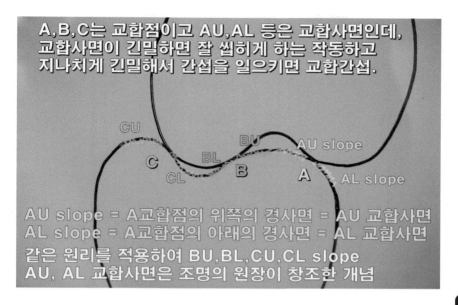

보
철

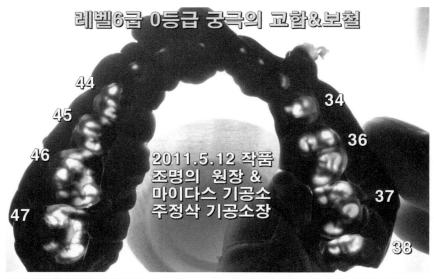

레벨6급 0등급 궁극의 교합&보철

44
45
46
47
34
36
37
38

2011.5.12 작품
조명의 원장 &
마이다스 기공소
주정삭 기공소장

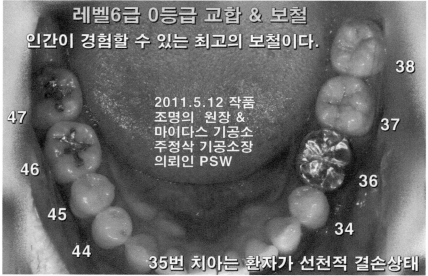

레벨6급 0등급 교합 & 보철
인간이 경험할 수 있는 최고의 보철이다.

47
46
45
44
38
37
36
34

2011.5.12 작품
조명의 원장 &
마이다스 기공소
주정삭 기공소장
의뢰인 PSW

35번 치아는 환자가 선천적 결손상태

구강 내에서 높이, 컨택, 마진 모든 게 한 번에 맞았다.

레벨5급 교합을 교합맞춤 시간 0초 조정 없이 한 번에 맞출 수 있어야 함

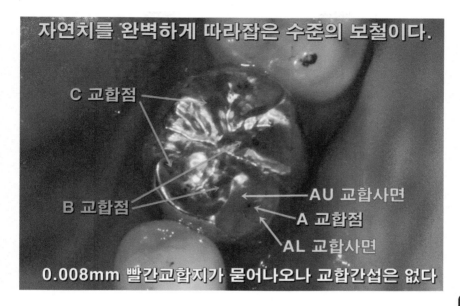

교합이 너무 완전하면 교합지가 오히려 잘 안 찍히게 되다. 교합력이 분산되어 특정한 점으로 몰리지 않기 때문이다. 그리고 금니라는 재료 특성상 잘 안 찍히는 것도 있다. 사진의 36번의 바이트를 보라! 모든 교합점이 다 잘 물리고 있지 않은가?

지금 보는 보철의 수준은 인류 최고의 수준이다. 이걸 하려면 실력 있는 기공사가 필요하다. 기공소의 일반 기공사급에서는 제작 자체가 불가능하고, 경력 10년은 되는 기공사 혹은 기공소장급에서도 교합공부를 많이 한 극소수의 인재만이 제작 가능하다. 원래 보철은 의사 40% 기공사 60%인데, 기공사가 너무 완벽해서 금니를 끼울 때, 치과의사의 역할이 0%가 되어버린 상황이다.

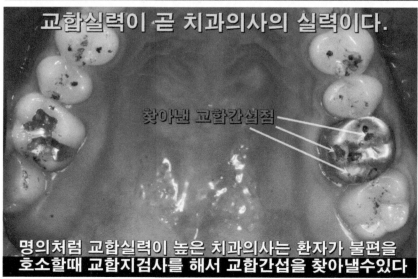

보철에서 교합점을 정확히 찾아서 찍어내는게 쉽지않다
26번 금니에 교합간섭점은 커녕 교합점도 잘 안 찍힌다.

교합지검사해서 교합간섭이 없다고 문제없다고 우기는
치과의사들도 있는데 실력이 없어서 못 찾아낸 것이다.

교합실력이 곧 치과의사의 실력이다.

찾아낸 교합간섭점

명의처럼 교합실력이 높은 치과의사는 환자가 불편을
호소할때 교합지검사를 해서 교합간섭을 찾아낼수있다

보철, 특히 금니는 교합지가 더 잘 안 찍힌다.

보철의 교합이 안 좋으면 뜯고 새로 하는 게 정상적인 치료이긴 하다

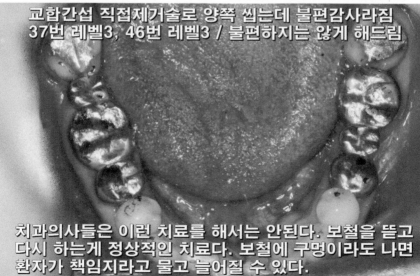

보철한 부위 특히 왼쪽으로 못 씹겠다는 환자
치과의사가 금재료값을 아끼려고 36번을 작게 만듬
어금니를 제 크기보다 작게 만드니 잘 못 씹는다.

47

46

45

37

36

35

37번 교합간섭이 심함. 잘 씹어먹는게 오히려 이상함.
37번 레벨5, 46번 레벨4 / 교합간섭직접제거술 예정

교합간섭 직접제거술로 양쪽 씹는데 불편감사라짐
37번 레벨3, 46번 레벨3 / 불편하지는 않게 해드림

치과의사들은 이런 치료를 해서는 안된다. 보철을 뜯고
다시 하는게 정상적인 치료다. 보철에 구멍이라도 나면
환자가 책임지라고 물고 늘어질 수 있다.

환자들이 첨부터 교합을 잘하는 치과를 찾아서 하면 된다.

08절 보철의 기본을 지키지 않아 환자에게 해로움을 끼치는 치과의사들의 수법

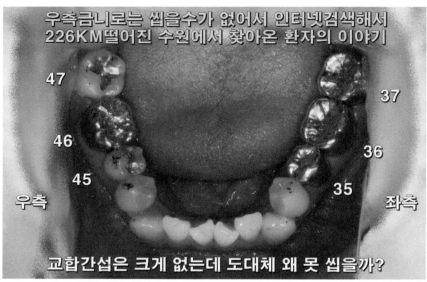

우측금니로는 씹을수가 없어서 인터넷검색해서 226KM떨어진 수원에서 찾아온 환자의 이야기

47

46

45

우측

37

36

35

좌측

교합간섭은 크게 없는데 도대체 왜 못 씹을까?

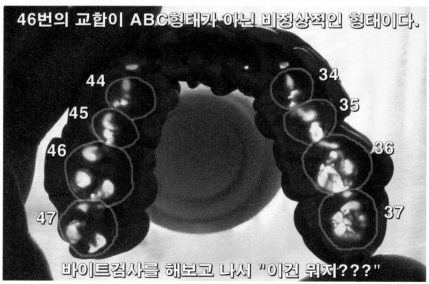

46번의 교합이 ABC형태가 아닌 비정상적인 형태이다.

44

45

46

47

34

35

36

37

바이트검사를 해보고 나서 "이건 뭐저???"

참으로 해괴망측한 교합이다. 46번.

치과계의 예수로서 진리를 전한다

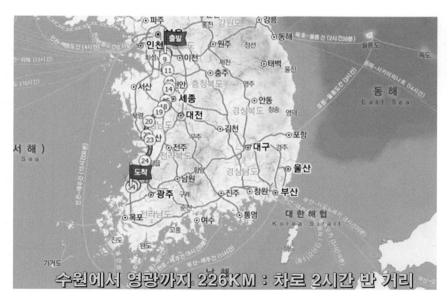

Google 교합간섭

웹문서   이미지   동영상   뉴스   더보기 ▼   검색 도구

검색결과 약 220,000개 (0.27초)

치아시림은 **교합간섭**이 원인이다. 1부 - 덴티잡스 - T
28secret.tistory.com/37 ▼
2013. 8. 2. - 나이가 들면 어르신들이 "치아시림"을 많이들 호소하십니다
치아가 시려지는 걸까요??? 그건 치열의 균형이 깨지면서 "**교합간섭**"이

치아파절의 원인은 **교합간섭**에 있다. 2부 - 덴티잡스
28secret.tistory.com/40 ▼
2013. 8. 7. - 1부에 나온 **교합간섭**에 대한 해설입니다. 내용이 전문적&3:
해하기 힘드실 수도 있습니다. ^^; 24,25번치아에서 파란점은 제자리 ...

2012년 10월부터 인터넷에 치과복음을 올리고 전도를 시작했는데, 멀리서 복음을 듣고 한 신도가 나를 찾았다.

수원에서 영광까지 226KM : 차로 2시간 반 거리

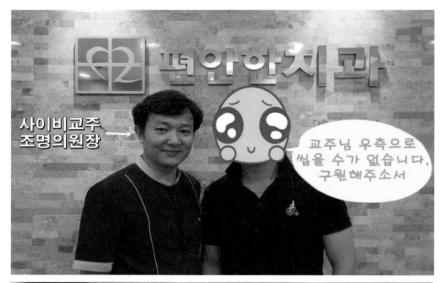

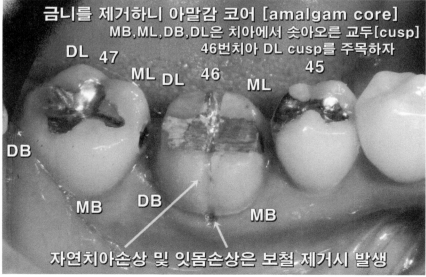

│ 치아 삭제량을 제대로 지키지 않았다

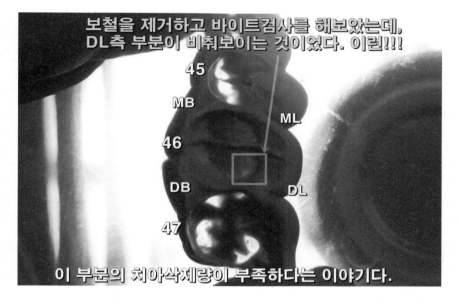

보철학교과서에 보면 금니의 경우 권장 두께가 있다.

기능교두 1.5mm, 비기능교두 1.0mm, 기능교두[하악은 협측교두 MB, DB cusp, 상악은 P cusp], 비기능교두[하악은 ML, DL 상악은 MB, DB]

그런데 현실에서는 1.5mm 두께로 치아 삭제하면 과하다. 이론은 이론이고 현실은 전혀 다른데 보통 "임상에서는"이라는 표현을 의사들은 주로 쓴다. 이론에서는 1.5mm, 1.0mm 이나 임상에서는 1.0mm, 0.5mm를 삭제한다. 이 정도만 해도 충분하기 때문이다. 이론대로, 교과서대로 치아 삭제하면 삭제량이 너무 많아 안 좋다.

근데 이 환자의 경우 치아 삭제량이 부족한 게 도대체 어떤 해로움을 일으켰을까?

| 금 함량을 아끼기 위한 치과의사의 꼼수

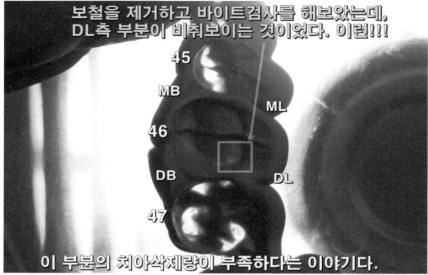

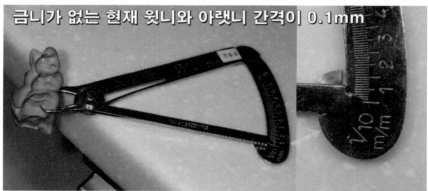

난 너무 신기했다. 금니 두께가 최소 0.3mm는 나올 텐데 어떻게 프렙[치아 삭제]를 이렇게 적게 하면서 금니 제작이 가능했으며, 어떻게 환자에게 끼워줬으며, 어떻게 환자가 높은걸 환자가 참을 수 있었는지.

머리카락 두께가 0.1mm라 머리카락만 씹어도 높다고 느끼는데, 0.2mm가 높았다면 엄청나게 높은 거다.

금 아껴 뭐 하겠노? 소고기 사묵것제!

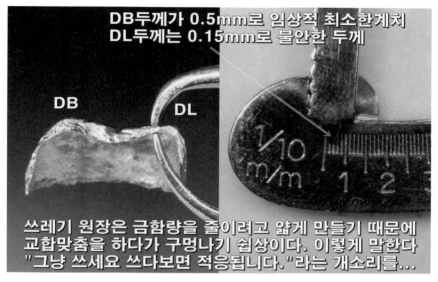

**DB두께가 0.5mm로 임상적 최소한계치
DL두께는 0.15mm로 불안한 두께**

DB   DL

1/10 m/m   1   2

쓰레기 원장은 금함량을 줄이려고 얇게 만들기 때문에
교합맞춤을 하다가 구멍나기 쉽상이다. 이렇게 말한다
"그냥 쓰세요 쓰다보면 적응됩니다."라는 개소리를...

교합을 맞춰줘서 불편함이 없게 하는 게 치과의사가 할 일이란다.

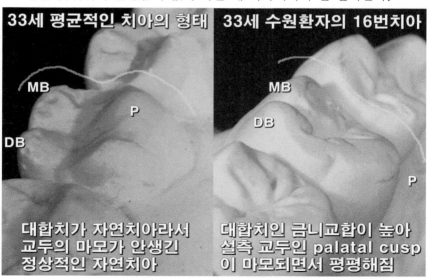

33세 평균적인 치아의 형태   **33세 수원환자의 16번치아**

MB   P

DB

MB

DB

P

대합치가 자연치아라서
교두의 마모가 안생긴
정상적인 자연치아

대합치인 금니교합이 높아
설측 교두인 palatal cusp
이 마모되면서 평평해짐

대합치가 마모되어 적응되는 건, 적응이 아니라 "손상"이다.

씹지 못하는 환자의 교합 분석

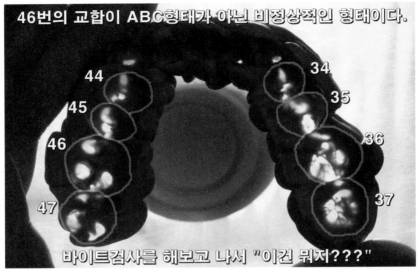

46번의 교합이 ABC형태가 아닌 비정상적인 형태이다.

44
45
46
47
34
35
36
37

바이트검사를 해보고 나서 "이건 뭐저???"

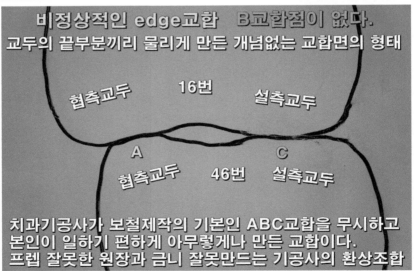

비정상적인 edge교합   B교합점이 없다.
교두의 끝부분끼리 물리게 만든 개념없는 교합면의 형태

협측교두   16번   설측교두

A   C
협측교두   46번   설측교두

치과기공사가 보철제작의 기본인 ABC교합을 무시하고
본인이 일하기 편하게 아무렇게나 만든 교합이다.
프렙 잘못한 원장과 금니 잘못만드는 기공사의 환상조합

유유상종! 프렙을 저따위로 하는 치과의사의 수준에 맞게, 기공료 싸고 실력 없는 기공사에게 보철 제작을 맡긴 거다.

ABC교합을 만들어 주어야 한다

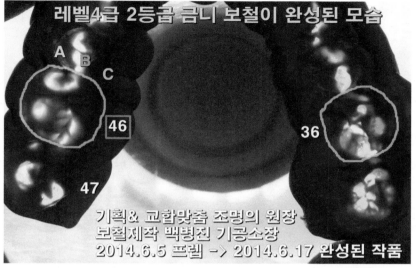

레벨4급 2등급 금니 보철이 완성된 모습

A B C

46
36
47

기획 & 교합맞춤 조명의 원장
보철제작 백병진 기공소장
2014.6.5 프렙 -> 2014.6.17 완성된 작품

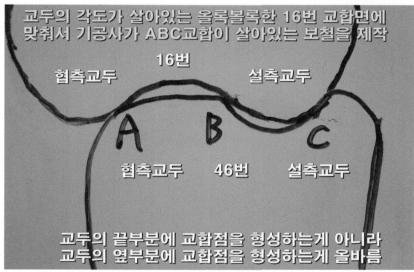

교두의 각도가 살아있는 올록볼록한 16번 교합면에
맞춰서 기공사가 ABC교합이 살아있는 보철을 제작

16번
협측교두   설측교두

A   B   C

협측교두   46번   설측교두

교두의 끝부분에 교합점을 형성하는게 아니라
교두의 옆부분에 교합점을 형성하는게 올바름

오전에 교합 맞춰서 가접착을 해드리고, 점심식사를 환자와 같이하면서 밥
이 진짜로 잘 씹어지는지를 확인 결과 대성공!

좋은 교합을 만들려면 대합치도 좋아야

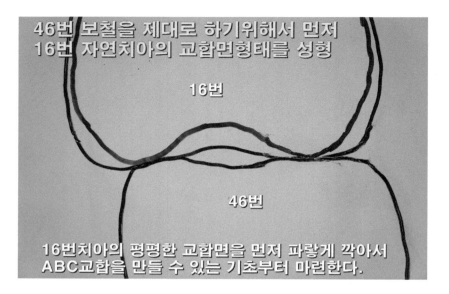

근데 16번을 그냥 그대로 놔두고는 절대로 레벨4의 보철을 만들 수가 없다. 반드시 사전작업이 필요하다. 46번 제작 전에 위 그림의 파란 선처럼 평평한 16번 자연치아의 교합면을 깎아서 올록볼록하게 성형을 하고 나서 46번을 프렙했다.

물론 금값을 아끼지 않고 정확한 두께로 했다.

이 환자는 레벨5급 보철은 제작이 불가능하다. 레벨5급 보철을 하려면 치아 전체교정을 하고 대합치인 16번도 보철을 해서, 상하악 동시에 3차원적으로 교합을 만들어야 한다.

그건 이론적으로 복잡하므로 설명은 생략한다. 보철 제작 기간도 소장님께 12일을 드렸다. 충분히 숙고하면서 보철을 만들 수 있도록 말이다.

좋은 교합을 가진 제대로 된 보철은 그냥 나오는 게 아니다. 교합을 제대로 알고 적용할 수 있어야 한다.

교주로서 신도를 구원하였다

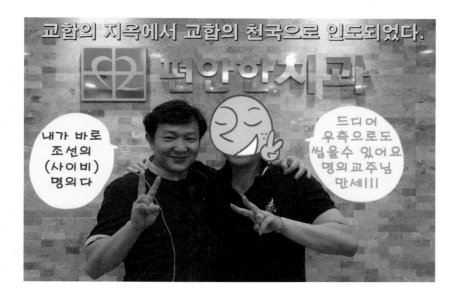

오전에 교합맞춤을 초정밀 모드로 시행한 후, 가접착해서 같이 점심식사를 했다.

신도 : "금니를 낀 직후에는 1주일은 불편해야 하는데 끼자마자 금니를 안 한 것같이 처음부터 편안합니다."

명의교주 : 그래서 "편안한치과"인 것이야!

점심 먹고 치과로 돌아와서 다시 미세한 교합맞춤을 한 번 더 해드리고 나서 진료가 끝났다. 명의는 금니를 해준 게 아니다. 우측으로 씹을 수 있게 되어 이제 환자는 인체의 좌우균형이 맞추어졌다. 나는 환자에게 새로운 삶을 살게 해준 것이다. 치아의 교합이 맞으면 최소 10년은 더 무병장수할 것이기 때문이다. 헛소리는 아니다. 여러분도 한쪽으로 씹지 못해서 커다란 불편감을 겪어보신다면 알게 될 것이다. 치과는 인체 균형에 맞춰서 인간의 삶을 디자인하는 곳이다.

신도가 치과 게시판에 올린 진료 후기

http://cafe.naver.com/easy2875/2424

안녕하세요. 6월 17일 최종 금니 부착하고 온 수원 사는 35세 남자 환자입니다.^^ 6월 5일 진료 후기에 이어 최종 후기 올립니다. 처음에 기대 반 의심 반으로 올라갔던 전남 영광. 1회 왕복 시 500km 가량에 톨비까지 하면 십만 원이 훌쩍 넘는 장소를 찾아가려고 마음먹기까지 정말 쉽지 않았습니다.

그러나 최종 진료 받고 나서 예전보다 우측 어금니로 잘 씹혀 음식 잘 먹고 있습니다. 또한 우측 저작에 적응하려고 노력 중에도 있고요. 원장님을 만나 뵙고 치료 받기를 정말 잘했다는 생각뿐입니다.

제작된 금니로 최종 부착하기 전에도 교합 상태 꼼꼼히 체크해주시고, 바이트 인상재를 그렇게 써가면서 미세하게 조정해 껴주셨습니다. 과연 이 정도까지 신경 써서 해주는 분이 계실까 하는 정도였습니다. 저의 불편한 내용을 정확히 hearing해주시고 그에 따른 진료 계획을 세우시고, 그 내용을 정확히 환자에게 전달하여 이해 / 만족시킨 원장님의 열정과 실력에 매우 만족하였습니다. 덕분에 진료의 가치를 느끼고 왔습니다. 내 어금니가 어떻게 성형되었는지 이해하고 왔으니까요.

솔직히 저도 참 유별난 환자였다고 생각합니다 ㅎㅎ;; 몰랐는데 회사 입사 동기의 친동생이 기공소장을 하고 있다고 하더군요. 최근에 치료 받으러 전라도 갔다고 얘기를 하다가 알게 되었습니다.동기에게 제가 병원에서 진료 받은 과정과 요구사항, 내용 등을 말했는데 아마도 동기가 동생에게 전한 거 같습니다.

그리고 동기의 동생분은 기공 쪽 일하는 분(기공소를 같이 운영하는 병원의 페이 기공사분)에게 내용을 이야기한 거 같았습니다. "나는 까탈스러운 환자가 보철물 제작을 까다롭게 요구하면, 일부러 오진 나오게 해서 불만족스럽게 만들어 다시 못 오게 할 거야. 잘해주면 또 찾아서 또 잘해 달라고 하니까! 어차피 잘 만들든 못 만들든 정해진 페이 받는 건 매한가지니까!"라고 말하는 기공사분이 있더랍니다. '하하하' 하면서 같이 웃었지만, 한편으로 그 현실에 참 씁쓸한 건 사실이었습니다. 원장님의 진료 마인드와 전혀 반대된다고나 할까요!

장차 대한민국 덴티스트계의 교합 대가가 되시기를 기원하겠습니다. 점점 더워지는 여름인데 아무쪼록 즐거운 일만 가득하길 바라겠습니다. 집필하시는 책 출간되면 꼭 사서 읽을게요. 읽고 나서 후기 올리겠습니다.^^ 나중에 다시 찾아뵙겠습니다.

명의 교주 댓글

후기까지 올려주시고, 감사합니다. ㅎㅎ 제가 하고 있는 같은 진료가 널리 퍼져서 국민들에게 혜택을 얻으려면 말이죠. 아무튼 만족하셨다니 다행입니다. 고객님은 까다로운 게 아니고 본인이 불편한 부분을 고치고자 하는 열정이 많았던 것뿐입니다. 높았던 금니와 교합이 안 좋았던 금니 때문에 편측 저작을 하던 몸 상태였습니다. 인체 균형을 위해서 반드시 치료를 했어야 할 상황이었죠. 아무쪼록 치료받은 금니 잘 쓰시고, 조만간 책으로도 찾아뵙겠습니다. 저자 사인한 책을 수십 권 드릴 테니 홍보 좀 부탁드립니다. 대신 평생 동안 교합은 제가 관리해 드리겠습니다. ^^;

보
철

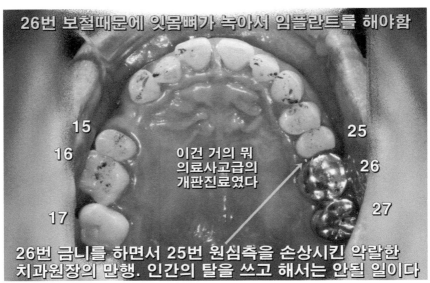

26번 보철때문에 잇몸뼈가 녹아서 임플란트를 해야함

15
16
이건 거의 뭐
의료사고급의
개판진료였다
25
26
17
27

26번 금니를 하면서 25번 원심측을 손상시킨 악랄한
치과원장의 만행. 인간의 탈을 쓰고 해서는 안될 일이다

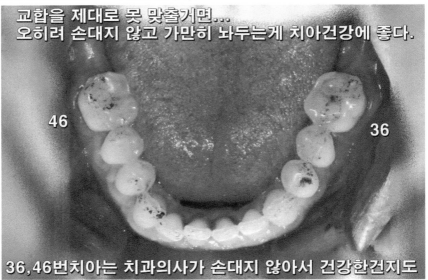

교합을 제대로 못 맞출거면...
오히려 손대지 않고 가만히 놔두는게 치아건강에 좋다.

46
36

36,46번치아는 치과의사가 손대지 않아서 건강한건지도

교합이 맞지 않으면 교합력이 특정 치아에 집중되어 잇몸 뼈가 파괴된다

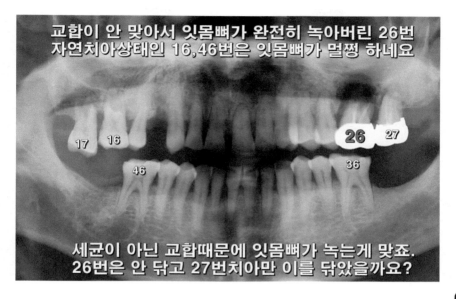

교합이 안 맞아서 잇몸뼈가 완전히 녹아버린 26번
자연치아상태인 16, 46번은 잇몸뼈가 멀쩡 하네요

17 16
46
26 27
36

세균이 아닌 교합때문에 잇몸뼈가 녹는게 맞죠.
26번은 안 닦고 27번치아만 이를 닦았을까요?

환자가 임플을 하러 우리 치과에 찾아왔는데 깜짝 놀랐다.

어떻게 이렇게 진료를 하면서 환자에게 돈을 받을 수가 있는가? 이건 "진료"가 아니라 "상해"다. "상해"! 만약 우리 부모에게 이런 치료했으면 나는 당장 달려가서 멱살 잡았을 것이다.

26번 금니의 교합을 못 맞춰서 26번 잇몸뼈가 녹은 건 의사의 실력이 부족해서 그럴 수 있으므로 이해할 수 있으나, 금니를 하면서 멀쩡한 자연치인 25번을 저렇게 망가뜨린 건 도저히 용서할 수 없는 짓거리다. 나중에 25번도 망가져서 순진한 환자가 찾아오면 엔도 하고 금니 씌워서 돈 벌려고 그랬겠지. 그런 수준의 인간이니 교합개념도 없고 26, 27번 연결해서 보철을 했겠지. 따로 하는 게 보철의 기본인데.

"교합이 안 맞는 보철은 잇몸뼈를 녹이는 파괴장치이다"

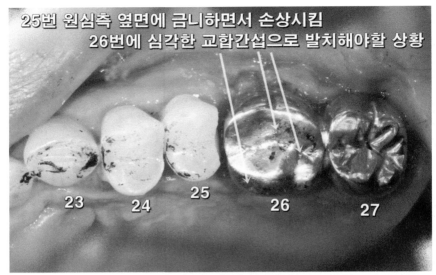

25번 원심측 옆면에 금니하면서 손상시킴
26번에 심각한 교합간섭으로 발치해야할 상황

23 24 25 26 27

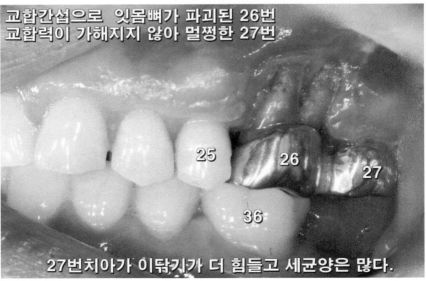

교합간섭으로 잇몸뼈가 파괴된 26번
교합력이 가해지지 않아 멀쩡한 27번

25 26 27

36

27번치아가 이닦기가 더 힘들고 세균양은 많다.

"환자가 임플란트가 하고 싶어서 26번만 피해서 25, 27번만 이를 닦았을까? 그런 일이 가능할까? 잇몸병의 원인은 교합이다."

보철을 할수록 치아가 안 좋아지는 건 의사가 교합을 맞추지 못했기 때문이다

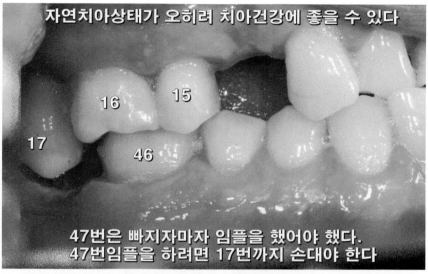

자연치아상태가 오히려 치아건강에 좋을 수 있다

17 16 15 46

47번은 빠지자마자 임플을 했어야 했다.
47번임플을 하려면 17번까지 손대야 한다

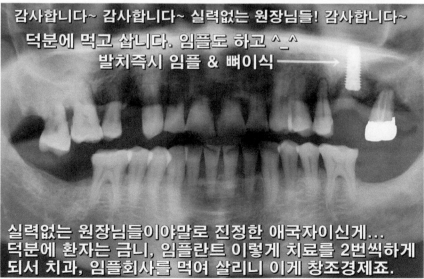

감사합니다~ 감사합니다~ 실력없는 원장님들! 감사합니다~
덕분에 먹고 삽니다. 임플도 하고 ^_^
발치즉시 임플 & 뼈이식 ──→

실력없는 원장님들이야말로 진정한 애국자이신게...
덕분에 환자는 금니, 임플란트 이렇게 치료를 2번씩하게
되서 치과, 임플회사를 먹여 살리니 이게 창조경제죠.

환자는 싼 거 찾지 말고 교합 잘하는 치과를 가야 한다.

10절 보철치료 시 꼭 확인해야 할 3가지 교합, 접촉[컨택], 경계[마진]

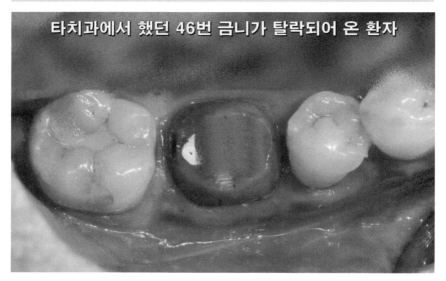

타치과에서 했던 46번 금니가 탈락되어 온 환자

오목하게 만들어서 인접면 공간을 막아보려는 꼼수.

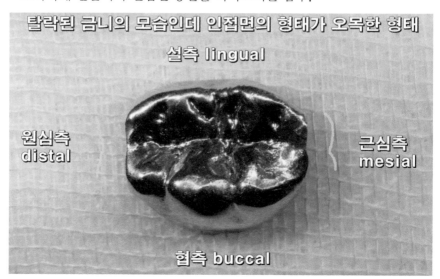

탈락된 금니의 모습인데 인접면의 형태가 오목한 형태

설측 lingual

원심측
distal

근심측
mesial

협측 buccal

접촉은 "볼록 대 볼록"이 보철의 기본이다.
교합간섭이 없으면 음식물이 거의 안 낀다

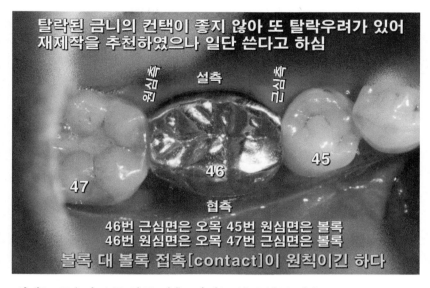

탈락된 금니의 컨택이 좋지 않아 또 탈락우려가 있어
재제작을 추천하였으나 일단 쓴다고 하심

설측

근심측

45

46

47

협측

46번 근심면은 오목 45번 원심면은 볼록
46번 원심면은 오목 47번 근심면은 볼록
볼록 대 볼록 접촉[contact]이 원칙이긴 하다

위에는 꼼수인 오목 볼록 접촉. 아래는 볼록 볼록 접촉.

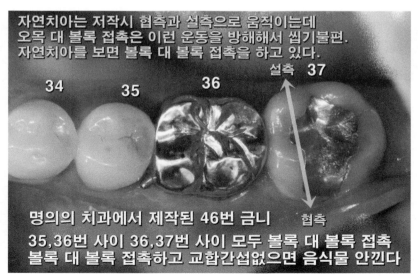

자연치아는 저작시 협측과 설측으로 움직이는데
오목 대 볼록 접촉은 이런 운동을 방해해서 씹기불편.
자연치아를 보면 볼록 대 볼록 접촉을 하고 있다.

설측 37

34   35   36

협측

명의의 치과에서 제작된 46번 금니
35,36번 사이 36,37번 사이 모두 볼록 대 볼록 접촉
볼록 대 볼록 접촉하고 교합간섭없으면 음식물 안낀다

접촉은 너무 세도, 너무 약해도 안 좋다

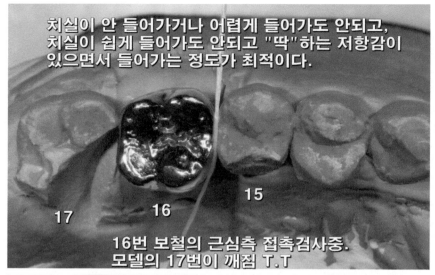

치실이 안 들어가거나 어렵게 들어가도 안되고,
치실이 쉽게 들어가도 안되고 "딱"하는 저항감이
있으면서 들어가는 정도가 최적이다.

17   16   15

16번 보철의 근심측 접촉검사중.
모델의 17번이 깨짐 T.T

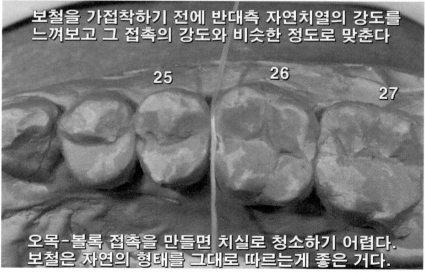

보철을 가접착하기 전에 반대측 자연치열의 강도를
느껴보고 그 접촉의 강도와 비슷한 정도로 맞춘다

25   26   27

오목-볼록 접촉을 만들면 치실로 청소하기 어렵다.
보철은 자연의 형태를 그대로 따르는게 좋은 거다.

접촉[컨택]을 세게 해서 음식물 안 끼게 하는 건 꼼수다. 그러면 교합이
틀어진다. 자연치와 같게 하면 된다.

경계 [margin 업계용어 "마진"]가 잘 맞아야 좋은 보철

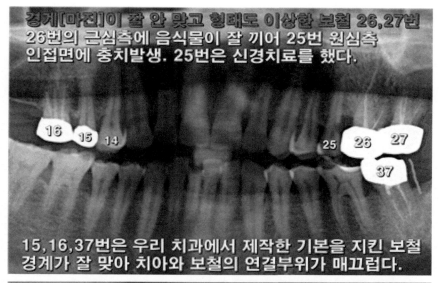

경계[마진]이 잘 안 맞고 형태도 이상한 보철 26,27번
26번의 근심측에 음식물이 잘 끼어 25번 원심측
인접면에 충치발생. 25번은 신경치료를 했다.

16 15 14   25 26 27
                            37

15,16,37번은 우리 치과에서 제작한 기본을 지킨 보철
경계가 잘 맞아 치아와 보철의 연결부위가 매끄럽다.

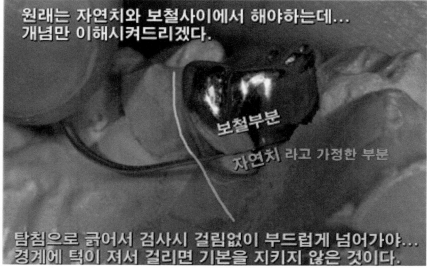

원래는 자연치와 보철사이에서 해야하는데…
개념만 이해시켜드리겠다.

보철부분

자연치 라고 가정한 부분

탐침으로 긁어서 검사시 걸림없이 부드럽게 넘어가야…
경계에 턱이 져서 걸리면 기본을 지키지 않은 것이다.

26, 27번 보철을 못하는 치과에서 했다가 25, 37번을 신경치료하게 됨.
보철이 안 맞으면 구강 내 파괴 장치로 작동!!

어금니 보철의 기본을 무시하는 치과들

참으로 많다. 판단 기준을 내가 다 올렸다. 이것만 지키면 신뢰할 만한 치과라고 믿을 수 있다. 치과 선택 전에 물어봐라! 이렇게 진료하느냐고. 평소 이렇게 하던 치과는 자신 있게 긍정하면서 믿고 하라며 좋아할 것이다. 평소에 비정상적 진료를 하던 치과는 오히려 화를 내거나 당신을 진상으로 몰면서 피할 것이다.

보철은 교합 → 접촉 → 경계 순서로 중요

교합이 안 맞으면 척추 틀어진다. 씹을 수도 없다. 그다음으로 접촉, 그다음으로 경계가 중요하다.

보통 치과업계 사람들은 컨택, 마진이라고 한다.
용어 정리부터 하자면,

접촉 = 컨택 = contact = 치아와 치아 사이의 접촉
경계 = 마진 = margin = 보철 시 프렙을 해놓은 곳의 경계

한국인이 한국어를 쓰는 게 당연하다. 페널티킥이 아니라 벌칙차기가 맞고 스포츠뉴스가 아니라 운동소식이 맞다.

접촉은 자연치와 유사하게 하고, 치실의 강도를 비슷하게 한다. 경계도 자연치와 유사하게 매끈한 형태를 만든다. 결국 모든 정답은 자연에 있다. 교합, 접촉, 경계 모두 자연치아의 형태를 그대로 답습하면 되는 것이다.

자연의 순리를 거스르지 말자.

환자들아! 치과복음서를 읽고 자기 몸은 자기가 지켜라!

287쪽에 출연한 26, 27번 보철의 경계도 안 맞고, 형태도 이상했던 환자!!! 25번에 안 해도 될 신경치료를 했다. 26번을 제대로 안 만들어서 25번과 26번사이에 음식물이 잘 끼어 충치가 생겼기 때문이다. 치실을 안 쓴 환자의 잘못도 일부 있기는 하다. 37번은 27번의 교합간섭으로 신경이 죽어서 신경치료하고 보철을 한 건데 역시 안 할 수 있었던 치아였다. 신경써서 좋은 치과의사를 선택하지 않은 환자 잘못이다. 왜 검증되지 않은 의사에게 자기 몸을 함부로 맡기는가?

치과의사의 실력이 어떤지, 어떤 마음으로 환자를 진료하는지 꼼꼼히 따져보지도 않고 치료를 의뢰하는가? 주변에 싸고 저렴한 치과만 찾다가 저런 일을 당했다면, 그건 환자가 잘못한 것이다. 이제 세상에 명의(사이비)교주의 복음서가 나왔으니, 자기 몸은 스스로 지킬 수 있다. 치과를 선택할 때 제발 싼 데 좀 찾지 말자. 싼 데는 대부분 금값 아끼려고 프렙도 이상하게 하고 교합, 접촉, 마진도 제대로 안 맞춰주는 곳이다. 보철의 기본을 지키는 치과는 환자를 보는 데 시간 소요가 많으므로, 보통의 치과보다 비싸야 정상이다. 평균적인 비용보다 비싸면서 잘하는 치과를 가라. 묻지도 따지지도 말고 무조건 믿을 만한 실력이 안 되면, 아무리 싸도 절대로 자기 몸을 맡겨서는 안 된다. 싼 치과는 기공료도 싼 데다가 제작을 맡기고, 의사도 교합, 접촉, 경계를 맞추는 데 시간과 노력도 싸게 투자한다. 그러니 품질이 저하되는거다.

세상의 격언 "비싸고 안 좋은 건 있어도 싸고 좋은 건 없다."

보철

11절 앞니의 품질 등급 [교합 정밀도 명의 6분류법]

앞니는 그냥 색하고 모양만 맞으면 되었지, 무슨 기능이냐고 이야기하는 환자들이 있다. 심지어 치과의사들도 그렇다. 그런 의사들이 어려운 게 3번이다. 3번이라서 그런 의사들의 개념 없는 생각 때문에 얼마나 많은 환자들이 고통받는지, 교합공부부터 하기를 바란다.

원래 치의학에서의 정의는 이렇다.

앞니 = 전치 = 1, 2, 3번 치아

어금니 = 구치 = 4, 5, 6, 7, 8번 치아

그러나 조명의 원장은 4번 치아를 앞니로 포함하겠다.

그 이유는 이렇다. 교합적으로 매우 중요한 치아이므로.

3, 4번 치아는 턱 운동의 방향타 역할을 한다.

6, 7번 치아는 제자리에서 씹는 역할을 한다.

5번은 중간에서 두 가지 역할을 모두 수행할 수 있다.

어떤 원장들은 앞니 보철을 너무 쉽게 생각한다.

참으로 위험한 생각이다.

어금니 보철에서 제일 어려운 게 하악 7번이라면, 앞니 보철에서 제일 어려운 게 3번이다. 3번이라서 3배나 어려운 보철이다. 제대로 치료하려면 어금니 하나 치료하는 것보다 엄청나게 어렵다. 이걸 쉽게 생각하는 치과의사는 정말 교합에 대한 개념이 없는 것이다.

1, 2번은 교합을 살짝 언더[under]시켜도 된다. 업계용어로 "언더시킨다"는 말인데, 안 물리게 교합점을 안 준다는 것. 원래는 1, 2번 치아도 전방운동에 관여하게 만들어야 하는데 그 이야기는 치과시크릿 보철 편에서나 이야기하고, 오늘은 3, 4번 치아만 다루겠다.

3, 4번 치아 앞니의 교합 정밀도

레벨1 = 측방운동 기능을 전혀 하지 못함
[5등급] A교합점이 물리지 않는다.

레벨2 = 측방운동 기능에 아주 미미하게 참여
[4등급] A교합점이 살짝 물리지 않는다.

레벨3 = 측방운동을 교합유도하는 데 보조하는 정도
[3등급] A교합점이 정확하게 물린다.

레벨4 = 측방운동을 정확한 각도로 교합유도한다.
[2등급] A교합점이 정확하게 물린다.

레벨5 = 5년 이상 대합치를 마모시키지 않으면서
[1등급] 레벨4의 기능을 수행한다.

레벨6 = 레벨 5급을 역할을 하면서,
[0등급] 교합맞춤 시간 0초에 한 번에 맞춘다.

환자들이여! 무조건 3번치아는 레벨 5급 이상의 보철을 해야한다. 이렇게 써놓으면 치과의사들…. 특히 교합을 모르는 원장님들은 이해하지 못한다. 어떤 치과의사들은 A교합점이 뭔지도 모르고 진료하고 계시기도 하다. 참으로 안타깝다.

명의가 당신을 이해시켜 드리겠다.

To know is one thing, To teach is another!

보
철

레벨1 = 측방운동 기능을 전혀 못함. [5등급] A교합점이 물리지 않는다

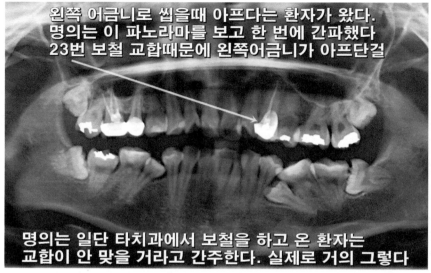

왼쪽 어금니로 씹을때 아프다는 환자가 왔다.
명의는 이 파노라마를 보고 한 번에 간파했다
23번 보철 교합때문에 왼쪽어금니가 아프단걸

명의는 일단 타치과에서 보철을 하고 온 환자는
교합이 안 맞을 거라고 간주한다. 실제로 거의 그렇다

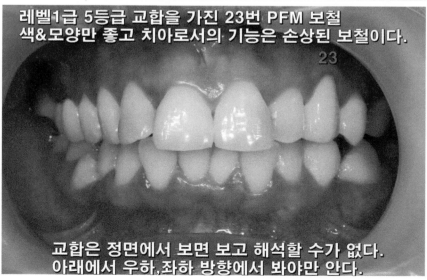

레벨1급 5등급 교합을 가진 23번 PFM 보철
색&모양만 좋고 치아로서의 기능은 손상된 보철이다.

23

교합은 정면에서 보면 보고 해석할 수가 없다.
아래에서 우하,좌하 방향에서 봐야만 안다.

앞니 할 때 색과 모양만 보는 치과의사들이 대다수이다.

치아로서의 기능을 상실한 3번. 보철 보철의 기본인 교합을 제발 지키자

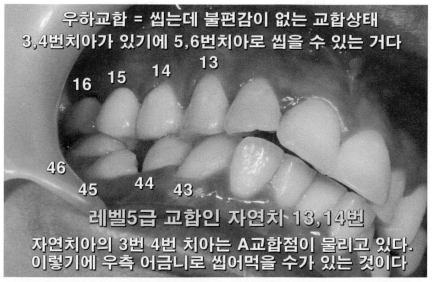

우하교합 = 씹는데 불편감이 없는 교합상태
3,4번치아가 있기에 5,6번치아로 씹을 수 있는 거다

13
16 15 14
46
45 44 43

레벨5급 교합인 자연치 13,14번
자연치아의 3번 4번 치아는 A교합점이 물리고 있다.
이렇기에 우측 어금니로 씹어먹을 수가 있는 것이다

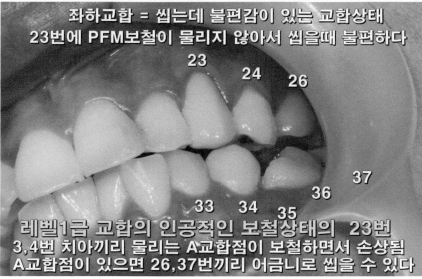

좌하교합 = 씹는데 불편감이 있는 교합상태
23번에 PFM보철이 물리지 않아서 씹을때 불편하다
23
24 26
37
36
33 34 35

레벨1급 교합의 인공적인 보철상태의 23번
3,4번 치아끼리 물리는 A교합점이 보철하면서 손상됨
A교합점이 있으면 26,37번끼리 어금니로 씹을 수 있다

23번이 어금니 4개(26, 27, 36, 37)의 기능을 마비시켰다.

앞니교합의 기능을 손상시킨 치과의사

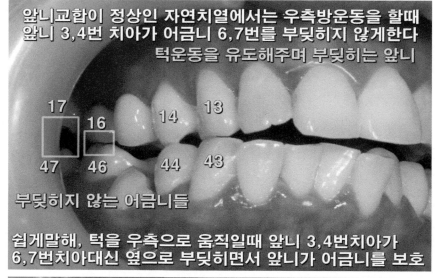

앞니교합이 정상인 자연치열에서는 우측방운동을 할때
앞니 3,4번 치아가 어금니 6,7번를 부딪히지 않게한다
턱운동을 유도해주며 부딪히는 앞니

17
16
14
13
47
46
44
43

부딪히지 않는 어금니들

쉽게말해, 턱을 우측으로 움직일때 앞니 3,4번치아가
6,7번치아대신 옆으로 부딪히면서 앞니가 어금니를 보호

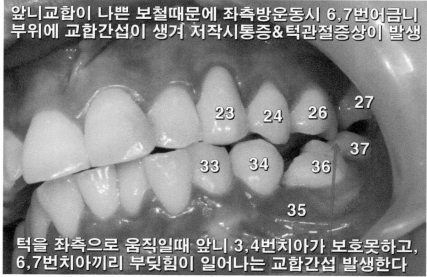

앞니교합이 나쁜 보철때문에 좌측방운동시 6,7번어금니
부위에 교합간섭이 생겨 저작시통증&턱관절증상이 발생

23
24
26
27
37
33
34
36
35

턱을 좌측으로 움직일때 앞니 3,4번치아가 보호못하고,
6,7번치아끼리 부딪힘이 일어나는 교합간섭 발생한다

3, 4번 치아의 교합기능을 없어버리고 보철을 하는 치과의사가 대다수이다. 왜? 교합맞춤하기가 귀찮기 때문이다.

보철은 어떠한 경우에도 교합이 우선

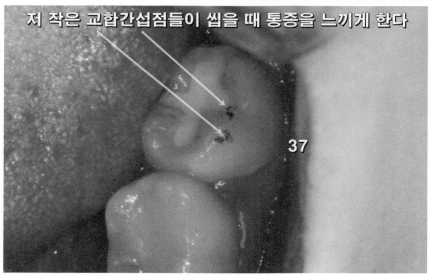

23번 앞니보철의 기능문제로 생긴 37번의 교합간섭
교합을 보려면 원래 앞니인 3,4번 치아부터 봐야 한다.

교합지검사   37

원칙은 23번 보철을 다시 하는게 맞으나 환자사정상
직접교합간섭제거법으로 씹을수 있게 치료하였다.

저 작은 교합간섭점들이 씹을 때 통증을 느끼게 한다

37

보 철

37번에 교합간섭을 제거함으로써 문제는 해결했다. 이 환자는 23세로 나이도 어리니, 교정을 했으면 좋겠다.

레벨 2 = 측방운동에 미미하게 참여 [4등급] A교합점이 살짝 물리지 않음

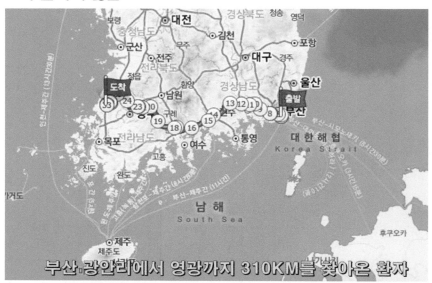

부산 광안리에서 영광까지 310KM를 찾아온 환자

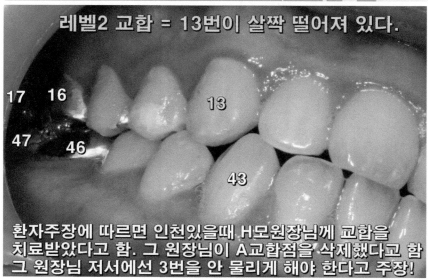

레벨2 교합 = 13번이 살짝 떨어져 있다.

환자주장에 따르면 인천있을때 H모원장님께 교합을 치료받았다고 함. 그 원장님이 A교합점을 삭제했다고 함 그 원장님 저서에선 3번을 안 물리게 해야 한다고 주장!

의사님들! 3번 교합점을 삭제하는 것 좀 하지 맙시다.

바이트검사해야 교합이 제대로 보인다. 교합지검사로는 부족한 점이 많다

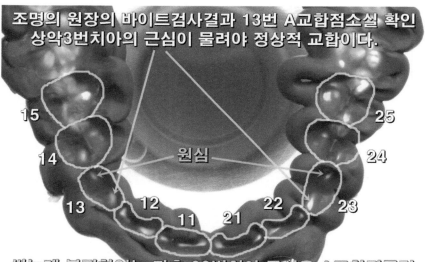

조명의 원장의 바이트검사결과 13번 A교합점소실 확인
상악3번치아의 근심이 물려야 정상적 교합이다.

씹는데 불편함없는 좌측 23번치아 근심은 A교합점물림

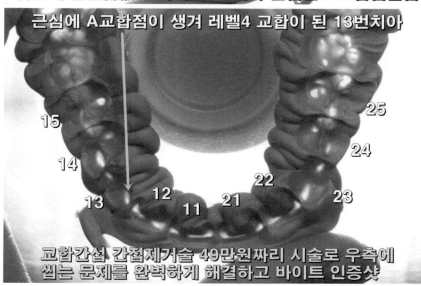

근심에 A교합점이 생겨 레벨4 교합이 된 13번치아

교합간섭 간접제거술 49만원짜리 시술로 우측에
씹는 문제를 완벽하게 해결하고 바이트 인증샷

13번 AM교합점[A점 Mesial]이 없던게 치료 후에 정확히 형성되었다.

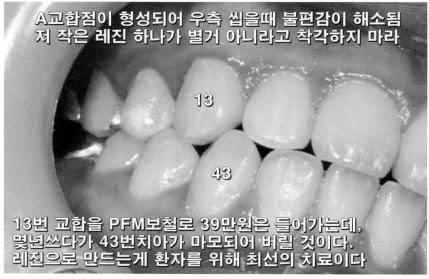

A교합점이 형성되어 우측 씹을때 불편감이 해소됨
저 작은 레진 하나가 별거 아니라고 착각하지 마라

13번 교합을 PFM보철로 39만원은 들어가는데,
몇년쓰다가 43번치아가 마모되어 버릴 것이다.
레진으로 만드는게 환자를 위해 최선의 치료이다

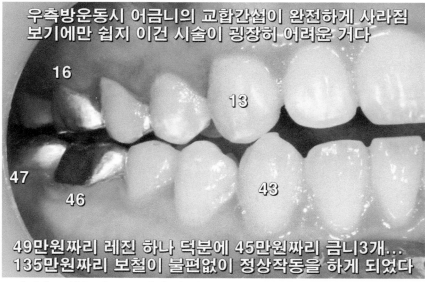

우측방운동시 어금니의 교합간섭이 완전하게 사라짐
보기에만 쉽지 이건 시술이 굉장히 어려운 거다

49만원짜리 레진 하나 덕분에 45만원짜리 금니3개...
135만원짜리 보철이 불편없이 정상작동을 하게 되었다

명의가 보철을 할 줄 몰라서 안 하는 게 아니다. 13번보철하면 자연치 43번
을 마모시킬까 봐 걱정돼서 레진으로 한다. 236쪽과 같은 일을 피하려고.

바이트 인증샷, 교합지 인증샷

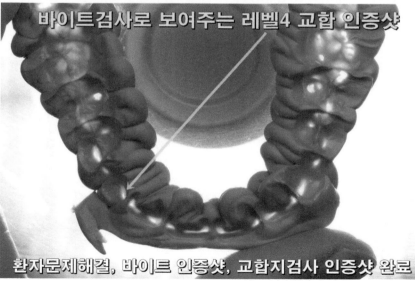

교합지검사로 보여주는 레벨4 교합 인증샷

AU slope에 시술된 교합유도면

원심　　　근심
13

A교합점

A교합점은 파란색으로 제자리에서 물리는점
AU유도면은 빨간색으로 측방운동시 미끄러지는면
이 교합유도면이 바로 턱운동과 턱관절의 운동경로

바이트검사로 보여주는 레벨4 교합 인증샷

보
철

환자문제해결, 바이트 인증샷, 교합지검사 인증샷 완료

치의학은 과학이다. 과학은 증거, 근거가 있어야 하는 거다.
명의는 환자에게 인증샷을 보여줄 수 있어야 한다.

레벨3 = 측방운동시 주도아닌 보조역할 [3등급] A교합점이 정확하게 물린다

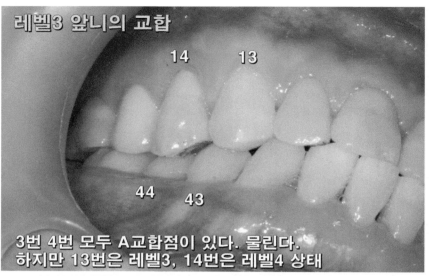

레벨3 앞니의 교합

14 13

44 43

3번 4번 모두 A교합점이 있다. 물린다.
하지만 13번은 레벨3, 14번은 레벨4 상태

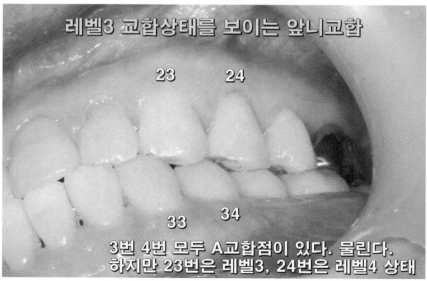

레벨3 교합상태를 보이는 앞니교합

23 24

33 34

3번 4번 모두 A교합점이 있다. 물린다.
하지만 23번은 레벨3, 24번은 레벨4 상태

3번 치아가 물리기는 한다. 하지만 기능은 거의 없다.

| 3번이 레벨4, 4번이 레벨3이 정상적임. 3번이 주 기능, 4번이 보조기능 해야

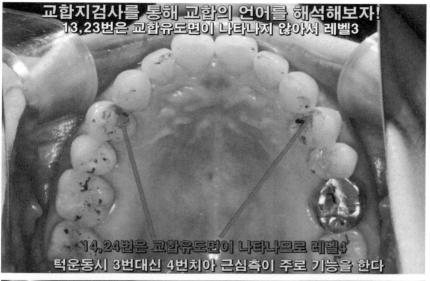

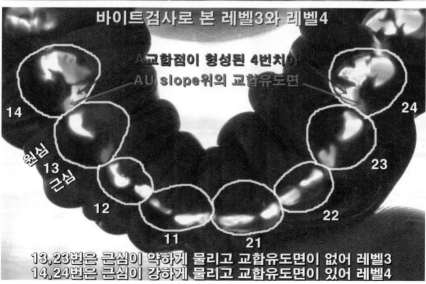

교합검사를 해보면 3번치아보다는 4번치아가 주기능을 하고 있다.

레벨4 = 측방운동을 정확하게 교합유도 [2등급] A교합점
이 정확하게 물린다

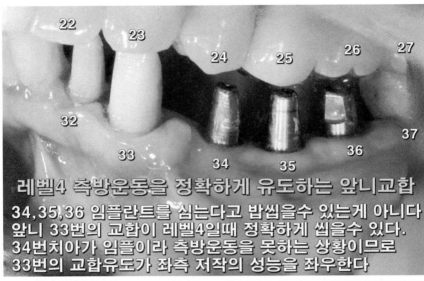

레벨4 측방운동을 정확하게 유도하는 앞니교합
34,35,36 임플란트를 심는다고 밥씹을수 있는게 아니다
앞니 33번의 교합이 레벨4일때 정확하게 씹을수 있다.
34번치아가 임플이라 측방운동을 못하는 상황이므로
33번의 교합유도가 좌측 저작의 성능을 좌우한다

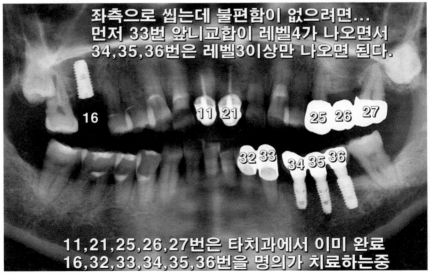

좌측으로 씹는데 불편함이 없으려면...
먼저 33번 앞니교합이 레벨4가 나오면서
34,35,36번은 레벨3이상만 나오면 된다.

11,21,25,26,27번은 타치과에서 이미 완료
16,32,33,34,35,36번을 명의가 치료하는중

5, 6번으로 잘 씹어 먹게 하려면 3, 4번부터 설계가 잘 되어야 한다.

보철의 기본은 앞니교합을 레벨4로 제작하는 것이나, 잘 안 지켜지고 있다

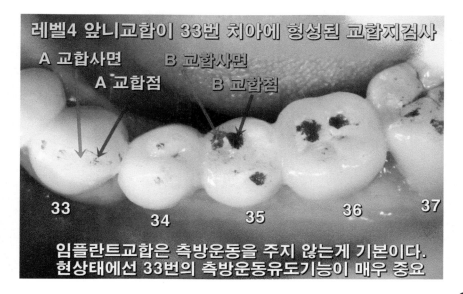

레벨4 앞니교합이 33번 치아에 형성된 교합지검사
A 교합사면   B 교합사면
A 교합점   B 교합점
33   34   35   36   37
임플란트교합은 측방운동을 주지 않는게 기본이다.
현상태에선 33번의 측방운동유도기능이 매우 중요

보

철

영화 명량에 재미있는 대사가 나왔다. "우리가 이렇게 개고생하는 걸 후손들이 알까? 모르면 호로새끼지."

34, 35, 36번 임플 수술만 하면 자동으로 밥 씹어 먹는 게 아니다. 어금니로 씹어 먹게 하려면 앞니인 33번부터 교합을 만들어야 하고, 거기다가 대합치가 안 좋은데 그 형태 안 좋은 데다가 교합을 맞춰줘야 한다. 임플보다 교합 맞추기가 더 어렵다.

환자들은 치과명의들이 교합을 맞춰주기 위해서 개고생하는 걸 알까? 모르면 미운 사람이지! 원칙은 25~27번 브리지를 제거하고 새로 하고 교합을 맞춰야 하나, 그냥 현 상태에 맞춰드리기로 했다. 환자의 치료비도 절약해 주어야 하기 때문이다.

레벨4 앞니교합 자연치 VS 보철치

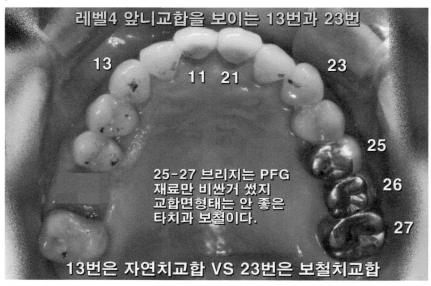

레벨4 앞니교합을 보이는 13번과 23번

13   11 21   23

25

26

27

25-27 브리지는 PFG
재료만 비싼거 썼지
교합면형태는 안 좋은
타치과 보철이다.

13번은 자연치교합 VS 23번은 보철치교합

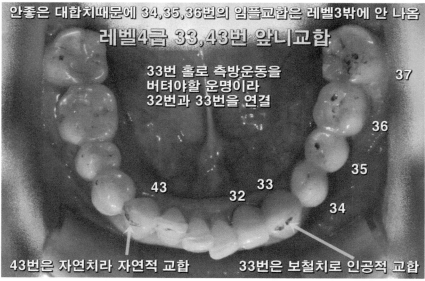

안좋은 대합치때문에 34,35,36번의 임플교합은 레벨3밖에 안 나옴

레벨4급 33,43번 앞니교합

33번 홀로 측방운동을
버텨야할 운명이라
32번과 33번을 연결

37

36

35

43   32 33

34

43번은 자연치라 자연적 교합   33번은 보철치로 인공적 교합

33번 보철치아의 앞니교합을 제대로 형성했기 때문에 환자가 34, 35, 36
번 임플란트로 밥을 씹는 게 편안한 것이다.

레벨4 앞니교합 바이트로

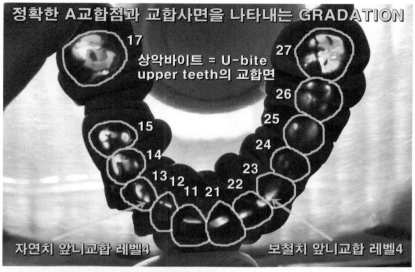

정확한 A교합점과 교합사면을 나타내는 GRADATION

17
상악바이트 = U-bite
upper teeth의 교합면
27
26
25
15
24
14
23
13 12
11 21 22

자연치 앞니교합 레벨4   보철치 앞니교합 레벨4

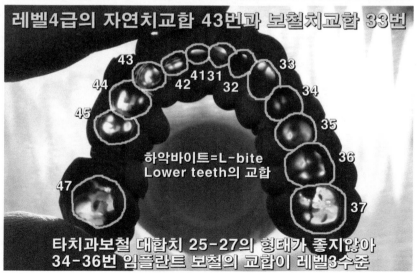

레벨4급의 자연치교합 43번과 보철치교합 33번

43
44
45
47
42 41 31
33
34
32
35
하악바이트=L-bite
Lower teeth의 교합
36
37

타치과보철 대합치 25-27의 형태가 좋지않아
34-36번 임플란트 보철의 교합이 레벨3수준

치아경계선을 그래픽으로 가상처리했다. 상악은 근심, 하악은 원심에 A 교합점과 A교합사면이 보인다. 13, 23번에 AM교합점이 살아있어야 한다.

레벨5 = 5년 이상 대합치 마모 없이 [1등급] 레벨4의 기능을 수행한다

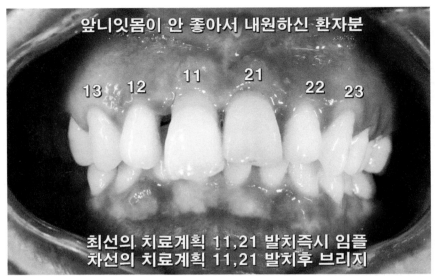

앞니잇몸이 안 좋아서 내원하신 환자분

13 12 11 21 22 23

최선의 치료계획 11,21 발치즉시 임플
차선의 치료계획 11,21 발치후 브리지

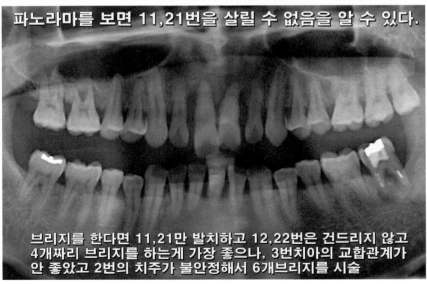

파노라마를 보면 11,21번을 살릴 수 없음을 알 수 있다.

브리지를 한다면 11,21만 발치하고 12,22번은 건드리지 않고
4개짜리 브리지를 하는게 가장 좋으나, 3번치아의 교합관계가
안 좋았고 2번의 치주가 불안정해서 6개브리지를 시술

| 2008년에 하시고 6년째 사용 중. 포세린 파절도 없고 잇
몸만 살짝 내려갔다

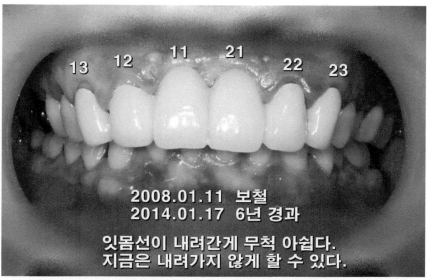

2008.01.11 보철
2014.01.17 6년 경과

잇몸선이 내려간게 무척 아쉽다.
지금은 내려가지 않게 할 수 있다.

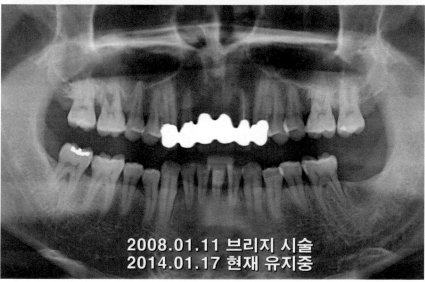

2008.01.11 브리지 시술
2014.01.17 현재 유지중

레벨5급 앞니교합을 보이는 23번

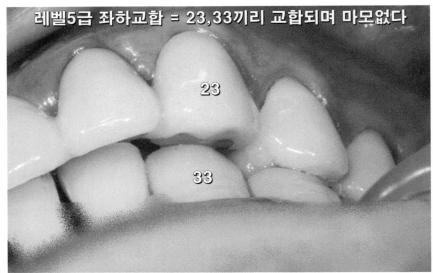

레벨5급 좌하교합 = 23,33끼리 교합되며 마모없다

23

33

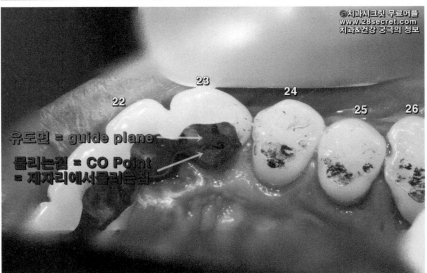

©치과시크릿 무료어플
www.28secret.com
치과&건강 궁극의 정보

23   24

22   25   26

유로면 = guide plane
물리는점 = CO Point
= 제자리에서물리는점

제자리에서 물리는 A교합점은 파란색. 턱 운동의 경로인 A교합사면은
빨간색.

대합치인 자연치 마모가 6년간 없었음

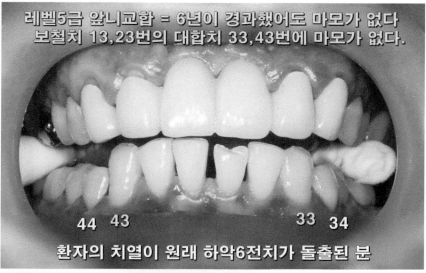

레벨5급 앞니교합 = 6년이 경과했어도 마모가 없다
보철치 13,23번의 대합치 33,43번에 마모가 없다.

44 43   33 34

환자의 치열이 원래 하악6전치가 돌출된 분

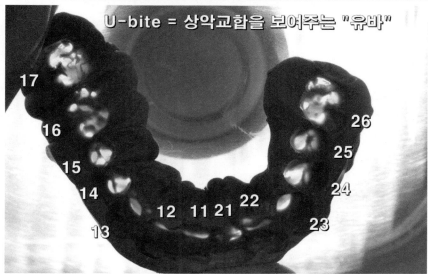

U-bite = 상악교합을 보여주는 "유바"

17
16   26
15   25
14   24
   12 11 21 22
13   23

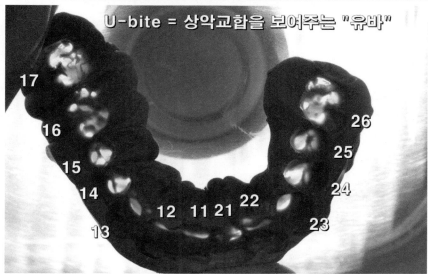

사진과 바이트를 통해 6년간 대합치 마모가 없었음을 인증했다.
명의가 보철을 애초에 설계할 때, 평생 마모가 없게 만들었다.

레벨6 = 레벨5급의 역할을 하면서 0등급인 품질!
교합맞춤이 0초로 한번에 맞아야 한다

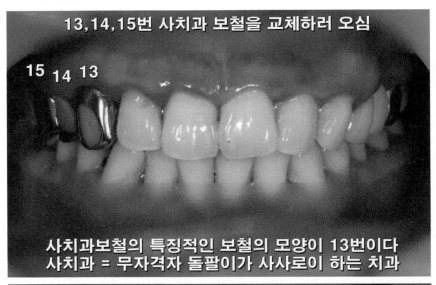

13,14,15번 사치과 보철을 교체하러 오심

15 14 13

사치과보철의 특징적인 보철의 모양이 13번이다
사치과 = 무자격자 돌팔이가 사사로이 하는 치과

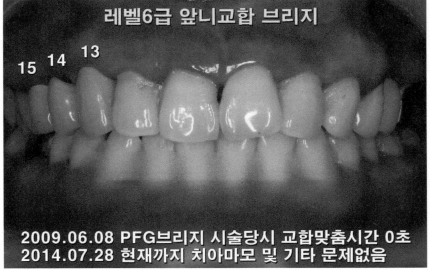

레벨6급 앞니교합 브리지

15 14 13

2009.06.08 PFG브리지 시술당시 교합맞춤시간 0초
2014.07.28 현재까지 치아마모 및 기타 문제없음

| 인간이 경험가능한 최고 수준 앞니교합. 환자의 자연치열 보다 뛰어나다

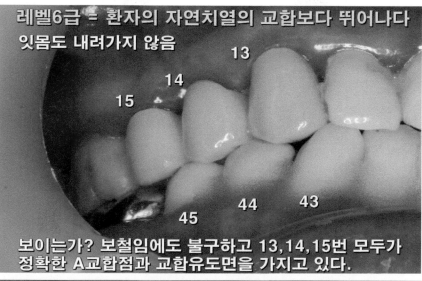

레벨6급 = 환자의 자연치열의 교합보다 뛰어나다 잇몸도 내려가지 않음

13
14
15
44   43
45

보이는가? 보철임에도 불구하고 13,14,15번 모두가 정확한 A교합점과 교합유도면을 가지고 있다.

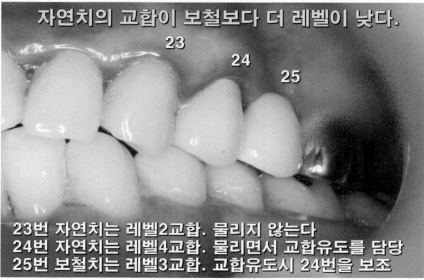

자연치의 교합이 보철보다 더 레벨이 낮다.

23
24
25

23번 자연치는 레벨2교합. 물리지 않는다
24번 자연치는 레벨4교합. 물리면서 교합유도를 담당
25번 보철치는 레벨3교합. 교합유도시 24번을 보조

보
철

12절 앞니의 색감을 맞추기 위한 TCD촬영법

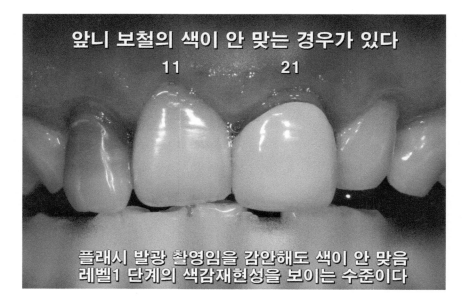

앞니 보철의 색이 안 맞는 경우가 있다
11   21

플래시 발광 촬영임을 감안해도 색이 안 맞음
레벨1 단계의 색감재현성을 보이는 수준이다

치과에서 앞니 보철을 했는데 색이 맞지 않는 경우가 많다. 사실상 인간의 손으로 완벽하게 치아 색을 맞춘다는 것은 신의 영역에 도전하는 행위이다. 그래도 도전해야 한다.

레벨1 - 아주 못함. 5등급 색이 너무 확 티 나게 다름.

레벨2 - 조금 못함. 4등급 색이 다르다는 느낌.

레벨3 - 보통 수준. 3등급 비슷한데 좀 어색.

레벨4 - 조금 잘함. 2등급 색이 잘 맞음. 자세히 보면 보철임을 간파.

레벨5 - 아주 잘함. 1등급 자연치와 구별이 불가능한 수준.

레벨6 - 색이 한 번에 맞으면서 레벨5.

치과에서 보철 색을 못 맞추는 이유는 사진 촬영법을 몰라서이다

기공사가 아무리 우수해도 치아 색을 계속 머릿속에 외우고 있을 수가 없다. 치과에서 디지털 카메라로 찍어서 기공소에 넘겨주게 되는데, 많은 치과에서는 그냥 생각 없이 찍는다.

플래시를 터뜨리면서 찍으니 카메라가 사진의 색을 제대로 읽을 수가 없다. 플래시를 터뜨리면 치아의 표면에 반사광이 강하게 생기면서 치아 외부의 색 정보만 카메라에 들어가고, 치아 내부의 색 정보가 들어가지 않게 된다. 그렇게 찍은 치아 색이 제대로 표현이 안 되는 사진, 왜곡된 색 정보를 믿고 기공사는 기공작업을 통해 보철을 한다. 그러니 보철의 치아 색이 맞는 게 더 신기할 뿐이다.

이거 맞추려고 치과기공사들은 개고생 많이 한다. 이 문제는 한국만의 문제가 아니라 전 세계 치과계의 문제이다. 그래서 천재 치과의사 조명의 원장이 이 문제를 풀었다. 천재수학자 페럴만이 푸앵카레의 추측을 수학이 아닌 물리학의 열역학법칙으로 풀어낸 것과 비슷하게 치아 색을 맞추는 문제를 기공작업이 아닌 사진 촬영기술을 통해 풀었다.

2012년에 개발한 기술로 TCD특수촬영법이라고 이름 붙였다.

다음 쪽에[페이지보다는 우리말 "쪽"을 씁시다] 비교 사진을 올려놓았다. 치과시크릿 집 쪽, [영어로 home page] www.28secret.com에 원본 사진을 올려놓을 테니 확대해서 직접 색감을 비교해보시길 바란다.

치아 색을 맞추는 비법을 알아내느라 연구비가 830만 원 정도 들어갔고 고생을 많이 했지만, 100% 정보 공개를 하겠다.

사진은 진실을 속이기가 쉽다
플래시를 강하게 찍으면 색이 비슷하게 찍힌다

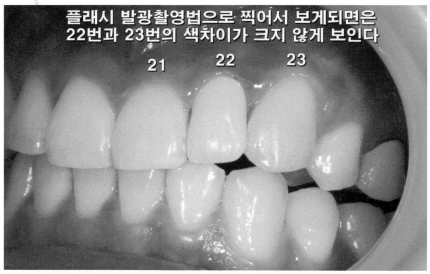

플래시 발광촬영법으로 찍어서 보게되면은
22번과 23번의 색차이가 크지 않게 보인다

21   22   23

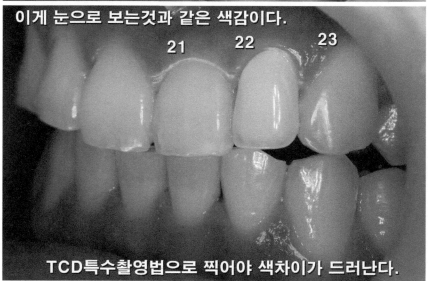

이게 눈으로 보는것과 같은 색감이다.

21   22   23

TCD특수촬영법으로 찍어야 색차이가 드러난다.

광원을 세게 하거나 포토샵을 쓰면 색도 조작이 가능하다.

치아의 색을 담으려면 발광하지 마라!
지속광촬영해야 사진에 담을 수 있다

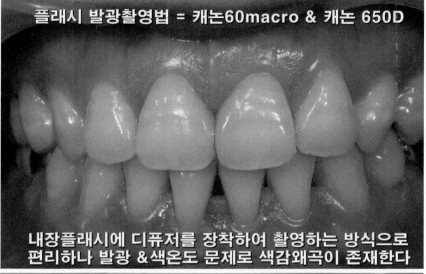

플래시 발광촬영법 = 캐논60macro & 캐논 650D

내장플래시에 디퓨저를 장착하여 촬영하는 방식으로
편리하나 발광 & 색온도 문제로 색감왜곡이 존재한다

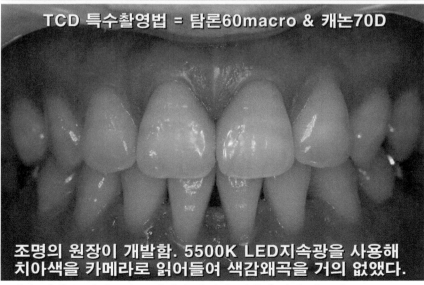

TCD 특수촬영법 = 탐론60macro & 캐논70D

조명의 원장이 개발함. 5500K LED지속광을 사용해
치아색을 카메라로 읽어들여 색감왜곡을 거의 없앴다.

같은 치아를 찍었는데도 광원과 카메라 세팅에 따라 다르다.

천재치과의사가 개발한 TCD특수촬영법

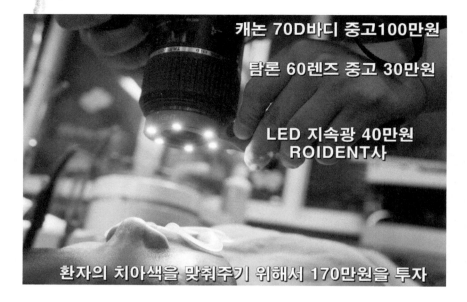

캐논 70D바디 중고100만원

탐론 60렌즈 중고 30만원

LED 지속광 40만원
ROIDENT사

환자의 치아색을 맞춰주기 위해서 170만원을 투자

나랏말씀이 문자와 달라 세종께서 한글을 만드시었고, 보철색감이 치아와 달라 명의께서 촬영법을 만들었다.

앞니 색이 안 맞아 환자는 짜증나고 치과의사도 어찌할 바를 모르고, 기공사는 치과 지시대로 다시 만들어야 되고……

국가적인 시간, 에너지의 낭비가 심하다. 그래서 천재 치과의사 조명의는 치아 색을 정확하게 맞추는 문제를 빛의 온도와 카메라 세팅법, 모니터를 이용하여 풀었다. DSLR카메라와 LED조명에 대해서 연구를 해서 문제를 풀어냈다. 5500K의 지속광 LED를 사용하고, 색온도 설정이 되는 캐논 70D와 함께, 캐논보다는 색감이 좀 더 중립적인 탐론60mm렌즈로 색을 담아서 색 왜곡이 적은 아이패드로 보는데, 이를 TCD촬영법이라 한다.

| Temperature, Camera, Display

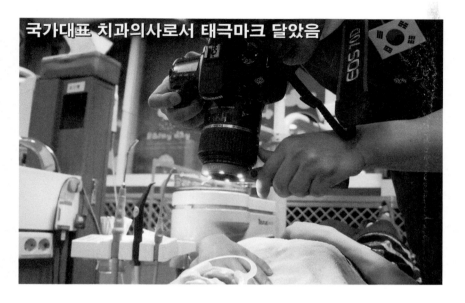

국가대표 치과의사로서 태극마크 달았음

Temperature of light = 5500K LED광원 ROIDEN사
Camera = 색온도 설정을 5500K에 맞출 수 있는 캐논 70D
셔터 속도 1/125 F11 ISO 5000 배율 1:2.5
Display = 색 왜곡이 적은 아이패드 레티나 디스플레이
치과시크릿 홈페이지 28secret.com에 자세히 공개한다.

니콘D90을 쓰다가 캐논70D로 바꿨는데 그것은 캐논의 특성이 LED지
속광의 부족한 광량에서 ISO를 올려도 노이즈가 적고 jpg화질이 우수하기
때문이다. 색 왜곡을 줄이기 위해서는 EIZO 모니터까지 써주면 되는데, 모
니터가 300만 원이라 포기했다. 사실 분은 사도록 하라. 이 정도면 충분히
레벨 5급 보철 색감 품질을 만들 수가 있을까? 색을 맞추기 위해서 기공소
에다가 100만 원어치 장비를 사주었다.

치아 색 맞추기 위해 촬영법과 렌즈를 연구해서 최종 정보를 알아냈다

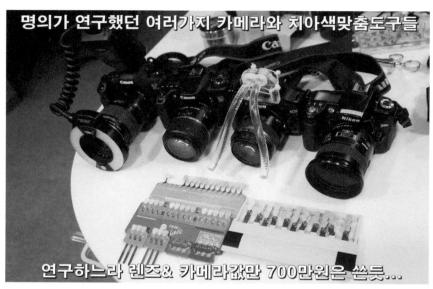

명의가 연구했던 여러가지 카메라와 치아색맞춤도구들

연구하느라 렌즈& 카메라값만 700만원은 쓴듯...

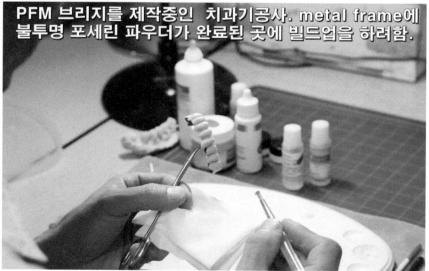

PFM 브리지를 제작중인 치과기공사. metal frame에 불투명 포세린 파우더가 완료된 곳에 빌드업을 하려함.

색이 안 맞으면 기공사가 아닌 정보를 못 준 치과의사 책임.

| 진료실에서 촬영 시 사용한 광원과 기공작업 시 쓰는 광원이 같아야 한다

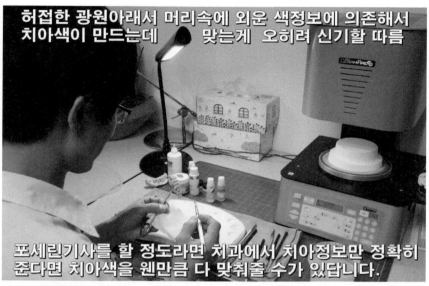

허접한 광원아래서 머리속에 외운 색정보에 의존해서 치아색이 만드는데   맞는게 오히려 신기할 따름

포세린기사를 할 정도라면 치과에서 치아정보만 정확히 준다면 치아색을 웬만큼 다 맞춰줄 수가 있답니다.

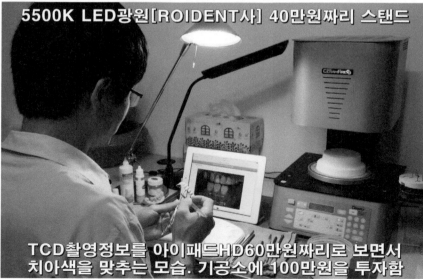

5500K LED광원[ROIDENT사] 40만원짜리 스탠드

TCD촬영정보를 아이패드HD60만원짜리로 보면서 치아색을 맞추는 모습. 기공소에 100만원을 투자함

총 270만 원 투자해서 앞니 색 맞추기 시스템을 만들었다.

보
철

13절 앞니의 품질 등급 [색감재현 & 심미]

| 레벨1 5등급 심미품질 딱 보면 안 맞음

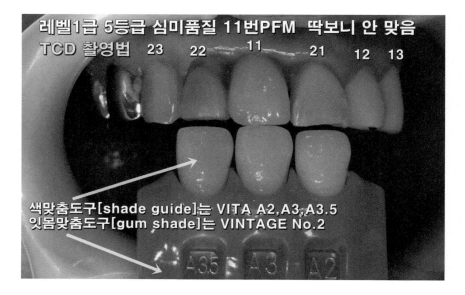

레벨1급 5등급 심미품질 11번PFM 딱보니 안 맞음
TCD 촬영법 23 22 11 21 12 13

색맞춤도구[shade guide]는 VITA A2,A3,A3.5
잇몸맞춤도구[gum shade]는 VINTAGE No.2

TCD촬영법도 주변 환경의 광원에 따라 영향을 받는다.

그나마 이 방법에라도 의지하는 게 객관화시킬 수 있다. 제대로 하려면 암실로 들어가서 환자 치아 사진을 찍는 게 맞는데 아직 그런 시설은 갖추지를 못했다. TCD촬영법만 잘 활용해도 환자의 치아 색은 맞출 수가 있다.

치과의사들은 기공사가 색을 못 맞춘다고 기공사를 탓하는 경향이 있다. 색뿐만 아니라 보철의 교합도 마찬가지이다. 기공사가 못한 게 아니라 치과의사가 실력이 없는 거다. 기공사에게 정확한 정보를 주면 잘 만들어 줄 수 있다. 정확한 정보를 주어도 못 만들 때 기공사를 탓해야 한다. 보철은 치과보다는 기공사의 역할이 더 중요하다.

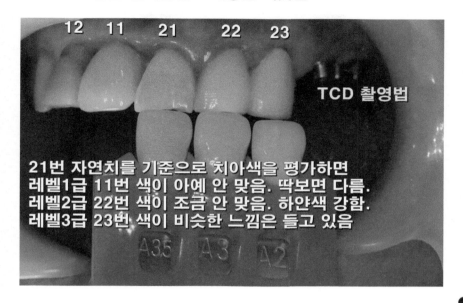

사진 모두 경기도 김포에서 영광으로 임플란트를 하러 오신 환자의 사진인데, 타 치과 앞니의 색이 안 맞아서 찍어보았음.

나는 인간적으로 보철색이 안 맞으면 다시 만들어주는 정도의 서비스는 하고 있다. PFM이 35~45만 원 정도는 받으면서 색은 맞춰줘야 한다고 생각한다. 색도 안 맞춰주고 허접한 PFM은 30만 원 정도받는 게 맞다. 이런 허접한 보철을 보느라 안구가 오염이 되신 듯하다. 명의가 보여주는 본격적인 보철의 세계로 넘어가 보자.

보
철

레벨4급 2등급 심미품질. 치아색감재현

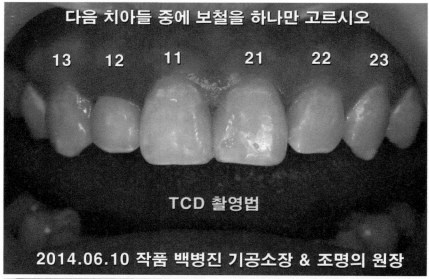

다음 치아들 중에 보철을 하나만 고르시오

13 12 11 21 22 23

TCD 촬영법

2014.06.10 작품 백병진 기공소장 & 조명의 원장

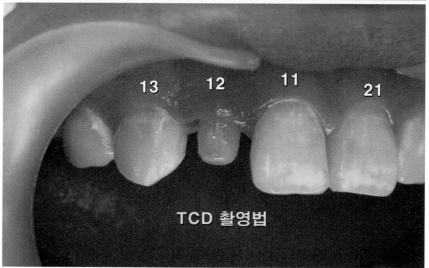

13 12 11 21

TCD 촬영법

이 환자는 7장 자연치아 살리기 편에도 나온다. 잇몸 수술을 하고 해야 하는데 환자 사정상 못했다.

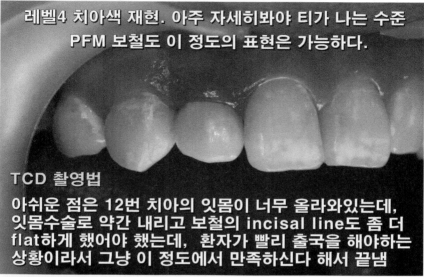

레벨4 치아색 재현. 아주 자세히봐야 티가 나는 수준
PFM 보철도 이 정도의 표현은 가능하다.

TCD 촬영법

아쉬운 점은 12번 치아의 잇몸이 너무 올라와있는데,
잇몸수술로 약간 내리고 보철의 incisal line도 좀 더
flat하게 했어야 했는데, 환자가 빨리 출국을 해야하는
상황이라서 그냥 이 정도에서 만족하신다 해서 끝냄

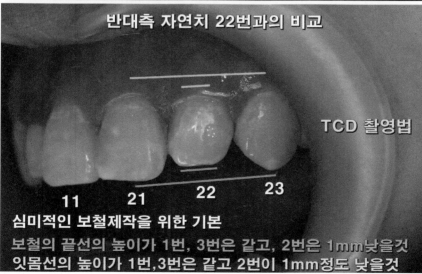

반대측 자연치 22번과의 비교

TCD 촬영법

11   21   22   23

심미적인 보철제작을 위한 기본
보철의 끝선의 높이가 1번, 3번은 같고, 2번은 1mm낮을것
잇몸선의 높이가 1번,3번은 같고 2번이 1mm정도 낮을것

환자는 치아 색에 붉은 기가 있었으나 그것과 똑같은 포세린 파우더가 없
다. 그래도 최대한 재현하려 노력했다.

보
철

레벨5급 자연치아심미 완벽재현

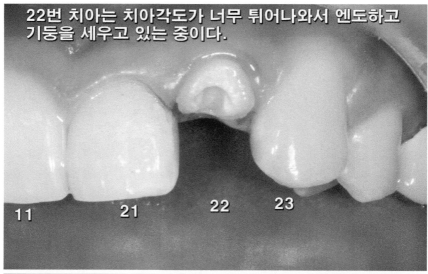

22번 치아는 치아각도가 너무 튀어나와서 엔도하고 기둥을 세우고 있는 중이다.

11 21 22 23

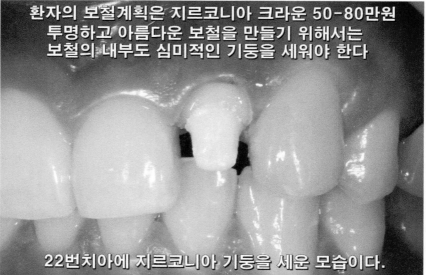

환자의 보철계획은 지르코니아 크라운 50-80만원 투명하고 아름다운 보철을 만들기 위해서는 보철의 내부도 심미적인 기둥을 세워야 한다

22번치아에 지르코니아 기둥을 세운 모습이다.

자연치아급의 보철을 하려면 지르코니아 올세라믹 같은 고가의 보철을 해야만 가능하다. PFM은 투명도가 안 나온다.

레벨6급은 한 번에 색을 맞추는 것

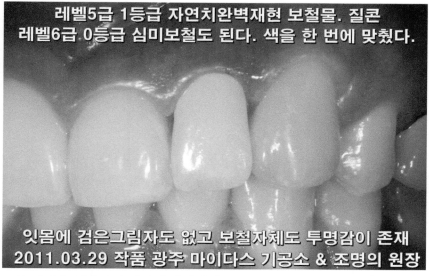

레벨5급 1등급 자연치완벽재현 보철물. 질콘
레벨6급 0등급 심미보철도 된다. 색을 한 번에 맞췄다.

잇몸에 검은그림자도 없고 보철자체도 투명감이 존재
2011.03.29 작품 광주 마이다스 기공소 & 조명의 원장

위 사진은 일반적인 디퓨저 발광촬영법으로 찍은 사진

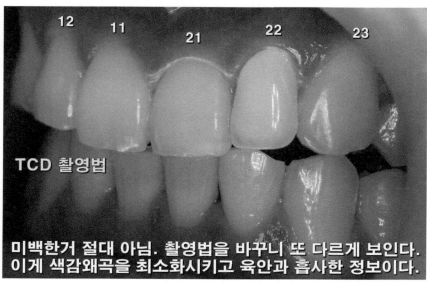

12   11   21   22   23

TCD 촬영법

미백한거 절대 아님. 촬영법을 바꾸니 또 다르게 보인다.
이게 색감왜곡을 최소화시키고 육안과 흡사한 정보이다.

위에는 디퓨저촬영법. 아래는 TCD촬영법.

| 레벨 6급 완벽한 포세린 작품의 예시

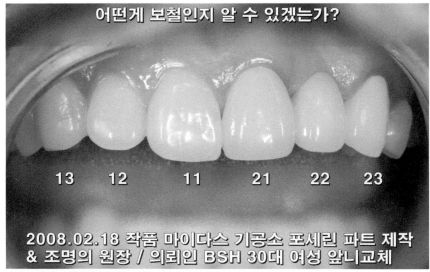

어떤게 보철인지 알 수 있겠는가?

13　12　11　21　22　23

2008.02.18 작품 마이다스 기공소 포세린 파트 제작
& 조명의 원장 / 의뢰인 BSH 30대 여성 앞니교체

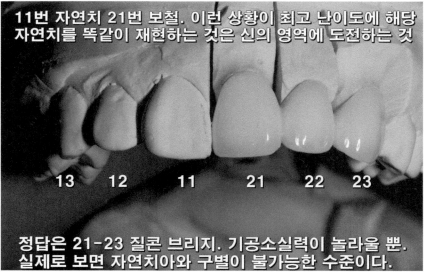

11번 자연치 21번 보철. 이런 상황이 최고 난이도에 해당
자연치를 똑같이 재현하는 것은 신의 영역에 도전하는 것

13　12　11　21　22　23

정답은 21-23 질콘 브리지. 기공소실력이 놀라울 뿐.
실제로 보면 자연치아와 구별이 불가능한 수준이다.

보철은 기공소에서 잘 만들어야 한다. 기공소가 가장 중요. 2번째로 원장
의 프렙 & 사진 촬영 실력에 달렸다.

| 기공소 실력 60% 원장 실력 40%

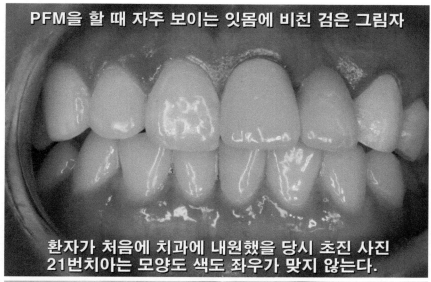

PFM을 할 때 자주 보이는 잇몸에 비친 검은 그림자

환자가 처음에 치과에 내원했을 당시 초진 사진
21번치아는 모양도 색도 좌우가 맞지 않는다.

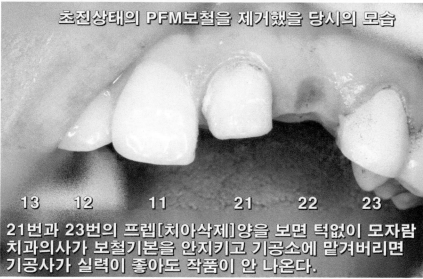

초진상태의 PFM보철을 제거했을 당시의 모습

13   12   11   21   22   23

21번과 23번의 프렙[치아삭제]양을 보면 턱없이 모자람
치과의사가 보철기본을 안지키고 기공소에 맡겨버리면
기공사가 실력이 좋아도 작품이 안 나온다.

위의 타 치과 프렙은 다시 정확하게 수리해서 본을 떴다. 프렙의 기본과
사진 촬영만 잘해주면 나머진 기공사 실력.

14절 보철은 기공사가 60%, 치과의사가 40% 좌우한다

치과를 개원한 덕분에 이 책에 쓰일 만한 좋은 콘텐츠를 많이 확보했다.

특히 이런 식으로 보철을 하면 안 된다는 그런 콘텐츠를 많이 얻었다. 보철을 직접 만드는 치과의사는 3천명에 한 분 계시려나? 기공사가 만드는 게 효율적이지만 보철은 사실상 기공사의 실력이 치과의사의 실력보다 우선한다. 물론 그런 실력 있는 기공사를 알아보고 그곳에 기공물을 의뢰하는 것도 치과의사의 실력이다. 최종 책임자는 치과의사이기 때문이다.

명의가 볼 때 보철은 기공사 실력이 60%이다.

5장 6절에 나온 레벨 6급 보철은 기공사가 너무 금니를 잘 만들어서 치과의사가 구강 내에서 교합맞춤을 할 일조차 없기 때문이다. 마치 메시가 중앙선에서 홀로 드리블해서 수비 6명 제치고 득점하는 것 같은 원맨쇼급의 기공사 실력이다.

예전에 시골에서 잠깐 페이닥터할 때의 일인데, 환자들 중에 진짜 똑똑한 사람들은 기공소에 와서 기공소장에게 물어봤다고 한다. "어디 치과가 이빨 잘하요?" 기공소장님은 자기가 거래하는 치과 중에서 제일 실력있는 데를 소개해준다. 그래야 자기기공소에 매출도 오르고, 잘하는 원장과 거래를 해야 일처리를 깔끔하게 해서 일하기도 쉽기 때문이다. 대신 못하는 기공소에 물어보면 못하는 치과의사랑 연결된다. 조심하라.

보철은 나도 기공소에 들락날락하면서 많이 배웠다.

좋은 치과는 좋은 기공소하고만 일하고 저가치과는 기공료 싼 데랑 거래한다

"이류는 삼류와 일을 하고 일류는 일류하고만 일한다."

스티브 잡스가 한 말이다. 치과계도 마찬가지다. 잘하는 치과는 잘하는 기공소가 아니면 아예 거래를 안 한다. 잘하는 기공소는 보철의 교합을 잘 맞춰오기 때문에 진료실에서 의사의 수고를 덜어주고 좋은 품질의 보철을 만든다. 대기업만 하청업체 부려먹는 게 아니고 치과원장들 중에서도 갑의 위치를 이용해서 기공소를 괴롭히는 분들 많다. 기공료 나온 거 있으면 매달 결제를 해줘야 하는데, 안 해주고 수천만 원에서 1억 원어치 기공료를 미납하고 생까는 쓰레기 원장도 있다. 원장이 질이 낮으면 기공사도 그 치과 보철에는 정이 안 가서 질이 낮은 보철물이 나온다.

보철은 공장에서 찍는 게 아니라 사람의 손과 정성과 기술이 투입되는 진정한 수제품이다. 이류의사들은 교합이 어찌 되든 삼류기공소들하고 거래해서 기공료 깎을 궁리나 한다. 예를 들어 PFM 1개의 기공료[제작 가격]이 최소 5만 원에서 6만 원은 되어야 맞는데, 그걸 깎으려고 한다. 사실은 기공료가 그보다 몇만 원은 더 줘야 맞으나 덤핑치는 경쟁업체가 많아서 그래도 그 정도에서 낮게 형성되어있다. 그런데 어떤 기공소에서 3만 원에 하는 덤핑을 한다. 물론 이런 데는 품질이 개판이다. 근데 그걸 또 좋다고 거래하는 치과의사들도 있다. 이류 치과의사와 삼류 기공소의 만남!

이런 데는 교합도 개판이고, 치아 색도 하나도 안 맞고, 내구성도 떨어지고 답답하다. 이류 치과의사의 속마음 "환자들이 뭘 알겠어. 기공소는 싼 데가 최고지. 탈 나면 다시 하면 되지, 뭐."

15절 환자가 씹지 못하는 5가지 이유

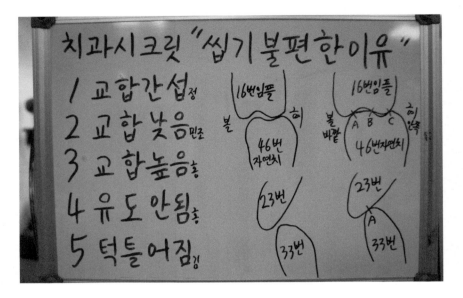

일반인들은 '치과에 돈 내고 보철 하는데 설마 씹지 못하게야 하겠어' 하는 안일한 생각을 한다. 치과의사들이 일반인들이 생각하는 것처럼 전문가 아닌 분들이 참~ 많다.

이건 치과를 많이 다녀보신 분들일수록 알 것이다. 치과가 다 같은 치과가 아닌 것이다.

몸을 망가뜨리는 치과부터 망가진 전신균형을 회복시켜주는 치과까지 참으로 수준이 땅과 하늘차이 아니, 땅에서 은하계 중심까지 정도 차이가 있다. 조명의 원장이 속 시원하게 왜 못 씹는지를 5가지 상황으로 완벽 정리해 주겠다. 치과치료하고 못 씹거나 불편한 분은, 분명히 이 5가지 중에 1가지나 또는 2~3가지 이상 원인이 있을 것이다. 환자가 왜 씹지 못하는지를 치과의사가 정확하게 이렇게 분석해서 사례는 세계 최초인 듯 하다.

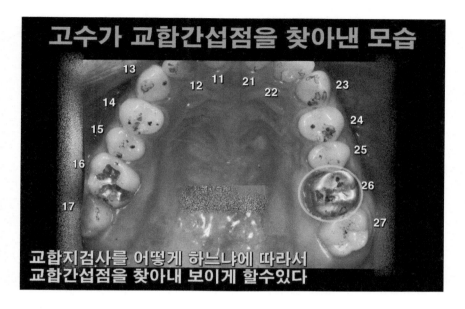

보철 해서 돈만 벌면 그만이고 금니 끼워주고 환자가 씹기 불편, 음식물 낌, 치아 시림 현상을 호소해도 금니에 맞춰서 몸을 적응하라는 헛소리를 하는 치과의사들이 있다. 자기 몸에다가 그런 보철을 끼워주면 본인은 당장 친구에게 가서 교합 맞춰달라고 할 거면서.

세월호 선장 같으니라구! 책임감 없는 게 꼭 닮았다. 일반인들은 치과에서 보철을 하기 전에 치과의사가 보철 하고 나서 교합간섭을 정확히 찾아서 제거해주는 레벨3급 교합을 만들어 주는지 확인해야 한다. 뭐 그렇게까지 해야 하냐고 묻지 마라. 그거 확인 안 하고 보철했다가 밥 못 씹는 불쌍한 환자들이 국내에 수백만 명은 된다. 그리고 치과의사들은 타 치과에서 해온 보철을 절대 손 안 대려고 한다. 그러니 아예 처음부터 레벨4급 교합을 만들 실력이 있는 치과를 가라.

② "교합 낮음" 때문에 씹지 못함

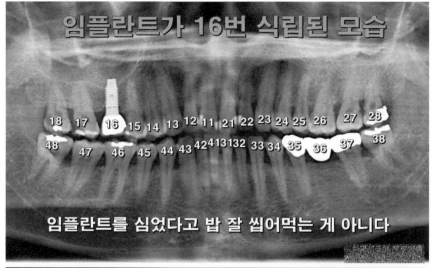

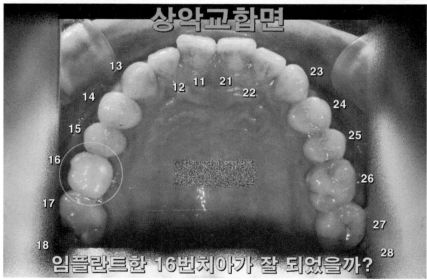

임플란트 심었다고 절대로 잘 씹어 먹는 게 아니다. 바이트검사하고 실제로 씹어봐야 실력을 알 수 있다.

| 임플보철 시 교합을 낮추는 원장이 많다

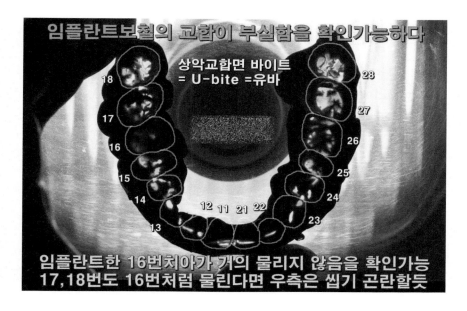

임플란트보철의 교합이 부실함을 확인가능하다

상악교합면 바이트
= U-bite =유바

18 28
17 27
16 26
15 25
14 24
12 11 21 22 23
13

임플란트한 16번치아가 거의 물리지 않음을 확인가능
17,18번도 16번처럼 물린다면 우측은 씹기 곤란할듯

보철은 교합간섭이나 교합 높음이 문제가 되고, 임플교합은 교합 낮음의 문제가 많다. 과거의 임플교합 이론인 "임플교합은 자연치보다 낮게 해야 한다"는 미신을 아직도 믿는 사람들이 많다. 임플이 실패할까 봐 겁이 나서 그렇게 하는 것이다. 명의가 단언컨대, 자연치처럼 물리게 해도 아무 이상 없다. 이 부분은 8장 임플란트에서 밝힐 것이다. 아무튼 임플란트하고 나서 씹지 못하는 환자들 대부분이 이런 문제이다. 바이트검사를 해보면 알 수 있다.

저가치과에서 임플 비용은 싸게 받으면서 교합을 낮게 하는 수법을 써서 시간을 절약해 임플을 더 심는, 박리다매 전략을 주로 구사한다. 구치부 임플인 4, 5, 6, 7번은 물리게 하고, 1, 2번은 물리지 않게 하는 게 맞다.

3번 임플란트는 가능한 물리게 교합기능을 하게 하는게 좋다.

보철

임플교합을 자연치처럼 물리게 하자

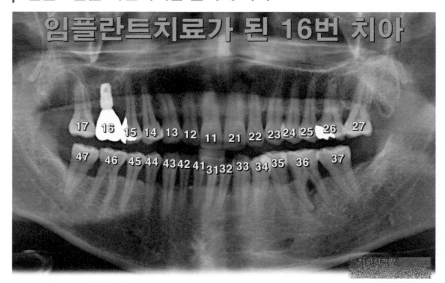

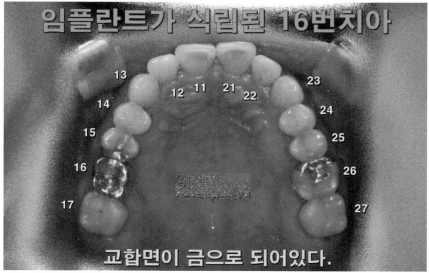

임플란트 교합이 금으로 되면 PFM보다는 씹을 때 느낌이 좀 더 부드럽
고 좋다.

| 임플 교합이 자연치처럼 물려도 괜찮다

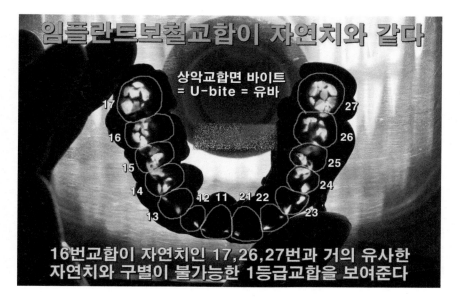

2010년 작품. 마이다스 기공소 주정삭 소장 & 조명의 원장

2015년 현재. 임플란트가 자연치처럼 잘 물리고 있다.

16번 치아의 교합 품질은 레벨5급으로, 자연치와 구별이 불가능한 정도의 교합정밀도를 보이고 있다. 자연치아처럼 잘 물리게 했어도 5년 동안 환자 임플란트에는 아무런 문제도 없다.

명의가 2007년도에 개원한 이래 보철하고 밥이 잘 안 씹어진다는 환자는 없었다. 교합이 이렇게 정밀한데 밥이 안 씹어지는 게 더 이상하다. 이 치아에는 교합 말고도 더 많은 고급기술들이 사용된 작품이다. 자세한 것은 8장 임플란트 편에서 또 다룬다.

③ "교합높음" 때문에 씹지 못하는 경우

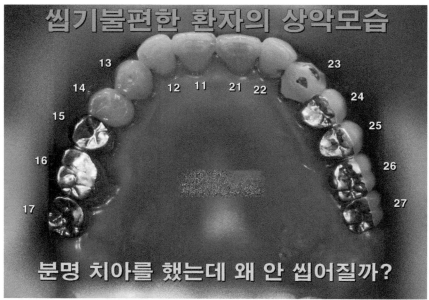

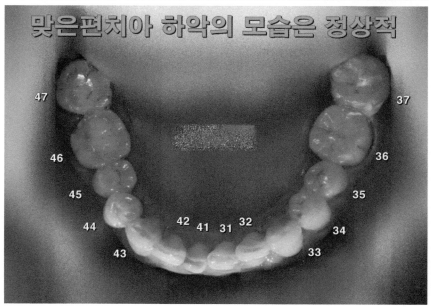

| 보철 높이를 못 맞춰서 높아진 경우

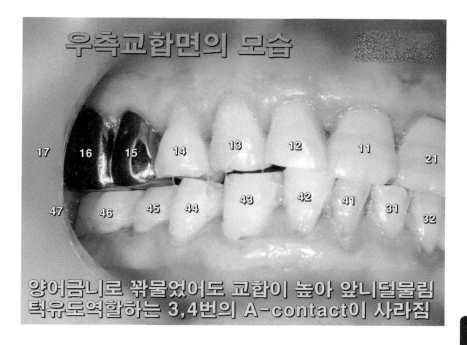

우측교합면의 모습

17 16 15 14 13 12 11 21
47 46 45 44 43 42 41 31 32

양어금니로 꽉물었어도 교합이 높아 앞니덜물림
턱유도역할하는 3,4번의 A-contact이 사라짐

환자가 어리석었다. 17번이 없으면 그냥 놔두었다면 좋았을 텐데 그걸 보충한다고 저가치과에 가서 15, 16번을 깎아서 기어이 17번을 만들었다. 정말 미친 짓이다. 차라리 대합치인 47번 생니를 뽑고 15, 16번을 자연치아 그대로 놔두는 게 더 좋은 치료이다. 환자 스스로 잘못된 선택을 했는데 치과의사가 돈만 벌려고[아님 의사 아닌 돌팔이였을지도] 이런 치료를 감행했다. 그 결과 13, 14번에 물리던 자연치아가 안 물리게 되었다.

환자분께 15, 16, 17번을 당장 뜯고 재치료를 권유하긴 합니다만, 환자 본인이 치료 거부. 저렇게 높이 안 맞는 보철 끼우고 목 · 어깨 아프고 척추 틀어져도 그냥 대충 사는 분들 보면 안타까울 때가 많다.

④ "유도 안 됨" 때문에 씹기 불편

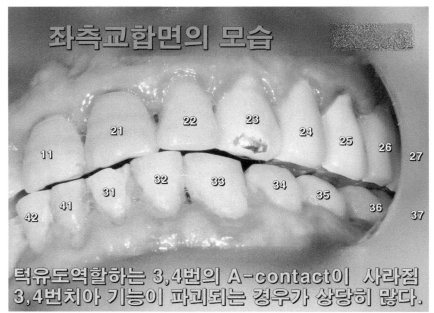

좌측교합면의 모습

턱유도역할하는 3,4번의 A-contact이 사라짐
3,4번치아 기능이 파괴되는 경우가 상당히 많다.

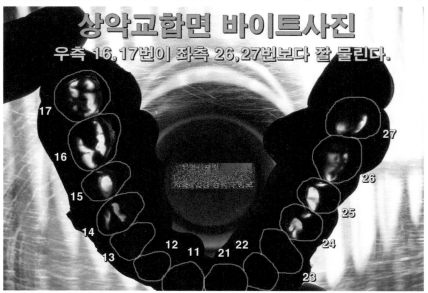

상악교합면 바이트사진

우측 16,17번이 좌측 26,27번보다 잘 물린다.

교합유도 매우 중요하다

이 환자는 26, 27번이 빠졌는데 그냥 놔두지 않고 멀쩡한 자연치아인 23, 24, 25번을 깎아서 23~27번 브리지를 했다. 가만히 있었으면 중간이라도 갈 텐데, 역시나 스스로 자기 몸과 치아를 파괴하는 환자의 행동이다.

그런 비정상적인 치료 계획을 환자가 해달라고 요구한다고 해주는 치과의사가 더 문제다. 돈 벌 수 있으니, 환자가 원한다고 다 해주면 그게 장사치지 의사가 아닌 거다. 단언컨대, 이 환자 그냥 26, 27번 치아를 안 하고 그냥 23, 24, 25번 자연치아로 밥을 씹어 먹는 게 더 안 불편하고 좋았을 것이다. 왼쪽에 바이트 사진을 보라.

26, 27번 치아 잘 물리지도 않다. 거기다가 23, 24번의 교합유도 기능까지 다 파괴시켜 버렸다. 명의는 3, 4번 치아 보철이 더 무섭고 어렵다. 어금니는 물리게 하고 교합간섭만 없애면 되지만, 3,4번 치아는 교합유도면을 만들어주려고 보니 진짜 어렵다. 그래서 3번 치아 보철을 웬만하면 자연치아 그대로 놔두려고 한다. 환자는 현재 좌측인 25, 26, 27번 치아로 밥을 씹지를 못하고 있다. 교합이 이 모양인데 씹을 수 있다면 그게 더 신기한 일이다. 당장 잘못된 보철을 뜯고 다시 해야 할 상황인데, 그냥 사신다고 한다. 이분 계속 우측으로 편측 저작할 게 눈에 뻔한데, 그러면 왼쪽에 17번 어금니부터 잇몸뼈가 녹을 것이다. 그 다음은 16번치아! 그래 놓고 임플란트 보험이라고 싸다고 임플 심을 것이다. 해주지 말아야 한다. 예산 낭비이다. 그다음은 왼쪽 6번. 그래놓고 임플란트 보험이라고 싸다고 임플 심을 것이다. 이런 환자들은 임플란트 보험을 해주지 말아야 한다. 예산 낭비이다. 336~339쪽에 나온 환자는 한 명인데, 치과가 아닌 돌팔이에게 치료받았을 확률이 90%가 넘는다. 이런 사람들에게 국가가 임플란트 보험해준다고 1인당 110만 원씩 국가가 지원해주다니…. 당신이 국가에 낸 소중한 건강보험료 110만 원이 이런 식으로 낭비되는걸 알아야 한다.

⑤ "턱 틀어짐" 때문에 잘 씹지 못함

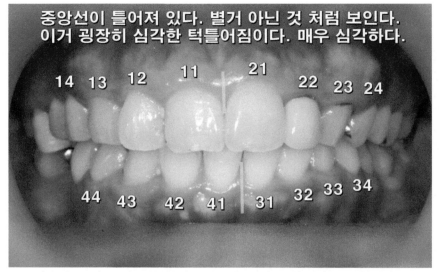

중앙선이 틀어져 있다. 별거 아닌 것 처럼 보인다.
이거 굉장히 심각한 턱틀어짐이다. 매우 심각하다.

14 13 12 11 21 22 23 24

44 43 42 41 31 32 33 34

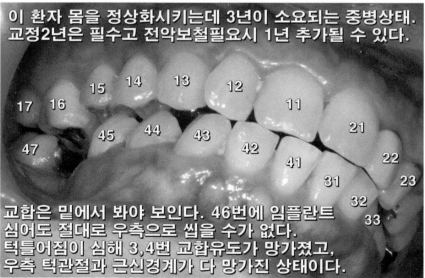

이 환자 몸을 정상화시키는데 3년이 소요되는 중병상태.
교정2년은 필수고 전악보철필요시 1년 추가될 수 있다.

15 14 13 12
17 16 11
45 44 43 21
47 42 22
41 31 23
32
33

교합은 밑에서 봐야 보인다. 46번에 임플란트
심어도 절대로 우측으로 씹을 수가 없다.
턱틀어짐이 심해 3,4번 교합유도가 망가졌고,
우측 턱관절과 근신경계가 다 망가진 상태이다.

턱관절과 근육이 고장 나서 턱이 움직이지 않는다면, 아무리 교합이 잘
맞아도 씹지 못할 것이다.

환자가 씹지 못하는 건 발치 후 방치를 했기 때문이다

왼쪽과 같은 경우 환자들은 46번에 임플란트 하나만 심어주면 밥을 씹을 수 있을 거라고 착각한다. 심지어 치과의사들조차 이런 경우 임플란트를 심으면 밥을 씹을 수 있을 거라 착각한다. 절대로 그런 일은 불가능 하다. 왜냐? 턱이 심하게 틀어졌기 때문이다. 턱이 심하게 틀어져서 13번치아의 교합점이 나오지를 않는다. 14번도 마찬가지…. 6번, 7번 어금니만 있다고 해서 밥을 씹을 수 있는 것은 아니다.

환자의 책임이 매우 크다. 우측의 46번 어금니가 빠졌으면 발치즉시 임플란트를 했으면 턱이 안 틀어졌을텐데…. 치아 그 까이거 뭐 그냥 대충~~~ 이렇게 생각하고 치아가 빠진 상태로 최소 3년 이상을 방치했다. 덕분에 환자는 이제는 완치까지 치료기간이 2년으로 늘어났다. 전체교정치료를 해야 밥을 씹을 수 있게 되었으니까….

환자들이여!!! 제발 치아가 빠지면 발치즉시 임플란트를 하자. 치아가 빠지고 나서 이걸 왜 심각하다고 생각하지 않는가? 치과치료비가 비싼 건 환자인 당신이 치아를 함부로 대하기 때문이다. 이 정도의 "턱 틀어짐"이 심하게 발생할 정도까지 가려면 3년 이상은 방치해야 한다. 발치한 날 임플란트를 하면 6달 완성에 임플 한 개 198만 원으로 할 수 있는 치료가 이제는 전체 치아교정비용 700만 원 + 임플 한 개 198만 원. 총 898만 원에 치료기간 2년으로 늘어났다. 이게 다 환자 책임이다.

보철

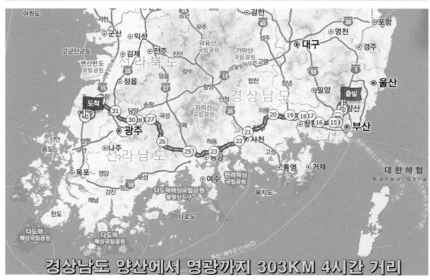

경상남도 양산에서 영광까지 303KM 4시간 거리

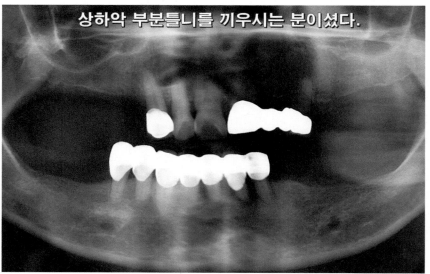

상하악 부분틀니를 끼우시는 분이셨다.

타 치과에서 틀니를 하셨던 분이 오셨다. 내가 보니까 잘 안 씹어지게 보였다.

틀니를 했는데 왜 잘 안 씹힐까?

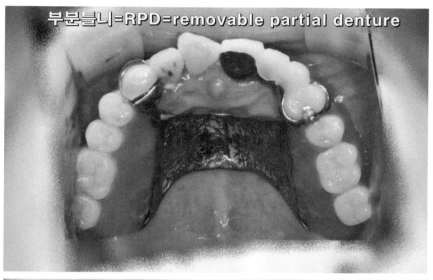

부분틀니=RPD=removable partial denture

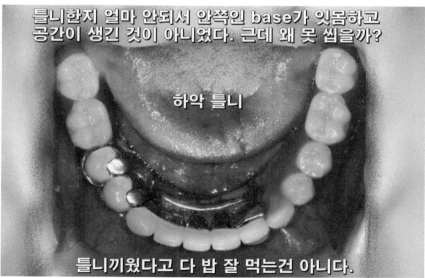

틀니한지 얼마 안되서 안쪽인 base가 잇몸하고 공간이 생긴 것이 아니었다. 근데 왜 못 씹을까?

하악 틀니

틀니끼웠다고 다 밥 잘 먹는건 아니다.

보
철

　치과는 보통 틀니는 원래 잘 안 씹히니 임플하라고 하지만, 성의 있게 만들면 웬만큼은 씹힌다.

틀니가 물리는지 관심도 없었던 타치과

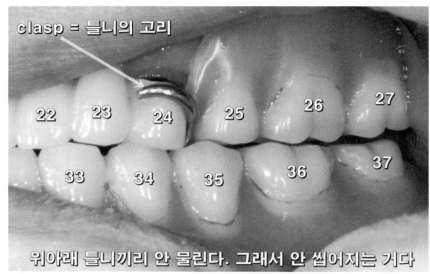

clasp = 틀니의 고리

위아래 틀니끼리 안 물린다. 그래서 안 씹어지는 거다

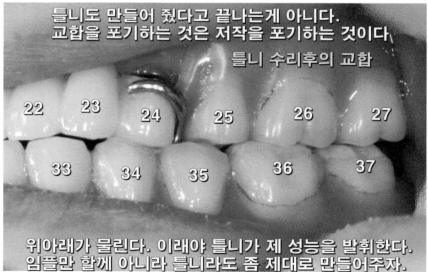

틀니도 만들어 줬다고 끝나는게 아니다.
교합을 포기하는 것은 저작을 포기하는 것이다

틀니 수리후의 교합

위아래가 물린다. 이래야 틀니가 제 성능을 발휘한다.
임플만 할께 아니라 틀니라도 좀 제대로 만들어주자.

나는 틀니 치료비가 다른 지역 내 치과보다 더 비싸다. 하지만 그만한 값
어치와 품질은 가지고 있다.

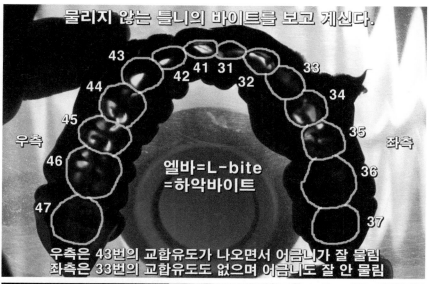

물리지 않는 틀니의 바이트를 보고 계신다.

엘바=L-bite
=하악바이트

우측은 43번의 교합유도가 나오면서 어금니가 잘 물림
좌측은 33번의 교합유도도 없으며 어금니도 잘 안 물림

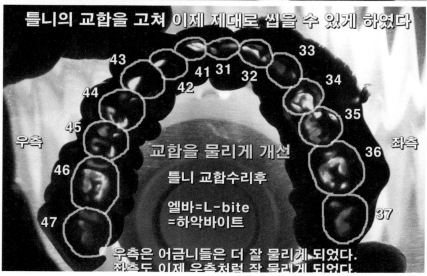

틀니의 교합을 고쳐 이제 제대로 씹을 수 있게 하였다

교합을 물리게 개선

틀니 교합수리후

엘바=L-bite
=하악바이트

우측은 어금니들은 더 잘 물리게 되었다.
좌측도 이제 우측처럼 잘 물리게 되었다.

보
철

아무리 틀니라도 교합을 제대로 맞춰주면 밥을 웬만큼 씹을수 있는데, 원장들이 도대체 교합에 관심이 없다.

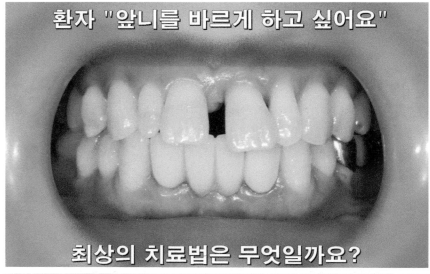

환자 "앞니를 바르게 하고 싶어요"

최상의 치료법은 무엇일까요?

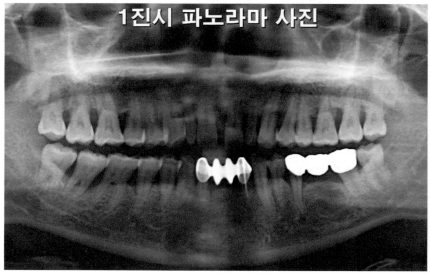

1진시 파노라마 사진

하악 앞니의 보철 색과 엔도 수준을 보건데, 못하는 치과에서, 보철 후 교합이 안 맞아 대합치인 상악 전치부가 벌어짐.

| 아랫니 보철의 문제로 윗니가 벌어졌다

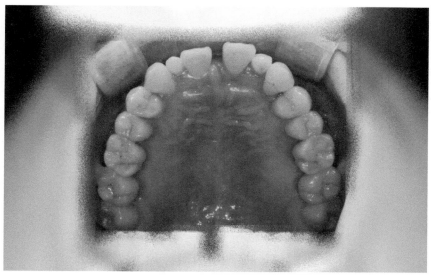

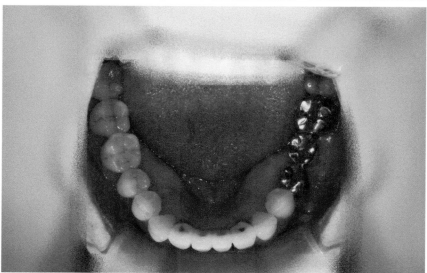

앞니의 교합간섭[조기접촉]으로 인해 앞니가 벌어진 상황. 다음 장을 보기 전에 여러분이 치과의사라면 치료 계획은?

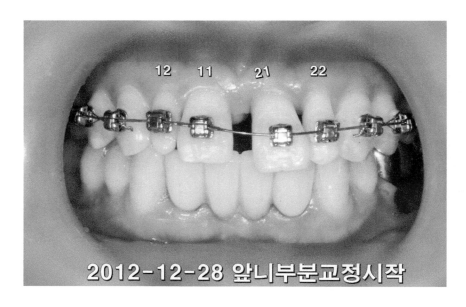

2012-12-28 앞니부분교정시작

집 나간 21호 치아가 돌아오고 있다. 자기 짝 11호에게 다가간다.
둘은 짝이 될 수 있을까?

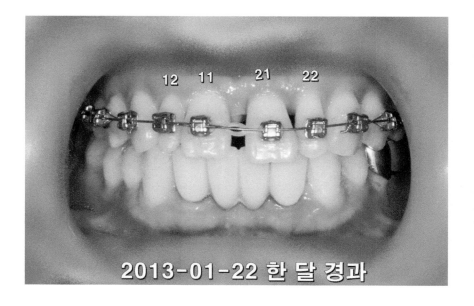

2013-01-22 한 달 경과

21호가 11호 옆에 나란히 섰다.

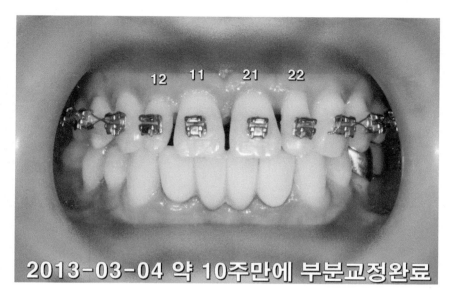

2013-03-04 약 10주만에 부분교정완료

어차피 치아 삭제하고 보철을 할 건데, 치아 위치를 부분 교정해서 원위치로 만들 필요가 있었을까? 네! 원위치 해놓고 보철을 해야 예쁜 게 나온다. 치아 모양은 나오지만 좌우 잇몸 선이 다르면 비싼 보철을 해 놓고도 안 예쁘다.

그리고 왼쪽 상단처럼 21번이 삐뚤어진 상태로 치아를 삭제하면 치아 삭제량도 많아지고 환자에게 좋지 않다. 치아가 조금 삐뚤어진 경우에는 그냥 하셔도 되지만, 치아가 위치를 많이 이탈한 경우에는 바로잡고 하는 게 좋다. 정말 좋은 보철치료를 하기 위해서는 교정치료가 쓰여야 할 상황이 있다.

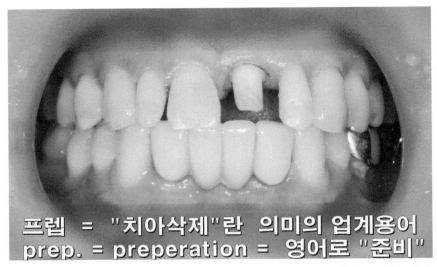

프렙 = "치아삭제"란 의미의 업계용어
prep. = preperation = 영어로 "준비"

프렙을 한 모습이다. 삭제량이 많은데, 그것은 어쩔 수 없다. 보철제작과
설계를 위해서이다.

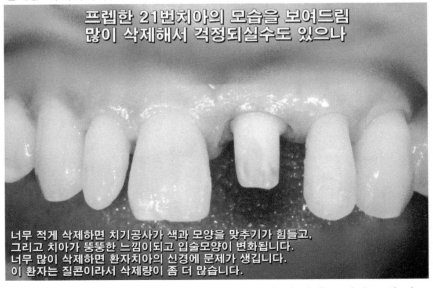

프렙한 21번치아의 모습을 보여드림
많이 삭제해서 걱정되실수도 있으나

너무 적게 삭제하면 치기공사가 색과 모양을 맞추기가 힘들고,
그리고 치아가 뚱뚱한 느낌이되고 입술모양이 변화됩니다.
너무 많이 삭제하면 환자치아의 신경에 문제가 생깁니다.
이 환자는 질콘이라서 삭제량이 좀 더 많습니다.

웬만하면 보철을 하지 않는 것이 좋다. 하지만 이 환자는 정말 보철 말고
는 방법이 없어서 했다.

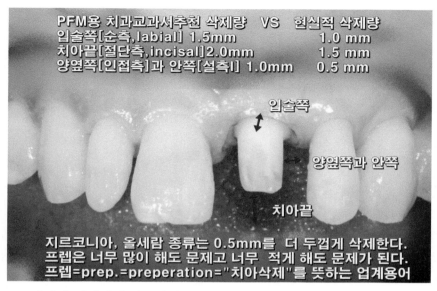

PFM용 치과교과서추천 삭제량 VS 현실적 삭제량
입술쪽[순측,labial] 1.5mm   1.0 mm
치아끝[절단측,incisal]2.0mm   1.5 mm
양옆쪽[인접측]과 안쪽[설측] 1.0mm   0.5 mm

입술쪽

양옆쪽과 안쪽

치아끝

지르코니아, 올세람 종류는 0.5mm를 더 두껍게 삭제한다.
프렙은 너무 많이 해도 문제고 너무 적게 해도 문제가 된다.
프렙=prep.=preperation="치아삭제"를 뜻하는 업계용어

프렙양의 일반적인 이론인데 교과서대로 하면 안 좋다. 현실적 삭제량만 따라도 보철 제작에는 무리가 없다.

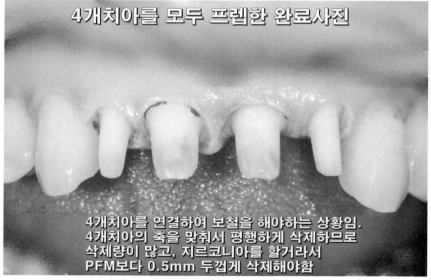

4개치아를 모두 프렙한 완료사진

4개치아를 연결하여 보철을 해야하는 상황임.
4개치아의 축을 맞춰서 평행하게 삭제하므로
삭제량이 많고, 지르코니아를 할거라서
PFM보다 0.5mm 두껍게 삭제해야함

프렙을 충분히 해야 치아 색과 모양이 잘 나오는데, 겁먹고 적게 프렙해서 문제가 되는 경우가 훨씬 많다.

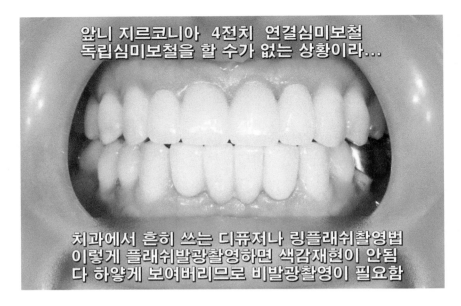

앞니 지르코니아 4전치 연결심미보철
독립심미보철을 할 수가 없는 상황이라...

치과에서 흔히 쓰는 디퓨저나 링플래쉬촬영법
이렇게 플래쉬발광촬영하면 색감재현이 안됨
다 하얗게 보여버리므로 비발광촬영이 필요함

현재 이 사진은 환자가 교합을 앞니 끝끼리 하고 있다.

플래시를 터뜨려 발광촬영 하니까 뭐가 무슨 색인지 잘 구별이 되지 않는다. 발광촬영을 하면, 즉 빛을 강하게 주고 사진을 찍으면 색이 모두 하얗게 구별이 안 된다.

사진은 속임수가 많으므로 믿어서는 안 된다. 병원에서 하는 광고는 원래 가장 잘된 증례만 보여준다. 잘못되거나 안 좋은 것은 절대로 보여주지 않다.

색감이 잘 맞지 않는 경우에는 재제작을 요구할 수 있다. 완벽한 색감을 요구하는 까다로운 환자의 경우에는 미리 치료 전에 의료진과 상담을 통해 원하는 바를 정확히 이야기하고, 그에 상응하는 의료서비스비용을 내는 게 공정할 것이다. 색감에 민감하지 않은 분은 그냥 치료하고 추가 비용은 내지 않아도 좋을 듯하다.

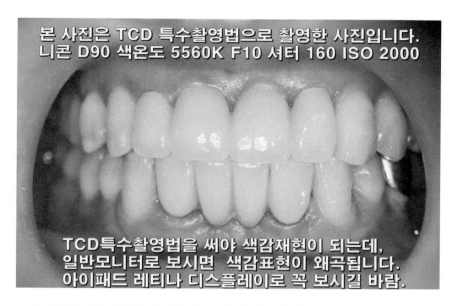

본 사진은 TCD 특수촬영법으로 촬영한 사진입니다.
니콘 D90 색온도 5560K F10 셔터 160 ISO 2000

TCD특수촬영법을 써야 색감재현이 되는데,
일반모니터로 보시면 색감표현이 왜곡됩니다.
아이패드 레티나 디스플레이로 꼭 보시길 바람.

출판인쇄과정에서의 색 왜곡을 없애기 위해서 책을 만들 때 미색이 들어가지 않은 백색지로 제작했다. 당시엔 니콘D90으로 TCD촬영을 했었고, 2014년도부터 캐논70D로 촬영을 하고 있다.

왼쪽의 사진보다는 현재의 위의 사진의 색감이 실제에 가깝다. 하악 전치부의 색은 이 환자를 실제로 보면 하얗고 좋은 치아 색이 아니라 인공미가 나는 두드러지는 보기 싫은 흰색일 뿐이다. 내가 한 상악 보철물은 색감이 자연치아와 잘 어울리고 훨씬 자연스럽다.

보
철

18절 보철을 하기 전, 반드시 원장의 교합 실력을 확인하라

치료하기 전에 확인하라! 치과의사가 교합을 만드는 수준이 어떤지. 보철해서 밥 씹기 불편해진 다음에 하지 말고.

프로의 세계는 실전에서 입증할 수 있는 것만이 실력이다.
– 프로치과의사 조명의 –

자신의 실력을 객관적으로 입증할 준비가 안 된 의사에게 치료비와 몸을 맡기는 것은 정말 바보짓이다. 50만 원짜리 핸드폰 하나를 사면서도 제품의 제원이나 상태를 꼼꼼히 확인한다면, 보철을 할 때도 확인해야 맞다. 연주자들은 자신의 음악 실력을 유튜브 같은 데 동영상으로 올리지, 내가 어디 음대 출신이라고 내세우지 않는다. 그런데 치과에서는 자신의 실력을 객관화시켜서 근거로 보여주지 않는다. 그런 거 없이 "내가 잘한다"라는 근거 없는 이야기만 한다. 어금니 보철은 교합을 만들어서 잘 씹어 먹는 것이고, 앞니는 심미적 만족도도 높이면서 교합도 만들어야 하는 것이다. 교합은 바이트를 찍고, 빨강파랑교합지도 찍어보면 실력이 완전히 드러난다. 치과의사가 전혀 숨길 수가 없다. 연주자가 연주 잘하는지는 악기 연주를 시켜보면 되듯이, 치과의사의 실력은 교합을 어떻게 만들었는지를 보면 된다. 아주 간단하다.

자신의 실력을 보여주고 그것으로 고객에게 선택 받으라!
그것이 프로의 길이다.   – 조명의

자신이 서울대 출신 또는 박사학위가 있기 때문에 잘한다고 주장하면 그건 아마추어다. 프로축구 선수가 자신이 서울대출신이므로 축구를 잘한다고 주장하는 것과 같은 것이다.

전문의, 박사, 교수, 학회 정회원 등 아무것도 믿지 마라

- 교합을 바이트로 인증해서 환자에게 보여줘야 실력이다.

명의가 이 책에 제시한 보철의 품질 기준은 전 세계 어떤 치과의사도 빠져나가지 못하는 완전무결한 지식체계이다. 나는 제임스 카메론 스타일이다. 기술적 완벽주의자 스타일이다. 이 책에 제시한 기술적 분류에서 레벨이 높을수록 실력이 높은 것이다. 축구 공격수가 공격 포인트[=득점 수+도움 수]가 높을수록 공격수로서 실력이 있는 것과 마찬가지이다.

내가 이 책에서 보여주는 어금니의 레벨4, 레벨5급 교합은 보기에는 참 쉬워 보이는데 막상 실행하려면 쉽지만은 않다. 한국 치과의사들의 대다수는 교합에 관심이 없으며, 관심이 있다는 원장들도 교합면에 교합지를 찍어서 보여주는 수준에 그치고 있다. 교합은 3차원이라서 바이트를 찍어봐야 안다. 보철 전문의여도 치과의사가 환자를 위한 열정과 기술이 준비되어 있지 않다면 레벨4, 레벨5급 교합을 만들 수가 없다. 나처럼 전문의, 학회 정회원이 없어도 열정과 기술이 있는 의사는 고레벨의 교합을 만들 수 있는 것이다. 환자는 치과에 대해 알 권리가 있다. 그리고 치과에 대해 진정 알게 된다면 저가치과는 겁이 나서 못 갈 것이다. 저가치과는 기본적으로 치과의 교합품질이 낮기 때문이다.

나는 내가 지구에서 보철을 가장 잘한다고 생각한다. 근거는 환자가 치료비만 충분히 낸다면 언제든지 레벨5, 레벨 6급 보철을 구강 내에 끼워줄 수 있기 때문이다. 19절에서 환자의 교합을 확인하지 않으면 환자가 어떤 문제로 고생할 수 있는지, 사례를 통해 보여주겠다.

보
철

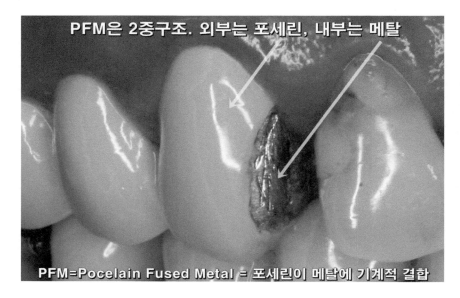

PFM은 2중구조. 외부는 포세린, 내부는 메탈

PFM=Pocelain Fused Metal = 포세린이 메탈에 기계적 결합

명의가 사용하는 포세린 계열 보철의 4가지 범주

1. PFM = 메탈에 포세린을 기계적 결합시킴.

메탈과 포세린은 서로 붙지 않는다. 다만 기계적으로 잡고 있을 뿐이다.

장점 = 저렴. / 단점 = 힘이 누적되면 파절이 일어날 수 있다.

2. PFG = 골드에 포세린을 화학적 부착시킴.

골드에 포세린은 부착이 일어나게 하는 합금이 포세린골드.

골드에 충격흡수성이 있어 포세린 파절이 거의 없다.

단점 = 고가. 포세린골드는 특수합금으로 순수골드보다 비쌈.

3. 질콘[지르코니아] = 내부에 질콘 외부에 포세린.

전치부 최적의 선택. 장점 = 가장 심미적 / 단점 = 고가

4. 통질콘 = 질콘 블록을 기계로 통으로 깎아서 제작

장점 = 절대로 깨지지 않는다. / 단점 = 색감 표현이 약함.

교합이 보철 재료보다 훨씬 중요하다

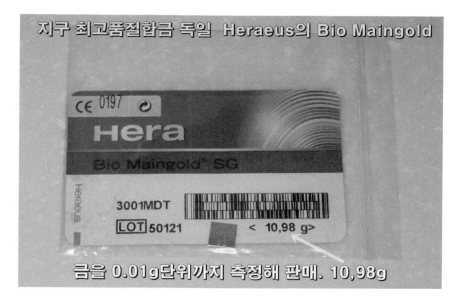

지구 최고품질합금 독일 Heraeus의 Bio Maingold

금을 0.01g단위까지 측정해 판매. 10,98g

한국회사는 합금을 10g단위로 파는데, 비닐포장 안에 1g짜리 10덩어리가 들어있다. 독일 헤라우스 회사는 10덩어리를 정확히 1g으로 나눌 수 없다 하여 10덩어리를 넣고 무게를 잰 다음 0.01g까지 측정해서 판매한다. 그래서 각 포장마다 가격이 다르다. 암튼 독일은 이런 나라다.

금니보철 시 순금을 쓰면 약하므로 합금을 써야 한다.

A-type 순금함량 40% 대
super gold 순금 50% 대
PT 순금 70% 대

그런데 이런 금 함량이 큰 의미가 있을까? 교합이 나쁘면 보철 시 어떤 합금을 썼느냐가 아무런 의미가 없다. 다시 말해, 치아가 물리지 않으면 아무런 의미가 없다는 것이다.

보철

보철의 교합이 재료보다 중요한 이유

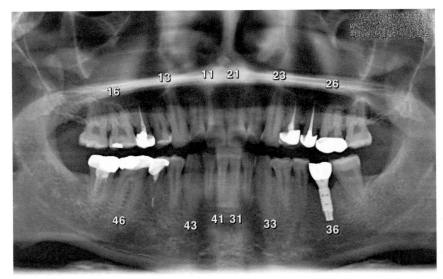

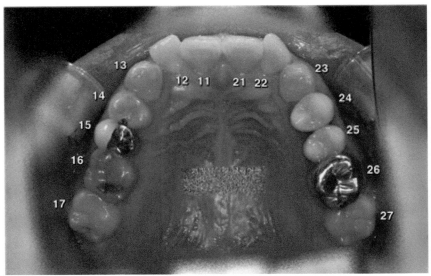

| 교합이 나쁘면 재료는 무의미하다

교합이 나쁘면 재료는 무의미하다. 이 말을 다른 단어로 직설적으로 표현하면 이렇다.아무리 좋은 재료를 써도 전혀 필요가 없다는 뜻이다.

교합이 재료보다 훨씬 중요하다는 사실이다.

"교합이 정확할 때 재료가 의미가 있다."

왼쪽의 사진은 타 치과에서 36번을 임플란트한 상태로 내원하신 환자분의 구강 상태이다. 파노라마를 보면 36번 치아에 임플란트가 심어져 있다. 임플란트 주위에 잇몸뼈도 녹지 않고 임플란트 보철도 골드크라운으로 매우 좋은 재료를 써서 하셨다. 보통의 치과에서는 임플란트 보철을 가장 저렴한 PFM으로 하는데 말이다.

과연 금이라는 좋은 재료로 치료한 36번의 임플란트 보철이 의미가 있는 치료였을까? 그것을 확인하려면 36번의 교합 상태를 확인해봐야 한다. 그리고 교합 상태를 확인해보려면 반드시 바이트를 찍어봐야 한다. 육안으로는 교합을 확인할 수 없다. 교합지검사로도 교합을 확인할 수 없다.

그럼 다음 쪽에서 진실의 문을 열어볼까?

보
철

교합이 나쁘면 재료는 무의미하다

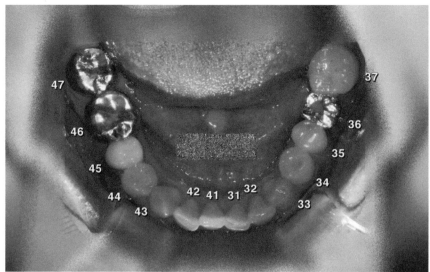

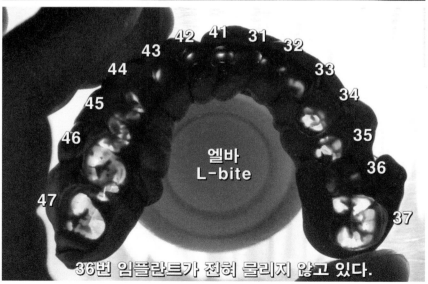

│ 교합이 되고 나서 재료가 의미가 있다

왼쪽에 하악 교합면을 보시기 바란다. 위는 교합면의 디카 사진이고 아래는 교합을 확인하기 위한 바이트 사진이다.

36번 임플란트 보철은 가장 좋은 재료인 금을 사용하였고,
46번 크라운보철은 가장 나쁜 재료인 메탈을 사용했다.

그런데 정작 문제는 36번의 교합이 물리지 않는다는 것이다. 물리지 않는 저 36번의 금 함량이 40%대인지 50%대인지가 의미가 있을까? 어차피 안 물리고 안 씹어질 것인데 말이다.

차라리 교합이 정확히 물리고 메탈이란 재료를 사용한 46번이 치아로서는 더 정확한 기능을 수행한다. 그래서 재료를 어떤 걸 쓰느냐가 무의미하다는 것이다. 교합이 잘 맞는 게 가장 중요하다. 같은 교합일 때 좋은 재료를 쓰는 게 의미가 있다. 46번도 메탈이 아니라 금이었다면 좀 더 씹을 때 부드럽고 대합치마모도 덜 시켰겠죠?

치과에서 치료할 때 무슨 재료를 쓰는지에 관심을 두는 것은 좋다. 하지만 그런 관심의 3배 이상을 치과가 교합을 어떻게 만드는지에도 둬야 한다. 36번 임플란트를 저렇게 안 물리게 할 거라면 굳이 추가비용 내고 금니를 할 이유가 없었다. 치료비만 낭비했다. 그냥 메탈이나 PFM 같은 제일 저렴한 재료로 했어도 되었을 텐데 말이다. "현재 이 환자는 임플란트를 했으나 왼쪽으로 잘 씹어먹지를 못하고 있다."

보철

타 치과 라미네이트를 잘 안 붙여주는데[깨지면 물어내야 해서], 우리 VIP고객의 따님이라서 점심을 미루고 붙여드렸다.

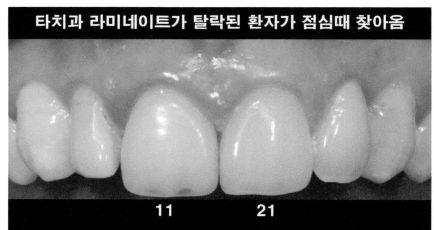

타치과 라미네이트가 탈락된 환자가 점심때 찾아옴

11   21

11,21번 개당 70만원씩 140만원주고 대구의 치과 에서 했다고 한다. 11번 치아끝부분이 살짝 깨진거 빼곤 좋음

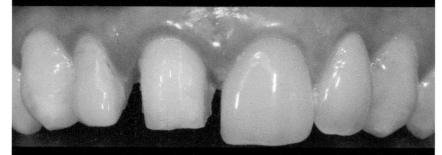

11번은 3번이나 떨어졌고 이제 4번째로 붙인다고 하심

11번 라미네이트 프렙치고는 좀 삭제량이 많은편이라 환자가 시려해서 마취까지 하고 했다. 0.5mm를 삭제 해야 하는데 거기서 0.3mm는 과다삭제한듯... 원래 라미네이트는 교과서적으로 법랑질만 삭제해야 맞다.

라미네이트 & 보철 안 할수록 좋은 치료

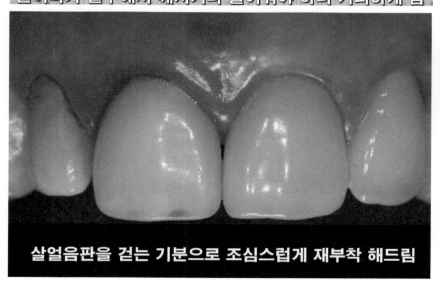

탈락된 라미네이트의 안쪽 경계선에 떼가 좀 끼었다. 깨끗이 세척한 뒤에 다시 붙여드림. 세척시 파절이 될까봐 조마조마하면서 세척했다. 이런건 하기 싫다.

다른 보철은 그냥 끼워주면 되지만... 라미네이트 같은건 붙이다가 실수해서 깨지거나 물어줘야 하니 기피하게 됨

살얼음판을 걷는 기분으로 조심스럽게 재부착 해드림

보
철

　라미네이트는 앞니의 바깥쪽을 마취 없이 0.5mm 프렙하고 0.5mm두께 포세린 막을 부착하는 술식이다.

앞니의 심미적 문제에는 레진이 좋다

11번 라미네이트 환자는 10여 년 전에 영광에서 어린 시절을 살았는데 당시에 불소농도 사업상의 문제로 지역 내에 반점치가 많이 생겼다고 했다. 아래와 같은 정도의 반점치아였다고 한다.[영광지역 내 다른 환자의 불소 원인 반점치아다. 충치는 환자가 구강위생관리를 잘 못해서 생긴 것이다.]

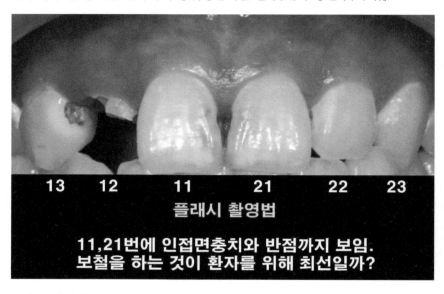

앞니 성형한다고 라미네이트, 올세라믹, 질콘을 무조건 권하는 치과는 절대적으로 조심해야 한다. 명의가 못해서 안 하는 게 아니라 안 하는 게 환자에게 이롭기 때문에 자제하는 것이다. 명의는 이런 경우 보철을 할 생각도 없고, 보철을 권한 적도 없다. 왜냐면 레진으로도 충분히 환자가 원하는 아름다운 앞니를 만들어줄 수 있기 때문이다. 보철은 침습적인 치료이다. 환자를 위해 보다 보존적이고 자연적인 치료법을 권하는 것이 좋겠다. **치과의사들이여! 자기 치아는 가족 치아라면 앞니보철을 안 하려고 할 것 아닌가?** 명의는 개원 부채에 시달릴지언정 환자에게 바람직하지 못한 치료를 하면서 돈을 버는 건 마음이 불편해 안 한다.

레진으로 부착하면 탈락도 잘 안 된다

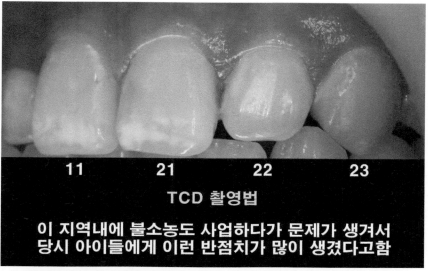

11   21   22   23

TCD 촬영법

이 지역내에 불소농도 사업하다가 문제가 생겨서
당시 아이들에게 이런 반점치가 많이 생겼다고함

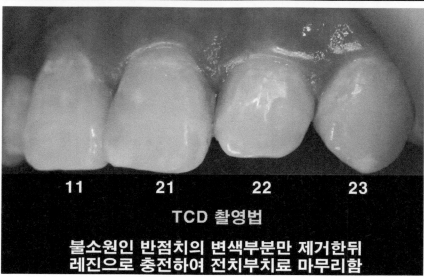

11   21   22   23

TCD 촬영법

불소원인 반점치의 변색부분만 제거한뒤
레진으로 충전하여 전치부치료 마무리함

왼쪽 상태에서 11, 21번 사이 옆면 충치를 제거한 모습. 11, 21번 반점치
아 변색 부분까지 레진으로 치료 마무리.

앞니의 심미치료시 견치를 보존하라

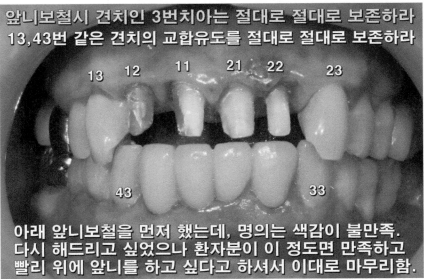

환자 C.C. "앞니를 반듯하게 이빨을 하고 싶어요"
원칙은 교정치료부터 하고 나서 보철을 하는게 옳다.

환자의 나이가 70세여도 교정은 할 수 있으나, 고령에
버스타고 치과를 자주 오시는게 힘들어 보철로 결정함

앞니보철시 견치인 3번치아는 절대로 절대로 보존하라
13,43번 같은 견치의 교합유도를 절대로 절대로 보존하라

13 12 11 21 22 23
43 33

아래 앞니보철을 먼저 했는데, 명의는 색감이 불만족.
다시 해드리고 싶었으나 환자분이 이 정도면 만족하고
빨리 위에 앞니를 하고 싶다고 하셔서 이대로 마무리함.

치료 계획 세우는 것만 봐도 치과의사의 실력을 알 수 있다. 이 경우 3번
견치를 함부로 건드리는 건 아주 몹쓸 치료다.

견치를 건드리면 그쪽 어금니에 문제가 발생하기 쉽다

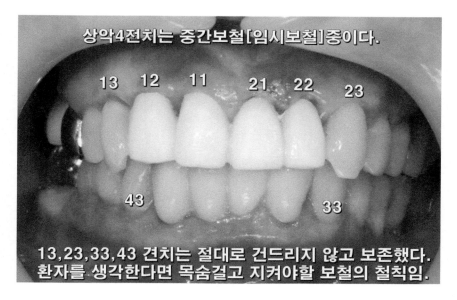

상악4전치는 중간보철[임시보철]중이다.

13 12 11 21 22 23

43 33

13,23,33,43 견치는 절대로 건드리지 않고 보존했다.
환자를 생각한다면 목숨걸고 지켜야할 보철의 철칙임.

앞니 보철할 때 3번을 포함하면 치과는 매출이 올라간다. 근데 그건 정말 좋지 못한 치료 계획이다. 왜냐면 자연치아인 3번 치아끼리 교합유도를 형성하고 있는 기능을 없애는 것은 해당 구치부의 저작 전체를 변화시키는 위험도 높은 일이다. 13번을 보철했다가 전치부 교합의 교합유도면을 잘못 만들면, 우측으로 씹는 기능이 나빠지고 우측 어금니에 교합간섭이 잘 생기면서 수명이 급격히 떨어질 수가 있다.

교합을 아는 원장은 3번 자연치아의 교합이 이 환자의 경우처럼 정상적이라면, 절대로 보철을 못한다. 치과의사가 챙겨주지 않으면 여러분이 스스로 자기 몸을 챙겨야 한다. 치료 계획을 들어보고 3번 보철이 치료 계획에 들어있다면, 왜 해야 하는지를 충분히 들어보고 근거가 있다면 모를까 웬만해서는 하지 않는 치과를 선택하는 게 좋겠다. [provisional crown은 최종보철 전의 "중간보철" 정도로 이해하면 좋겠다]

보철

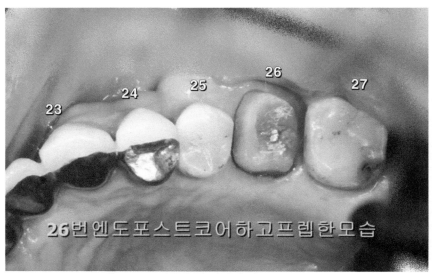

26번엔도포스트코어하고프렙한모습

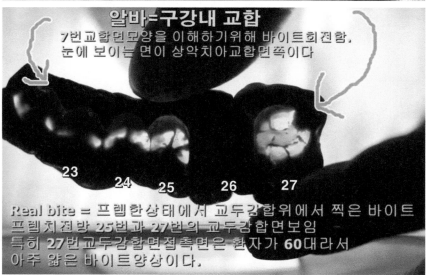

알바=구강내 교합
7번교합면모양을 이해하기위해 바이트회전함.
눈에 보이는 면이 상악치아교합면쪽이다

Real bite = 프렙한상태에서 교두감합위에서 찍은 바이트
프렙치 전방 25번과 27번의 교두감합면보임
특히 27번교두감합면접촉면은 환자가 60대라서
아주 얇은 바이트양상이다.

　이 부분은 일반인이 이해하기 좀 어려운 부분이다. 하지만, 높이를 못 맞추는 치과가 많아 치의학 발전을 위해 공개!

조명의가 창조한 RGMTP 교합기술

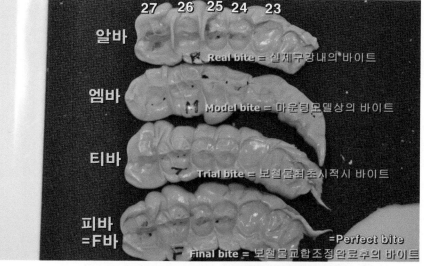

27　26　25 24　23

알바　　　　Real bite = 실제구강내의 바이트

엠바　　　　Model bite = 마운팅모델상의 바이트

티바　　　　Trial bite = 보철물최초시적시 바이트

피바
=F바　　　　　　　　　　　　　　=Perfect bite
　　　　　Final bite = 보철물교합조정완료후의 바이트

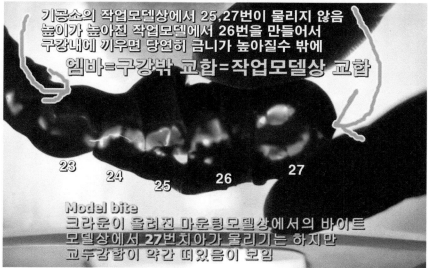

기공소의 작업모델상에서 25,27번이 물리지 않음
높이가 높아진 작업모델에서 26번을 만들어서
구강내에 끼우면 당연히 금니가 높아질수 밖에

엠바=구강밖 교합=작업모델상 교합

23　　24　　25　　26　　27

Model bite
크라운이 올려진 마운팅모델상에서의 바이트
모델상에서 27번치아가 물리기는 하지만
교두감합이 약간 떠있음이 보임

　　좌측의 알바는 구강 내 교합을, 위의 엠바는 구강 밖 작업모델상의 교합을 보여주는데 2개가 다르다. 그래서 안 맞는다

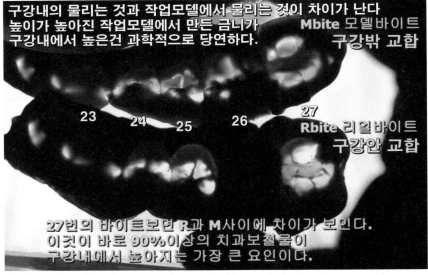

구강내의 물리는 것과 작업모델에서 물리는 것이 차이가 난다
높이가 높아진 작업모델에서 만든 금니가
구강내에서 높은건 과학적으로 당연하다. **Mbite 모델바이트**
구강밖 교합

23 24 25 26 27
Rbite 리얼바이트
구강안 교합

27번의 바이트보면 R과 M사이에 차이가 보인다.
이것이 바로 90%이상의 치과보철물이
구강내에서 높아지는 가장 큰 요인이다.

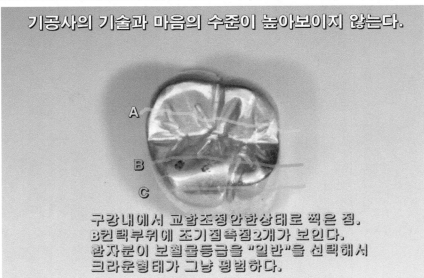

기공사의 기술과 마음의 수준이 높아보이지 않는다.

A
B
C

구강내에서 교합조정안한상태로 찍은 점.
B컨텍부위에 조기접촉점2개가 보인다.
환자분이 보철물등급을 "일반"을 선택해서
크라운형태가 그냥 펑범하다.

M-bite ≠ R-bite 이므로, T-bite ≠ R-bite 가 성립한다. 모델교합이 구강교합과 달라, 끼운 교합이 구강교합과 다름

교합맞춤은 교합 오차를 수정하는 것

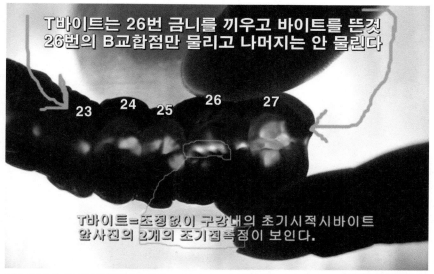

T바이트는 26번 금니를 끼우고 바이트를 뜬것
26번의 B교합점만 물리고 나머지는 안 물린다

23   24   25   26   27

T바이트=조정없이 구강내의 초기시적시바이트
앞사진의 2개의 조기접촉점이 보인다.

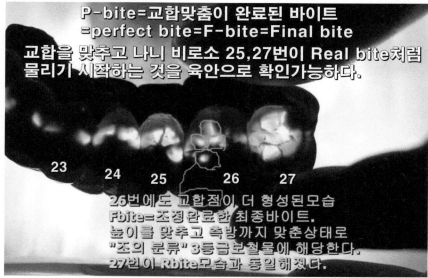

P-bite=교합맞춤이 완료된 바이트
=perfect bite=F-bite=Final bite
교합을 맞추고 나니 비로소 25,27번이 Real bite처럼
물리기 시작하는 것을 육안으로 확인가능하다.

23   24   25   26   27

26번에도 교합점이 더 형성된모습
Fbite=조정완료한 최종바이트.
높이를 맞추고 측방까지 맞춘상태로
"조의 분류" 3등급보철물에 해당한다.
27번이 Rbite모습과 동일해졌다.

T-bite의 오차를 수정하여 P-bite=R-bite를 성립하게 하면, 금니의 교합점은 R-bite 평면 내에 있음이 증명된다.

보
철

보철의 교합을 맞추는 궁극의 방법 RGMTP 교합기

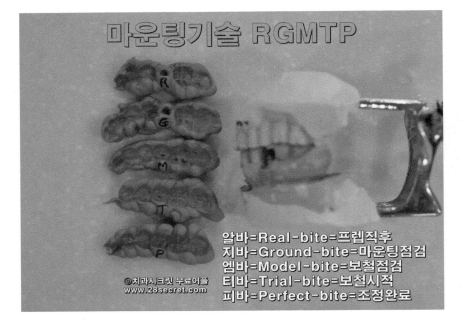

마운팅기술 RGMTP

알바=Real-bite=프렙직후
지바=Ground-bite=마운팅점검
엠바=Model-bite=보철점검
티바=Trial-bite=보철시적
피바=Perfect-bite=조정완료

©치과시크릿 무료어플
www.28secret.com

인류는 최첨단 과학시대에 살고 있으면서도, 아직도 보철물의 높이 하나를 정확하게 맞추는 과학적인 방법이 없다. 세계보철학 교과서에서도 이 문제에 대해 다루지 않았다.

그래서 천재 치과의사 조명의가 이 문제를 과학적으로 해결했다.
2011년 05월 16일 RGMTP교합기술 버전 1.0 발표.
2012년 11월 07일 RGMTP교합기술 버전 2.0 발표.

RGMTP교합기술은 기공소에서 보철 제작하면서 생기는 오차를 RGMTP 바이트를 통해 빠르게 찾아내고 구강 내에서 교합맞춤을 할 수 있다. 궁극의 목표는 교합맞춤 시간을 0초로 만드는 것이다.

교합맞춤을 통해 기공사가 만든 교합을 최대한 보존해서 구강 내로 옮겨야 함

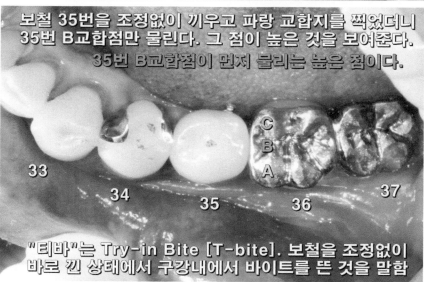

보철을 끼우지 않고 지대치 상태에서 빨강 교합지를 찍어서 현재 물리는 교합점을 눈으로 먼저 확인한다

33   34   35   36   37

"알바"는 Real-bite, R-bite 지대치상태에서 그대로 본뜨기전에 바이트를 채득한 것으로 교합점정보가 있다

보철 35번을 조정없이 끼우고 파랑 교합지를 찍었더니 35번 B교합점만 물린다. 그 점이 높은 것을 보여준다. 35번 B교합점이 먼저 물리는 높은 점이다.

33   34   35   36   37

C
B
A

"티바"는 Try-in Bite [T-bite]. 보철을 조정없이 바로 낀 상태에서 구강내에서 바이트를 뜬 것을 말함

점 하나를 살짝 삭제하고 교합지 찍고, 점 하나하나를 조심히 다루어야 한다

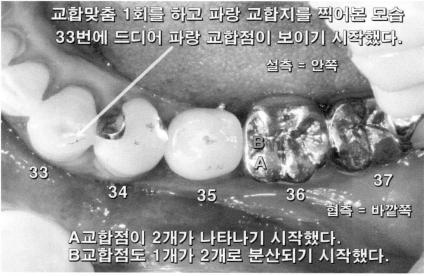

교합맞춤 1회를 하고 파랑 교합지를 찍어본 모습
33번에 드디어 파랑 교합점이 보이기 시작했다.

설측 = 안쪽

33   34   35   36   37

협측 = 바깥쪽

A교합점이 2개가 나타나기 시작했다.
B교합점도 1개가 2개로 분산되기 시작했다.

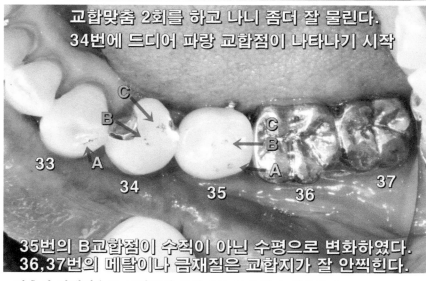

교합맞춤 2회를 하고 나니 좀더 잘 물린다.
34번에 드디어 파랑 교합점이 나타나기 시작

33   34   35   36   37

35번의 B교합점이 수직이 아닌 수평으로 변화하였다.
36,37번의 메탈이나 금재질은 교합지가 잘 안찍힌다.

맞춤이 진행될수록 보철물의 교합점은 분산되기 시작한다.

교합맞춤 시간을 정밀하게 해서 구강 내에 의도한 교합을 재현한다

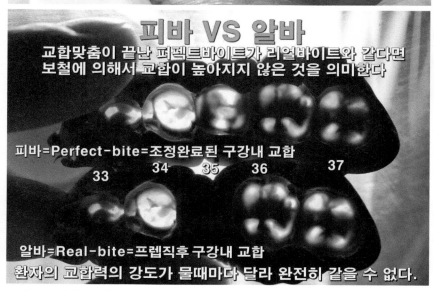

교합맞춤 3회만에 완벽하게 맞춰 A,B,C 교합점도 재현.
60초가 소요되었다. 사진5장 촬영시간을 포함해서...

35번 ABC교합점의 육안소견

C점 1개
B점 3개
A점 2개

33   34   35   36   37

피바 = Perfect bite = 교합맞춤완벽한 상태의 바이트
34번에 빨강교합점을 이제 파랑교합점이 완전히 덮음.
보철끼웠어도 34,36번이 정확하게 물린다는 것을 의미.

피바 VS 알바
교합맞춤이 끝난 퍼펙트바이트가 리얼바이트와 같다면
보철에 의해서 교합이 높아지지 않은 것을 의미한다

피바=Perfect-bite=조정완료된 구강내 교합
33   34   35   36   37

알바=Real-bite=프렙직후 구강내 교합
환자의 교합력의 강도가 물때마다 달라 완전히 같을 수 없다.

바이트검사 & 환자 느낌으로 최종 확인을 하면 확실하다.

교합지검사는 불완전한 정보이다 바이트검사 & 환자 느낌만이 정확하다

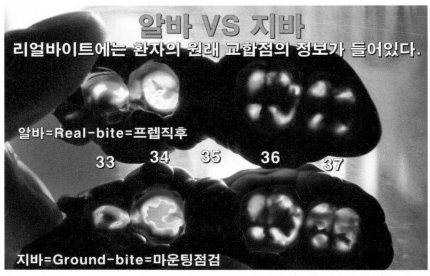

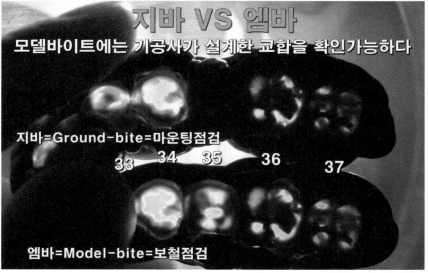

모델바이트에 나온 교합을 퍼펙트바이트로 마무리하는게 교합맞춤

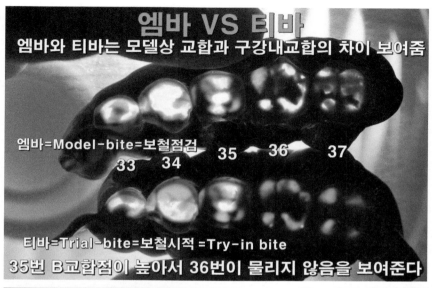

엠바 VS 티바
엠바와 티바는 모델상 교합과 구강내교합의 차이 보여줌

엠바=Model-bite=보철점검
33 34 35 36 37

티바=Trial-bite=보철시적 =Try-in bite
35번 B교합점이 높아서 36번이 물리지 않음을 보여준다

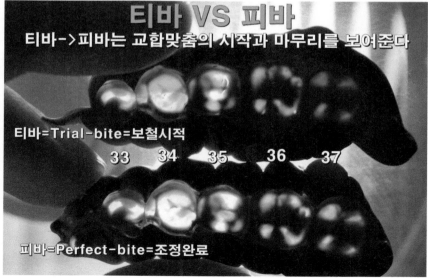

티바 VS 피바
티바->피바는 교합맞춤의 시작과 마무리를 보여준다

티바=Trial-bite=보철시적
33 34 35 36 37

피바=Perfect-bite=조정완료

신의 영역인 레벨6 금니 분석

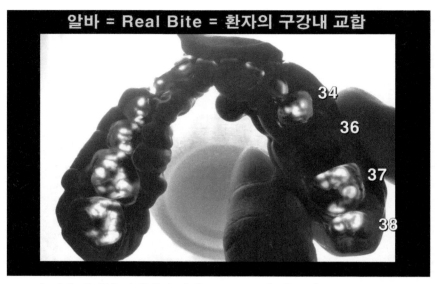

알바 = Real Bite = 환자의 구강내 교합

34
36
37
38

36번 치아 삭제한 상태에서 바이트를 뜬 구강 내 교합.

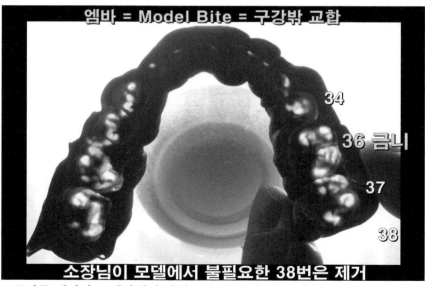

엠바 = Model Bite = 구강밖 교합

34
36 금니
37
38

소장님이 모델에서 불필요한 38번은 제거

금니를 제작한 모델상에서 바이트를 뜬 구강 밖 교합.

RGMTP 교합기술로 레벨6의 비밀 확인

구강 내 금니를 시적하고 바이트를 물어도 34, 37번 교합이 그대로 변화하지 않았음을 확인 가능. 높지 않았다는 것이다.

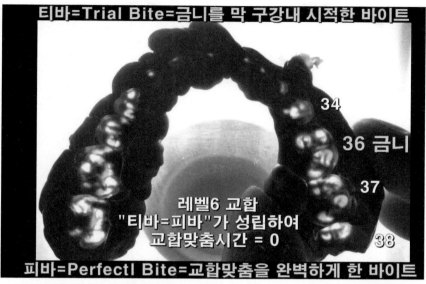

티바=Trial Bite=금니를 막 구강내 시적한 바이트

34

36 금니

37

레벨6 교합
"티바=피바"가 성립하여
교합맞춤시간 = 0

38

피바=Perfectl Bite=교합맞춤을 완벽하게 한 바이트

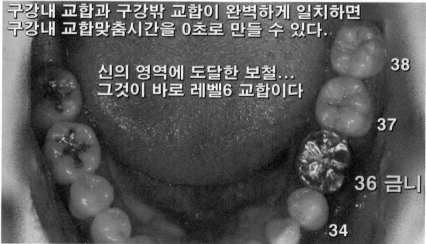

구강내 교합과 구강밖 교합이 완벽하게 일치하면
구강내 교합맞춤시간을 0초로 만들 수 있다.

신의 영역에 도달한 보철...
그것이 바로 레벨6 교합이다

38

37

36 금니

34

보
철

"알바=엠바"이면 "티바=피바"가 성립. 구강 내 교합과 구강 밖 교합이 일치하면, 높이가 한 번에 맞아 교합맞춤이 필요없게 된다.

│ 보철의 교합이 구강 밖과 안의 차이는 마운팅 오차이지 모델 변형이 아니다

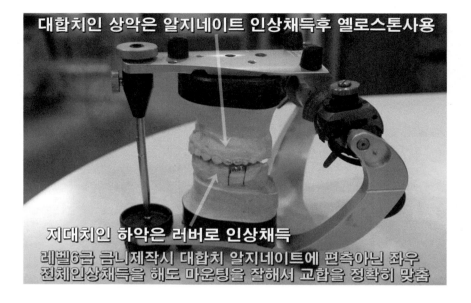

대합치인 상악은 알지네이트 인상채득후 옐로스톤사용

지대치인 하악은 러버로 인상채득
레벨6급 금니제작시 대합치 알지네이트에 편측아닌 좌우
전체인상채득을 해도 마운팅을 잘해서 교합을 정확히 맞춤

앞 쪽에서 설명한 "신의 영역 금니. 6절의 레벨6 금니분석"를 제작했던 세계 최고수준의 정밀도를 가졌다는 독일의 Kavo protar evo7 교합기이다.

그런데, 대합치는 알지네이트로 인상채득한 옐로스톤이다. 하도 교합에 대해 잘 모르는 기공사들이 대합치를 알지네이트로 떠서 교합을 못 맞춘다는 헛소리를 해대길래… 그게 아니라는 걸 보여주려고 일부러 이렇게 해봤다. 편안한 치과는 지대치[보철을 할 치아]도 러버로, 대합치도 러버로 본 뜨기를 한다.

본뜨는 기구와 재료도 중요하다. 싸구려 기구로 본뜨면 부정확하다

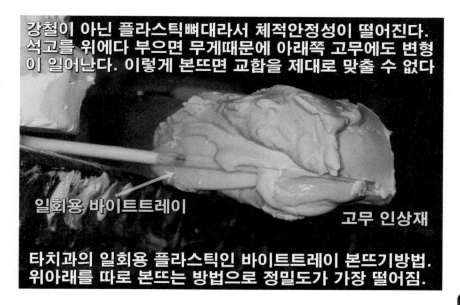

강철이 아닌 플라스틱뼈대라서 체적안정성이 떨어진다. 석고를 위에다 부으면 무게때문에 아래쪽 고무에도 변형이 일어난다. 이렇게 본뜨면 교합을 제대로 맞출 수 없다

일회용 바이트트레이

고무 인상재

타치과의 일회용 플라스틱인 바이트트레이 본뜨기방법. 위아래를 따로 본뜨는 방법으로 정밀도가 가장 떨어짐.

보철

기본적으로 본뜨는 행위를 하면 강철기구[metal tray]를 쓰든 위에 처럼 일회용 바이트트레이[bite tray]를 쓰든 간에 부정확하다. 다만 그 오류나 오차의 정도가 확연히 다르다.

치과에서 치아를 하나를 본 뜰때도…
강철기구로 뜨는지 그냥 일회용 바이트트레이로 뜨는지?
눈여겨 볼 필요가 있다. 그게 그 치과의 실력이니까…
일회용 바이트트레이를 쓰면 시간 & 재료 절약은 되나,
무성의하고 변형률이 높은 방법이라고 보면 된다.
조명의 원장은 개원한 이래 바이트트레이를 쓴 경험이 없다.

본뜨는 방법만 봐도 치과의 치료수준과 보철의 정밀도를 파악할 수가 있다

　교합을 좀 한다는 원장님들은 다 무공트레이를 쓴다. 교합은 0.0 08mm[심스탁의 두께]의 싸움이다. 그걸 찾아서 맞춰줘야 하는 것이다. 본 뜰 때부터 0.1mm라도 오차를 줄이기 위해서 할 수 있는 모든 짓을 다 해야 하는 것이다. 거래처인 기공소에서도 우리 치과에서 무공트레이를 보내면 굉장히 낯설어하는데 결과물을 보면 구강 밖 교합과 구강 내 교합의 오차가 가장 적은 것을 보고는 왜 이걸 쓰는지 이해하게 된다. 이 책을 읽고 치과에서 무공트레이가 널리 보급되었으면 좋겠다. 좋은 교합을 가진 보철을 끼우면 환자도 좋고, 치과에서도 좋고, 치과직원들도 일할 때, 러버인상재를 제거할 때, 굉장히 편해진다. 유공트레이는 인상채득[impression. 본뜨기의 업계용어]할 때 압력을 주면 인상재가 구멍을 통해 밀려나가서 치아의 미세한 고랑 같은 부위의 재현성이 약간 떨어진다는 평가가 있다. 모 교합 연구회에서 위아래 인상채득 시 무공트레이로 본뜬 것과 유공트레이로 본뜬 걸 비교실험한 적이 있는데 무공트레이가 훨씬 정밀한 건 아니지만, 약간 더 정밀한 것으로 나왔다. 그래서 명의는 무공트레이만을 고집한다. 하지만 아직 이 무공트레이법은 치과계에 널리 퍼져있지 않은 게 현실이다. 본뜰 때부터 정성을 다해서 보철을 만들어야 작품이 나올 수 있는 것이다. 저가저질치과들은 바이트트레이로 대충 인상채득해서 시간 & 재료를 절약하고 교합맞춤도 대충하거나 아예 안 물리게 해서 시간 절약하는 수준의 진료를 한다.

본뜰 때부터 변형률이 심한 작업모델로 교합점을 제대로 만든다는 건 불가능

바이트트레이로 본뜬 뒤 석고를 부어서 작업모델을 만들면, 본뜬 고무의 변형률이 커진다. 그 모델을 믿고 기공사가 교합점을 정교하게 만든다? 불가능하고 그렇게 하지도 않는다. 이렇게 변형된 모델상에서 보철을 만들면 교합점을 많이 정교하게 만들면 원장이 화를 낸다. 교합 맞추기 힘들게 시간 오래 걸리게 왜 이렇게 만들어 왔느냐고….

교합에 관심이 없는 원장이다. 그런 원장들이 바로 레벨1, 레벨2 급의 교합 정밀도의 보철을 끼워주는 사람들이다. 간혹 운 좋게 교합간섭을 잘 제거해서 레벨3급 정도의 보철은 끼워줄 수 있다. 하지만 정말 좋은 보철은 ABC교합점이 제대로 형성된 레벨4급인데 이걸 만들려면 교합맞춤만 잘해서는 부족하다. 인상채득할 때부터 변형률을 최소화시키고, 기공사도 작업모델을 신중하게 다뤄야 하고, 최종적으로 치과의사가 구강 내에서 교합맞춤을 제대로 정확하게 해주어야 한다.

명의는 교합맞춤이 정말 어렵다고 생각한다. 기공사가 구강 밖에서 만든 교합을 손실 없이 그대로 구강 내로 옮겨가는 작업은 결코 만만한 게 아니다. 그래서 교합맞춤에 시간과 에너지 소모가 크다. 그리고 교합만 문제가 되는 게 아니다. 모델이 변형됐다는 건 보철과 치아의 적합성에 문제가 생길 수도 있다. 즉 보철이 안 맞아서 구강 내에서 안 들어 갈 수도 있다는 것이다. 인상채득이 부정확한 치과의 보철은 구강 내에 안 들어가면 안 되니까 기공사들이 헐렁헐렁하게 즉, 적합도가 떨어지게 만들어서 치과에 납품하는 경우도 많다.

보철

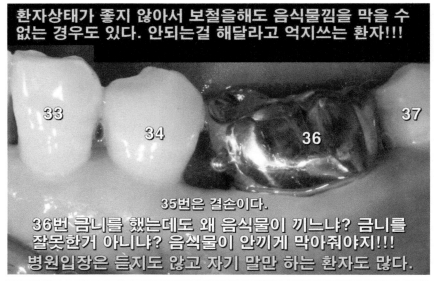

환자상태가 좋지 않아서 보철을해도 음식물낌을 막을 수 없는 경우도 있다. 안되는걸 해달라고 억지쓰는 환자!!!

33

34

36

37

35번은 결손이다.
36번 금니를 했는데도 왜 음식물이 끼느냐? 금니를 잘못한거 아니냐? 음식물이 안끼게 막아줘야지!!!
병원입장은 듣지도 않고 자기 말만 하는 환자도 많다.

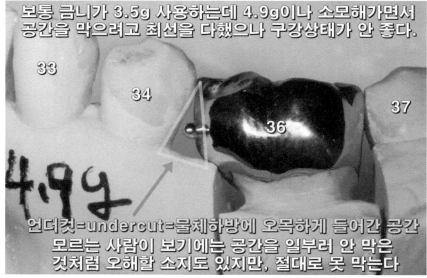

보통 금니가 3.5g 사용하는데 4.9g이나 소모해가면서 공간을 막으려고 최선을 다했으나 구강상태가 안 좋다.

33

34

36

37

4.9g

언더컷=undercut=물체하방에 오목하게 들어간 공간
모르는 사람이 보기에는 공간을 일부러 안 막은 것처럼 오해할 소지도 있지만, 절대로 못 막는다

우리도 막아주고 싶다. 하지만 막을 수가 없다. 언더컷을 막으면 보철장착이 불가능함.

공간을 막으려면 34~36 연결보철 필요

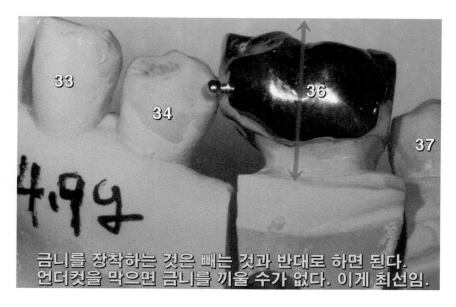

금니를 장착하는 것은 빼는 것과 반대로 하면 된다.
언더컷을 막으면 금니를 끼울 수가 없다. 이게 최선임.

환자가 계속 억지를 쓰길래, 추가비용 내서 34번도 보철하면 36번과 묶어서 금니 2개짜리로 막아드린다고 했는데, 돈이 더 들어가는 건 하기 싫다고 하심. 그럼 어찌하오리까?

교합간섭하고 아무 상관없이 환자의 구강 상태에서 원래 치아 사이에 공간이 있는 건 막을 수가 없는 거다. 내 경험으로는 환자 불만사항 중 66%는 치과의사의 실력이 부족한 경우겠지만, 33% 정도는 환자가 너무 기대치가 높거나 억지를 피우는 경우인 듯하다. 치과에서 일하다 보면 이런 억지를 피우는 환자를 많이 경험하게 되고, 대처법도 늘게 된다.

함께 사는 세상 아닌가? 의사가 최선을 다했다면 환자는 묵묵히 치료 결과를 받아들여야 한다. 그래서 경험 많은 원장은 관상을 잘 본다. 처음부터 문제가 될 소지가 보이는 환자는 자기 병원과 인연을 맺지 않도록.

치료비 때문에 치료 품질이 떨어지는 경우

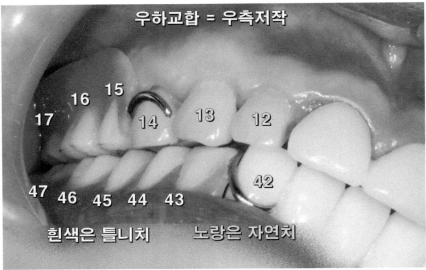

우하교합 = 우측저작

16 15
17 14 13 12
47 46 45 44 43 42
흰색은 틀니치 노랑은 자연치

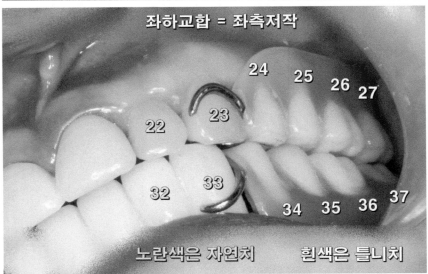

좌하교합 = 좌측저작

24 25 26 27
22 23
32 33
34 35 36 37
노란색은 자연치 흰색은 틀니치

이 환자의 PFM과 틀니는 모두 명의가 했다. 환자는 과연 우측, 좌측 어느 쪽이 더 잘 씹어질까?

틀니는 원래 씹기 불편한 보철이다

정답은 사진상에 이미 나와있다. 교합을 이해한다면 사진만으로 분석이 가능할 것이다. 정답은 좌측이다. 근거는 우측의 교합유도가 나오지 않는 데에 있다. 나오긴 한다. 근데 13번 자연치와 교합유도를 하는 것은 고정되지 않고 흔들림이 있는 틀니치인 43번과 교합유도를 한다. 고정체와 유동체 간에 교합유도를 하니 턱운동이 불안정하다.

반면 좌측은 23번도 자연치로 고정체, 33번도 고정체이다. 고정체 간에 교합유도를 하니 턱 운동이 안정되어 씹기 편하다. 23, 33번 간에 전치부 교합은 레벨4급이다. 그냥 만들어진 것은 아니고 기공소에서 나온 하악보철 33~42번 5개짜리 브리지의 교합을 명의가 정확하게 맞춰주었기 때문에 가능한 것이다. 틀니는 자연치아 씹는 힘의 20% 이내이다. 그래서 씹을 때 힘이 잘 안 가고 불편하고 잇몸도 패일 수 있다. 반면 임플란트는 자연치저작력의 90% 정도까지 나온다. 치과의사들이 교합을 제대로 만들지 못하기에 임플란트하고 밥을 못 씹는 것이지, 임플란트는 죄가 없다. 환자의 증언은 "가만히 있으면 좋은데, 우측으로 밥 씹을 때만 아파요."였다.

물론 교합간섭은 제가 제거해드리지만, 밥 씹을 때 통증은 어떻게 할 수가 없다. 보철의 종류가 "틀니"라서 처음부터 틀니 대신 임플란트를 했으면 잇몸이 눌려서 상처를 입거나 씹을 때 불편감을 느끼지 않았을 것이다. 씹기 불편한 부분이나 교합간섭 없는 정확한 교합은 만들어 주겠지만, 아무리 만들어도 태생적으로 틀니로 씹는 것의 한계점은 항상 존재한다. 환자도 그걸 인정해야 한다. 틀니 만들고는 보통 4~6주는 적응기간이 필요하다.

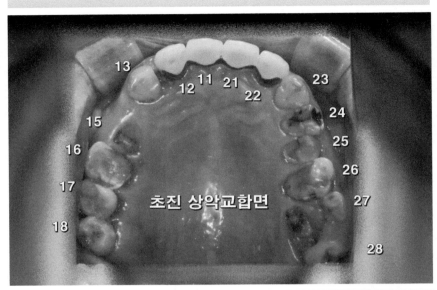

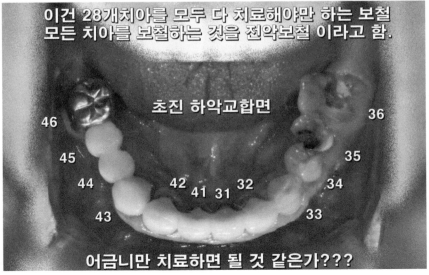

28개 전체치아치료비로 1500~2000만 원이 올바른 치료비

| 교합을 새롭게 창조하는 전악보철은 "10장 전신치의학"에
서 다루겠다

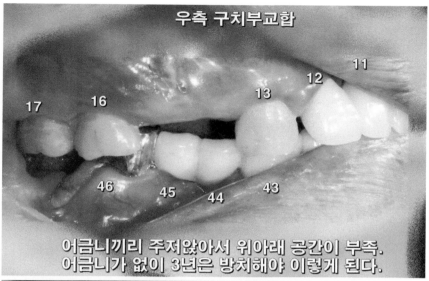

우측 구치부교합

어금니끼리 주저앉아서 위아래 공간이 부족.
어금니가 없이 3년은 방치해야 이렇게 된다.

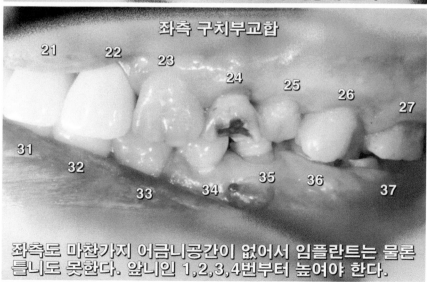

좌측 구치부교합

좌측도 마찬가지 어금니공간이 없어서 임플란트는 물론
틀니도 못한다. 앞니인 1,2,3,4번부터 높여야 한다.

이렇게 교합을 새로 만들어야 하는 건 10장에서 해설하겠다.

24절 환자에게 하는 솔직한 이야기

보철을 한다는 것, 치아 하나를 한다는 것은 척추뼈를 하나 만들어 끼워 넣는 것과 같다. 물론 상악 측절치처럼 전체 교합에 큰 문제를 일으키지 않는 치아도 있겠지만, 사람들이 가장 많이 치료하는 어금니들, 특히 6번 치아나 7번 치아들은 교합이 잘못되면 씹기 불편해서 편측 저작을 하게 된다. 그렇게 되면 턱과 턱관절이 틀어지고 경추 2번이 틀어지면서 결국 척추가 틀어진다.

제 말이 과장되어 보이는가? 사이비 같은가? 후후훗.

제가 정상적인 교합을 가진 환자에게 하악 7번에 보철 하나를 1mm만 높게 만들어도 3~6달이면 척추와 안면비대칭을 만들 수도 있다. 환자에게는 못할 짓이지만. 난 자신 있으니까 누구든 공개실험 요청하면 해주겠다. 대신 1억 원 걸어야 한다. 근력이 약한 체중 60kg미만의 여성으로 하면 몸이 금방 망가진다. 망가뜨리기는 쉬운데 그걸 또 정상화하려면 매우 힘들 것이다.

| 보철은 함부로 하는 게 아니다

치과업계종사자들은 그 사실을 너무나 잘 알기에 치료비는 안 보고 묻지도 따지지도 않고 최대한 잘하는 곳으로 간다. 현업에 종사하는 사람들은 매일 그걸 보고 살기 때문이다. 최소한 레벨3급 이상의 보철은 해야 즉, 교합간섭이 없는 정도의 보철은 되어야 인체 균형에 해로움이 없다.

자동차라고 해서 다 같은 자동차가 아니듯, 보철이라고 해서 다 같은 보철이 아니다. 해놓고 씹지도 못하고 인체 균형을 망가뜨리는 보철부터, 치료 후 잘 씹어지면서 인체 균형도 맞춰주는 보철도 있다.

| 환자의 권리와 의무

1. 환자는 보철 하고 잘 씹을 권리가 있다.

교합을 잘 만드는 치과를 선택하고, 보철을 임시 접착해서 체험 · 사용하게 해주는 그런 치과를 다녀야 한다.

2. 환자는 자신이 받을 보철치료에 대해서 알 권리가 있다.

보철의 종류, 그리고 교합은 어떻게 만들고 어떻게 교합맞춤을 해주는지 똑똑히 알아야 한다. 치료 전에 확인하라. 치료를 하고 나서 환불해달라고 하는 건 억지이다. 가방이나 옷은 환불해서 다른 사람에게 판매가 가능하지만, 보철은 제작하고 나면 타인의 몸에 안 맞기 때문이다.

3. 보철 비용과 품질 기준에 맞는 치료비를 낼 의무가 있다.

의사를 장사치로 만드는 건 대다수의 환자들이다. 마트에서 물건 살 때는 정찰가격대로 결제하면서 치과나 병원만 오면 할인하려는 환자들이 있다. 의사를 장사치로 만드는 행위이다. 환자 본인은 그런 행동을 해놓고는 의사들은 상업적이라고 이야기하는 건 또 뭔지. 꼭 필요한 치료비를 제시하면 그 비용 그대로 내시고, 고품질진료의 정밀한 진료를 원하시면 그에 상응하는 치료비를 내셔야 한다.

4. 좋은 병원과 치료 계획을 선택할 권리가 있다.

본인의 요구에 맞는 병원과 치료 계획을 선택할 수 있다.

5. 보철치료의 한계에 승복할 의무도 있다.

예를 들어 치아가 하나도 없는 완전틀니를 해놓고서 밥 씹을 때마다 틀니가 움직여서 불편하다고 짜증을 내고 시비를 걸면 안 된다. 임플란트 대신 본인이 틀니를 선택한 것이다. 의사는 물론 본인의 의료행위에 최선을 다해야겠지만, 최선을 다한 결과에 대해서는 환자가 받아들여야 한다.

보
철

보철의 교합을 맞춰주는 치과를 다니자

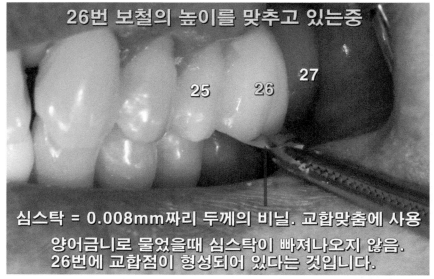

26번 보철의 높이를 맞추고 있는중

25 26 27

심스탁 = 0.008mm짜리 두께의 비닐. 교합맞춤에 사용
양어금니로 물었을때 심스탁이 빠져나오지 않음.
26번에 교합점이 형성되어 있다는 것입니다.

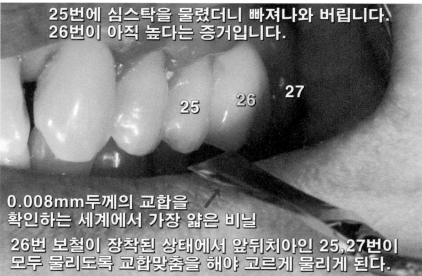

25번에 심스탁을 물렸더니 빠져나와 버립니다.
26번이 아직 높다는 증거입니다.

25 26 27

0.008mm두께의 교합을
확인하는 세계에서 가장 얇은 비닐

26번 보철이 장착된 상태에서 앞뒤치아인 25,27번이
모두 물리도록 교합맞춤을 해야 고르게 물리게 된다.

심스탁으로 높이를 맞추려고 하는 정도라면 이 또한 굉장히 성의 있는 치과이긴 하다. 이거 안 쓰는 데도 있다.

가장 쉬운 게 가장 어려운 법 – 조명의

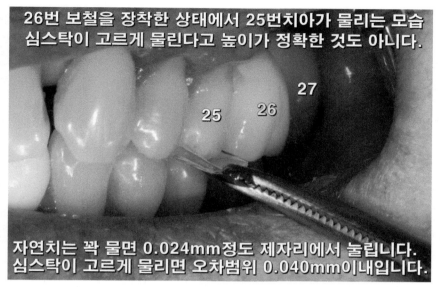

26번 보철을 장착한 상태에서 25번치아가 물리는 모습
심스탁이 고르게 물린다고 높이가 정확한 것도 아니다.

25　26　27

자연치는 꽉 물면 0.024mm정도 제자리에서 눌립니다.
심스탁이 고르게 물리면 오차범위 0.040mm이내입니다.

　자연치는 물면 수직적으로 눌리는데, 그 양이 0.024mm라고 한다. 심스탁이 고르게 물린다고 높이가 맞다고 우기는 치과의사들이 있는데, 그건 틀렸다. 인간의 치아의 감각기가 심스탁보다 더 정확하다. 0.001mm까지 느끼는 사람도 있다고 한다. 그래서 높이를 맞추기가 힘들다.

　치과의사가 보철을 할 때 완벽하게 맞춰줘야 하는 건 의무사항이 아니다. 현장에서 높이를 정확하게 못 맞추는 사람이 절대 다수이다. 이게 정말 어려운 일이다. 레벨3급 교합은 ABC교합점은 놔두고라도 높이라도 정확하게 맞추고 교합간섭만 없게 하는 것인데, 이것만 해도 엄청난 난이도다. 치과는 임플란트 심는 것보다 교합 맞추는 게 더 난이도가 높은 일이다. 처음부터 교합 잘 맞추는 치과를 다녀라. 보철 하고 높이 안 맞으면 불편하기 때문이다.

　보철하는 치아 전후와 보철 그 자체가 심스탁으로 정확히 물려야 레벨 3급 보철이고, 임플란트 보철도 이렇게 만들어야 치아로서 제 기능을 하는 거다.

25절 보철치료를 제대로 하려면 이렇게 해야한다.
조명의 원장의 DOB 보철 (Detail Occlusion Bite)

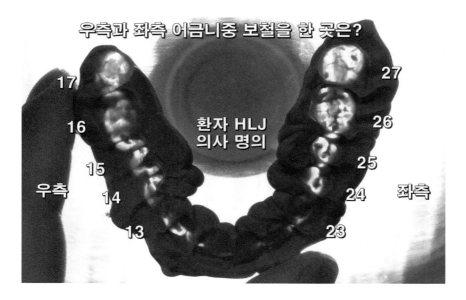

위의 바이트로 보면 어떤 쪽이 보철을 한 것으로 보이는가? 좌측은 정교하게 물리는 걸로 봐서 자연치가 틀림없고, 우측 어금니가 보철을 한 것으로 보인다. 하지만, 진실은 그 반대다. 좌측의 23, 24, 25, 26번이 보철이고 13, 14, 15, 16번이 자연치라는 것이다.

이렇게 교합을 정확하게 만들어서 치과에 납품을 해주는 기공소가 있어서 매우 좋을 뿐이다. 늦었지만 본 작품을 만들어주신 기공사 선생님께 경의를 표한다. 파노라마를 보라. 4년 1달간 보철한 브리지의 잇몸뼈도 건강하다. 보통은 교합이 안 좋은 보철을 하게 되면 보철한 치아의 잇몸뼈가 쉽게 녹아버리기 마련인데 그렇지 않았다.

정교한 교합[Detail Occlusion] 만들어 잘 씹어지게[Bite] 하는 보철 치료법

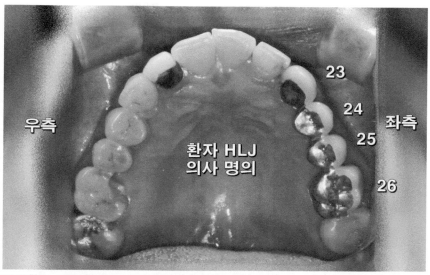

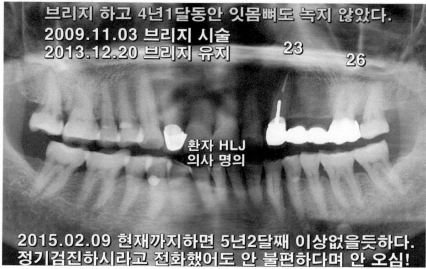

보철의 교합이 잘되면 잇몸뼈도 웬만해선 안 녹는다.

보철을 오래 쓰려면 교합이 좋아야

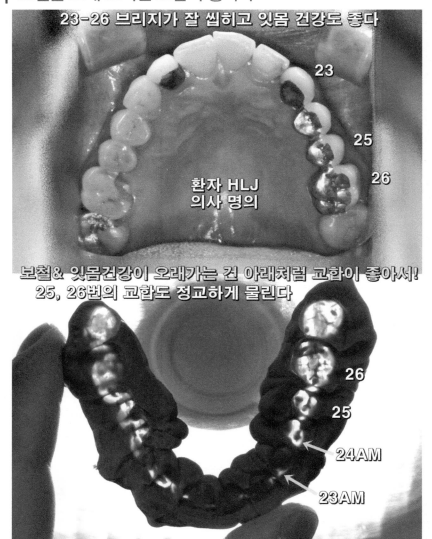

23-26 브리지가 잘 씹히고 잇몸 건강도 좋다

23

25

26

환자 HLJ
의사 명의

**보철& 잇몸건강이 오래가는 건 아래처럼 교합이 좋아서!
25, 26번의 교합도 정교하게 물린다**

26

25

24AM

23AM

　23, 24번은 교합유도를 정확하게 하도록 설계되었고, 25, 26번은 잘 씹어지
도록 정교한 교합면이 형성되었다. 이렇게 만들면 우측 자연치보다 좌측 보철
이 더 잘 씹힌다.

| Detail Occlusion Bite 보철

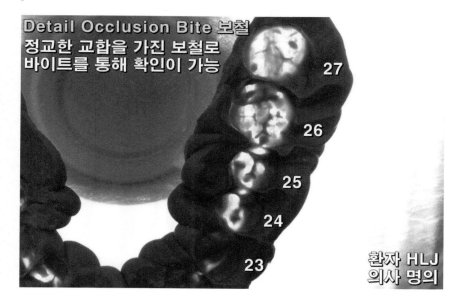

Detail Occlusion Bite 보철
정교한 교합을 가진 보철로
바이트를 통해 확인이 가능

27
26
25
24
23

환자 HLJ
의사 명의

조명의 원장의 DOB보철의 철학

교합유도하는 3, 4번 치아는 AM교합점을 정확하게 형성하고, 씹는 힘을 담당하는 5, 6번 치아는 교합을 정교하게 만든다. 참으로 당연히 지켜야 할 보철의 기본원칙이다. 하지만 많은 원장들과 기공사들이 이걸 지키지 않아, 환자들이 보철을 하고도 잘 씹어지지 않는 불편을 겪고 있다. 23번의 AM교합점이 잘 물리지 않는다. 아마 4년 1달이 지난 상황이라서 대합치인 자연치가 마모되어 그럴 듯…. 23번의 기능을 24번이 대체해서 주도하고 있다.

23번 교합정밀도 레벨3.

24번 교합정밀도 레벨4.

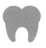

06장 잇몸치료, 발치, 수술

의학은 하나의 철학이다. 서양의학의 세계관은 세상을 이분법으로 보고, 세균이 질병의 원인이라고 생각한다. 이런 생각은 치의학에서도 통용된다. 잇몸병의 원인이 세균이라는… 하지만 이는 사실이 아니다. 세균이 아무리 많아도 교합이 좋은 환자는 잇몸병이 생기지 않으니까….

동양의학의 세계관은 세균같은 외부요인보다는 환자 그 자체를 중시한다. 감기에 걸리면 바이러스가 원인이 아니라 환자의 몸이 약해져서 발생한 것으로 본다. 내부요인을 중시한다.

치의학에서 잇몸병도 동양의학적 세계관으로 접근하는게 훨씬 타당하다. 환자의 교합구조가 무너지지 않고 유지되는 환자는 세균이 아무리 많아도 치아가 흔들리지 않으니까….

그리고, 치과의사들이 교합을 제대로 맞추지 못하고 함부로 보철을 하니까 환자들의 잇몸이 빨리 망가진다. 치과에서 자꾸 금니같은 보철을 하면서 손을 대면 댈수록 손 댄 치아의 잇몸이 빨리 나빠지는것도 다 이유가 있다.

01절 잇몸병의 가장 큰 원인은 교합이다

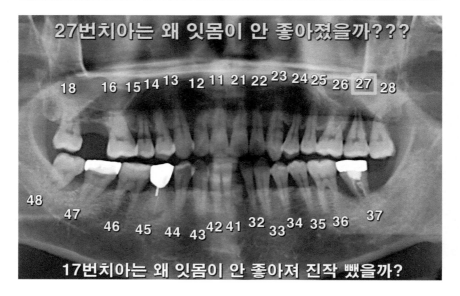

27번 잇몸이 안 좋아서 치과에 내원한 44세 남자 환자이다. 근데 왜 잇몸이 안 좋아졌을까? 같이 생각 좀 해보자. 이를 안 닦아서 세균 때문에 그렇다고 생각하기 쉽다.그럼 내가 질문을 하나 던지겠다. 왜 28번 치아의 잇몸뼈는 녹지 않고 멀쩡한가? 신기하지 않은가? 환자가 아무리 이를 잘 닦아도 맨 안쪽의 사랑니가 가장 이 닦기도 힘들고 세균도 많을 것이다.

그럼 환자가 28번은 깨끗이 닦고, 27번은 안 닦고 26번은 또 깨끗이 닦았단 말인가? 그게 가능하다고 보는가? 대합치가 보철인 것을 잘 보기 바란다. 37번 보철이 27번에 해로운 힘을 가해서 잇몸뼈가 녹은 거다. 17번는 47번 보철의 힘을 받아서 진작 발치해버린 상황이다. 보철은 그래서 함부로 하는 게 아니다. 잇몸뼈를 파괴시키기 때문이다. 290쪽에 교합에 의해 잇몸뼈가 녹는 원리가 설명되어 있다.

┃ 세균이 잇몸병의 가장 큰 원인이 아니다

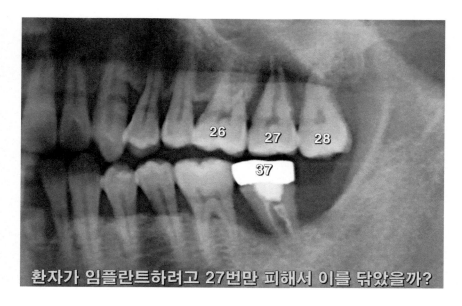

환자가 임플란트하려고 27번만 피해서 이를 닦았을까?

한 가지, 왼쪽에 45번은 교합력이 약한 치아다. 그래서 15번은 파괴가 안됐다. 6, 7, 8번 같은 대구치는 교합력이 세서 교합간섭이 일어나면 잇몸뼈를 파괴하는 게 매우 빠르다.

잇몸질환이 세균 때문에 생긴다는 건 전 세계 치대에서 가르치는 잘못된 가르침이다. 하도 뿌리 깊게 박혀있는 이 고정관념이 틀렸다는 것부터 증명하면서 6장을 시작해야 할 것 같다.

세균 때문에 잇몸질환이 생긴다는 세균중심설은 지구가 우주의 중심이고 태양이 돈다는 천동설, 다시 말해 지구중심설을 믿는 것과 같다. 과학적 근거가 없다. 잇몸질환은 교합 때문에 생긴다는 교합중심설은 태양중심설처럼 지극히 과학적인 생각이다. 그럼 천재 치과의사 조명의 님께서 어떻게 원인이 되는지를 직접 증명해주겠다.

잇몸

| 앞니 잇몸이 녹은 환자는 왜 이럴까?

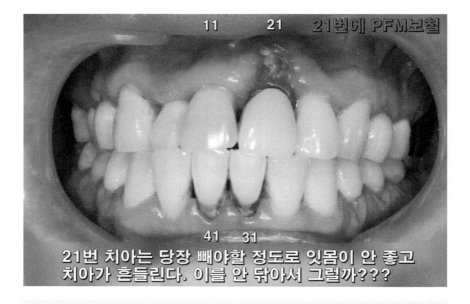

21번 치아는 당장 빼야할 정도로 잇몸이 안 좋고
치아가 흔들린다. 이를 안 닦아서 그럴까???

> 가르침엔 깊은 뿌리가 없고, 배운 건 어디에도 쓸 수가 없어. 짜여진 형식
> 적인 모든 틀 속에 나를 맞추는 데 지쳐 버렸어. 아무리 모든 걸 이해하려
> 해봐도 전혀 알 수가 없어. - 김경호 "shout"

제도권 공부 속엔 깊은 뿌리가 없고, 배운 건 환자에게 쓸 수가 없어. 짜여진 형식적인 거짓 틀 속에 나를 맞추는 게 못할 짓이야! 아무리 세균을 이해하려 해봐도 전혀 알 수가 없어.

똑같이 이를 안 닦는데 31, 41번은 치석만 붙어있지 잇몸뼈가 내려가지도, 치아가 흔들리지도 않는데 왜 21번만 녹았을까? 환자가 이를 안 닦아서? 환자가 21번 임플란트가 하고 싶어서 11번은 잘 닦고 21번만 빼고 닦고 22번은 또 잘 닦았다고? 소비자 실수로 급발진 사고 났다는 소리하고 있네. 이건 명백히 치과의사의 잘못이다. 진실을 알려주겠다.

▎ 치아 삭제량을 지키지 않는 치과의사들

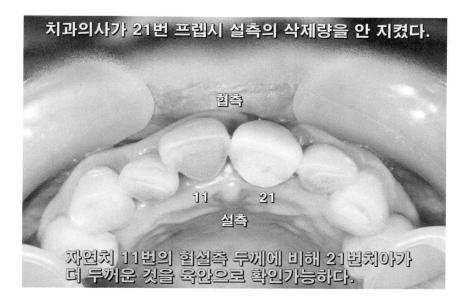

설측 삭제량은 1.0mm라고 교과서에 나왔으나 이는 과하고, 최소 0.5mm 두께가 나오도록 해야 한다. 근데 원장이 0.2mm만 삭제하고 그대로 본떠서 기공소에 맡긴다. 기공소에서 전화온다. "원장님 치아 삭제량이 부족해서 못 만들겠는데요. 다시 설측에 프렙 조금만 더해서 다시 본떠서 보내주시면 안 될까요?" 삼류원장 왈 "귀찮아! 내가 알아서 할 테니까 일단 만들어." 기공사 "[C발, 니가 의사냐?] 알겠습니다. 원장님~." 대충 이런 식으로 권위적이며 환자를 위할 줄 모르는 쓰레기 원장도 생각보다 많다. 기공사는 보철에 구멍이 안 나야 하니 두께 0.5mm로 만들어 오면, 0.3mm는 구강 내에서 교합이 높아질 것이다. 업계에서는 조기접촉이라고 하는 교합간섭이 생긴다. 구강 내에서 물 때 21번 치아만 먼저 닿으니까 협측으로 계속 밀리고, 해로운 힘을 받아 잇몸뼈가 녹아버린다.

잇몸

▌교합이 안 맞아 잇몸뼈가 파괴된 거다

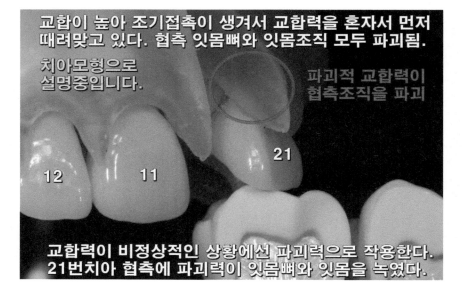

교합이 높아 조기접촉이 생겨서 교합력을 혼자서 먼저 때려맞고 있다. 협측 잇몸뼈와 잇몸조직 모두 파괴됨.

치아모형으로 설명중입니다.

파괴적 교합력이 협측조직을 파괴

12   11   21

교합력이 비정상적인 상황에선 파괴력으로 작용한다. 21번치아 협측에 파괴력이 잇몸뼈와 잇몸을 녹였다.

위 연출사진은 21번치아에 보철하고 교합을 안 맞춰주니까 먼저 닿아서 세게 물려서 잇몸뼈가 녹아버린걸 설명하기 위한 사진이다.

교합력이 균형이 깨진 경우, 파괴력으로 작용한다. 자연치아 교합도 파괴력으로 작동 가능한데, 이렇게 인공적인 보철의 교합을 제대로 안 맞춰주니까 보철한 치아들의 잇몸뼈가 더 빨리 파괴되는 것이다. 이렇게 수준 낮은 보철을 끼워주는 놈은 의사라 부를 자격이 없다. 이런 경우 환자가 높다고 하면, 대합치인 아래 치아를 삭제하기도 한다. 물론 나도 대합치의 교합 상태가 안 좋거나, 교합지가 안 찍히는데 교합을 맞춰줘야 할 때는 어쩔 수 없이 대합치를 극소량 삭제하기도 한다. 하지만 이런 식으로 보철의 기본개념을 밥 말아먹은 경우에는 삭제를 극소량을 할 수가 없고, 많이 삭제해야 한다. 5장 13절 레벨6급에 앞니보철에서도 나온다. 타 치과 브리지를 제거해보니 프렙양이 부족했다. 전치부 프렙을 많이 하면 문제될까 봐 쫄아서 정확하게 프렙양을 못 지키는 의사들이 의외로 있다.

| 치아백정이 생니를 잡았구나!

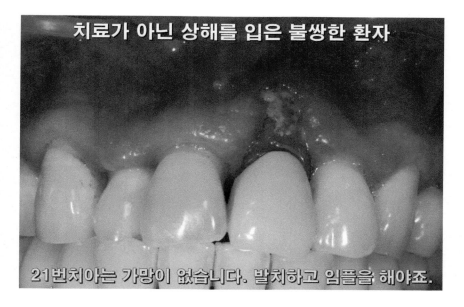

치료가 아닌 상해를 입은 불쌍한 환자

21번치아는 가망이 없습니다. 발치하고 임플을 해야죠.

보통 전치부인 1, 2, 3번은 신경치료를 해도 치아 손상이 아주 심하지 않은 이상 보철을 할 필요가 없다. 처음부터 안 봐서 모르지만, 신경치료한 뒤에 불필요한 보철을 해서 치료비 나가고, 교합을 안 맞춰줘서 잇몸뼈가 빨리 녹아서 발치하고, 임플을 하게 되어 치료비가 나가는 악순환의 KTX직행을 탔다. 기공사들은 안다. 이런 치과를 가면 환자가 망가진다는 걸. 교합이 높아서 치아 주변의 잇몸조직이 약해지면 치주낭이라는 주머니가 깊어지고, 그곳에 세균이 쌓이고 칼슘이 석회화돼서 치석이 붙은 것이다. 교합이 맞았다면 치주낭이 깊어지지 않아서 얕은 부위까지만 치석이 생겼을 것이다.

잇몸은 교합면의 힘을 받는 조직인데, 치아의 상부구조에 파괴력이 작용하니까 밑에 잇몸뼈가 녹는 것이다. 세균은 늘 우리 몸에 존재해왔다. 그래도 위생이 좋으면 덜 녹는다.

▌ 어금니 잇몸뼈가 녹는 건 교합 문제다

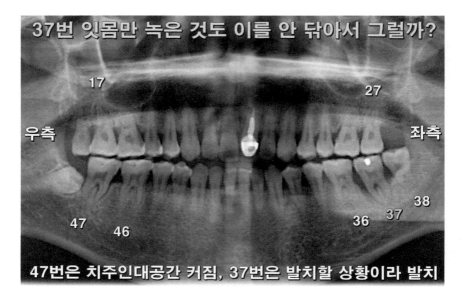

37번 잇몸만 녹은 것도 이를 안 닦아서 그럴까?

17 27
우측 좌측
38
47 46 36 37

47번은 치주인대공간 커짐, 37번은 발치할 상황이라 발치

1장 10절에 나온 것과 중복이다. 37번만 빼고 이를 닦는 건 불가능하다. 그러므로 잇몸질환은 세균 문제가 아니다. 세균 문제가 맞다면 38번 치아가 더 많이 잇몸뼈가 녹아야 맞을 것이다.

"잇몸질환의 원인은 세균이다."라는 널리 알려진 가설이 틀렸음을 이 환자 하나만 봐도 한 번에 알 수 있다. 이렇게 증거를 보여줬는데도 안 믿고 "세균이 잇몸병의 원인"이라는 미신을 믿는다면, 2절의 추가 증거를 보길 바란다. 이 환자는 좌측이나 우측이나 똑같이 이를 잘 안 닦았다. 그런데 37번만 녹았다. 왜 이러는 걸까? "37번은 대합치인 27번과의 교합간섭이 심해서 녹았고, 38번은 대합치인 28번이 없어서 교합간섭이 없어서 녹지 않는 거지 세균문제가 아니다." 그리고 47번은 치주인대 공간의 커짐이 관찰된다. 그리고 47번은 치주인대 공간의 커짐이 관찰된다. 치아는 잇몸뼈와 치주인대로 연결되어 있고 이 공간을 치주인대 공간이라고 한다. 47번 보면 치아와 잇몸뼈 사이에 유독 공간이 큼을 알 수 있다.

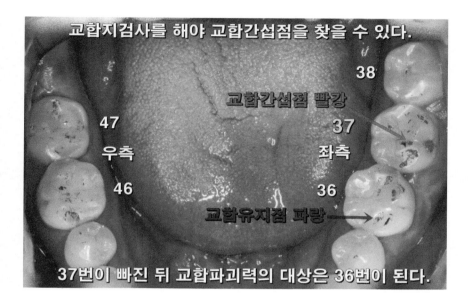

47번은 교합간섭이 없는 좋은 교합을 가진 치아인데, 교합력을 세게 받으니까 치주인대 공간이 넓어진 것이다. 하지만 치주인대가 파괴되지 않아서 잇몸뼈가 유지될 수 있다.

37번은 교합간섭이 있는 나쁜 교합을 가진 치아인데, 교합력을 세게 받아 치주인대가 약해지고 끊어져서 세균이 쉽게 침투하여 잇몸뼈가 심하게 녹아버린 것이다. 교합이 잇몸병에서 가장 중요한 원인이고 영향력을 준다.

근데 소위 치주[잇몸 분야]를 전공했다는 분들도 이걸 모르는 분이 많다. 치대에서 이런 걸 안 가르치니까. 치과시크릿의 지식체계는 치대나 웬만한 세미나보다 훨씬 앞서있는 지식체계이다. 교합지검사를 안 하면서 환자를 진료하니까 교합과 치주와의 관계를 모르는 것이다. 교합지도 안 찍고 환자 진단하는 수준에 머물러 있어서 그렇다.

잇
몸

| 잇몸뼈가 녹아도 힘의 방향대로 녹는다

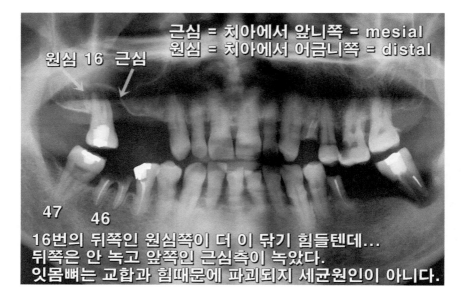

근심 = 치아에서 앞니쪽 = mesial
원심 = 치아에서 어금니쪽 = distal

원심 16 근심

47   46

16번의 뒤쪽인 원심쪽이 더 이 닦기 힘들텐데...
뒤쪽은 안 녹고 앞쪽인 근심측이 녹았다.
잇몸뼈는 교합과 힘때문에 파괴되지 세균원인이 아니다.

만약 잇몸뼈가 세균 때문에 파괴되는 거라면 16번 치아의 원심이 더 녹아야 맞다. 왜냐 치아의 뒤쪽이 더 이 닦기가 힘들어서 세균의 양이 더 많을 테니 말이다. 근데 이 환자는 왜 원심 쪽은 뼈가 잘 안 녹고 버틴 반면, 근심 쪽만 녹았을까? 치아는 제자리에서 물거나 교합이 될 때 근심으로 쓰러지는 성질이 있다. 전문용어로 mesial migration 현상이다. 치아가 빠지면 대부분 치아들이 뒤쪽이 아니라 앞쪽으로 쓰러지는 것도 mesial migration 현상 때문이다. 우측에 어금니가 없는 상태에서 47번과 16번이 서로 교합이 되면, 원래 근심으로 쓰러지는 치아가 더 근심으로 힘을 받게 되어서 근심 쪽의 잇몸뼈가 녹는 것이다. 잇몸뼈는 세균이 아닌 교합력 때문에 파괴되는 것이다. 물론 세균이 아예 없이 위생이 좋다면 뼈는 안 녹고 치아가 흔들리기만 할 것이다.

| 잇몸뼈는 교합력 때문에 파괴된다

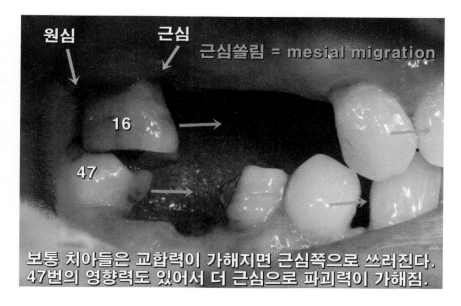

원심   근심   근심쏠림 = mesial migration

16

47

보통 치아들은 교합력이 가해지면 근심쪽으로 쓰러진다.
47번의 영향력도 있어서 더 근심으로 파괴력이 가해짐.

어렵게 생각할 게 없다. 입안에 세균은 늘 존재하고 있다.

그러나 교합이 좋은 상태가 되면 잇몸뼈는 녹지 않는다. 심지어 세균이 엄청 많아도 잇몸뼈는 녹지 않는다. 아니면 이런 환자는 이를 엄청나게 깨끗하게 닦으면서 유지를 했으면 잇몸뼈는 파괴되지 않고 16번 치아가 흔들거리기만 했을 것이다. 6장 5절에서 다시 이야기하겠지만, 교합과 위생 둘다 나쁘면 잇몸뼈가 파괴되고, 둘 중 하나라도 제대로 있으면 잇몸뼈는 파괴되지 않는다. 치아 생존을 위한 일종의 2중 안전장치라고 보시면 되겠다.

이만 잘 닦는다고 잇몸뼈가 안 녹지는 않는다. 입안에는 항상 세균이 존재하므로, 교합을 안정적으로 유지해야만 잇몸뼈가 녹지 않는다. 교합을 관리해줄 치과의사를 단골로 만드는 게 매우 중요하다.

잇
몸

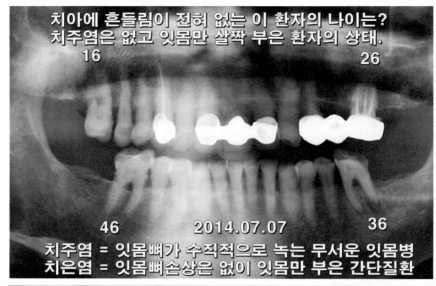

치아에 흔들림이 전혀 없는 이 환자의 나이는?
치주염은 없고 잇몸만 살짝 부은 환자의 상태.
16   26

46   2014.07.07   36

치주염 = 잇몸뼈가 수직적으로 녹는 무서운 잇몸병
치은염 = 잇몸뼈손상은 없이 잇몸만 부은 간단질환

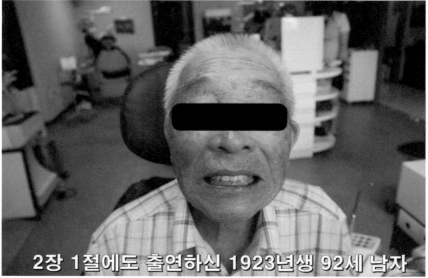

2장 1절에도 출연하신 1923년생 92세 남자

환자가 치주염이 없으니 치아가 흔들리지를 않는다.

잇몸병에 있어서 교합이 제1원인이고, 세균은 부차적인 것에 불과하다

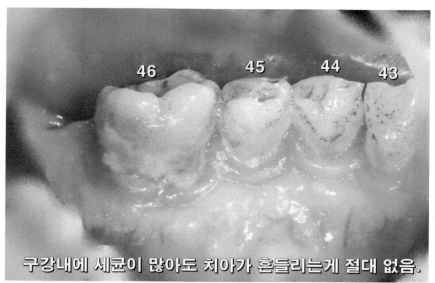

구강내에 세균이 많아도 치아가 흔들리는게 절대 없음.

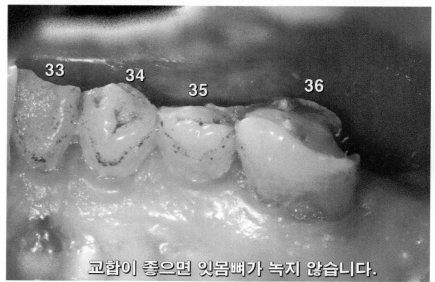

교합이 좋으면 잇몸뼈가 녹지 않습니다.

이 환자의 교합이 어떻게 완벽한지는 2부 2장 1절에서 다룬 바 있다.

| 이를 안 닦아도 잇몸병이 없다

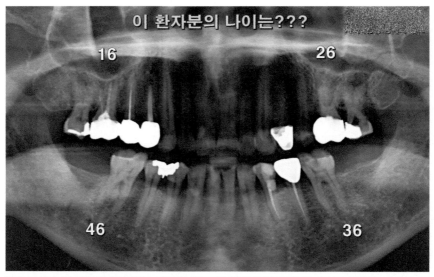

이 환자분의 나이는???

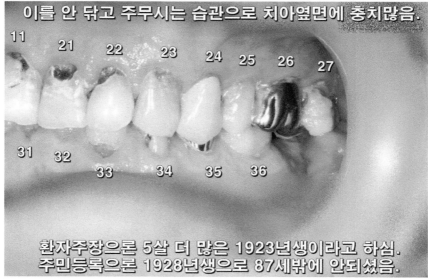

이를 안 닦고 주무시는 습관으로 치아옆면에 충치많음.

환자주장으론 5살 더 많은 1923년생이라고 하심.
주민등록으론 1928년생으로 87세밖에 안되셨음.

이를 안 닦는 게 그것도 최악의 상태로 세균이 많은데도 절대로 치주염[잇몸뼈 파괴 증상]이 없다.

┃ 90세여도 치아가 흔들리는 게 없음

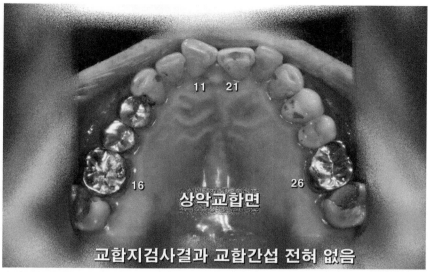

상악교합면

교합지검사결과 교합간섭 전혀 없음

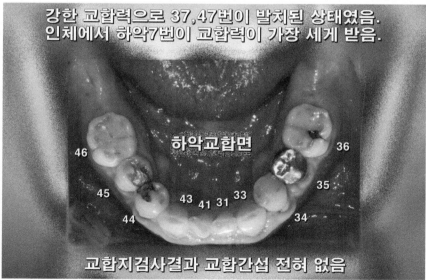

강한 교합력으로 37,47번이 발치된 상태였음.
인체에서 하악7번이 교합력이 가장 세게 받음.

하악교합면

교합지검사결과 교합간섭 전혀 없음

잇
몸

  교합이 좋아 치주염이 없다. 이를 닦지 말라는 건 아니고, 위생관리보다
교합관리가 더 중요하다는 이야기이다.

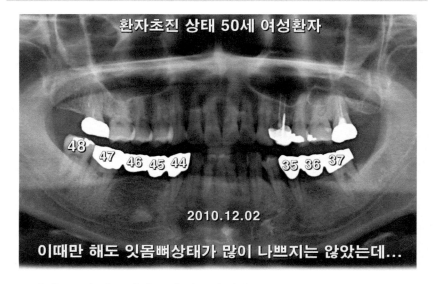

30번 대, 40번 대 브리지 주변 잇몸이 건강한 상태.

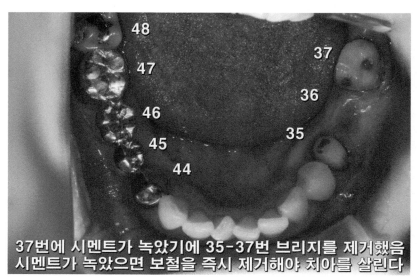

2010년 12월에 브리지를 제거하고 다시 새로 해드림.

| 세균의 염증이 잇몸뼈를 파괴한다

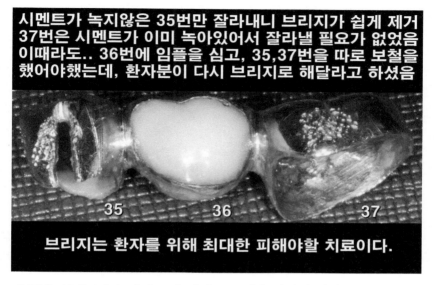

**시멘트가 녹지않은 35번만 잘라내니 브리지가 쉽게 제거
37번은 시멘트가 이미 녹아있어서 잘라낼 필요가 없었음
이때라도.. 36번에 임플을 심고, 35,37번을 따로 보철을
했어야했는데, 환자분이 다시 브리지로 해달라고 하셨음**

35　　　　36　　　　37

브리지는 환자를 위해 최대한 피해야할 치료이다.

37번은 시멘트가 녹아서 그냥 빠지고 35번은 잘라서 빼냄.

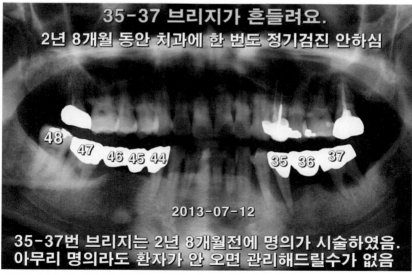

**35-37 브리지가 흔들려요.
2년 8개월 동안 치과에 한 번도 정기검진 안하심**

48

47　46　45　44

35　36　37

2013-07-12

**35-37번 브리지는 2년 8개월전에 명의가 시술하였음.
아무리 명의라도 환자가 안 오면 관리해드릴수가 없음**

32개월간 치과를 안 오면 세균문제로 잇몸뼈가 녹을 수 있다.

잇
몸

브리지 하방은 치간칫솔이 중요

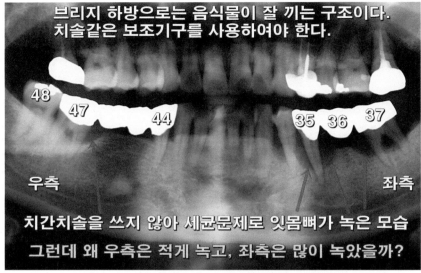

브리지 하방으로는 음식물이 잘 끼는 구조이다.
치솔같은 보조기구를 사용하여야 한다.

48
47
44
35 36 37

우측

좌측

치간치솔을 쓰지 않아 세균문제로 잇몸뼈가 녹은 모습

그런데 왜 우측은 적게 녹고, 좌측은 많이 녹았을까?

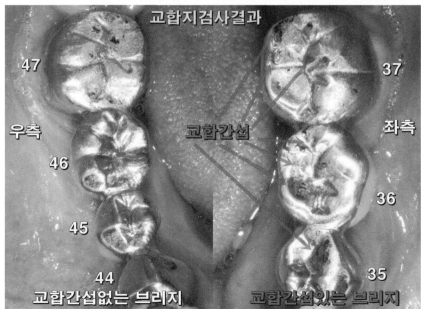

교합지검사결과

47

37

우측

교합간섭

좌측

46

36

45

35

44

교합간섭없는 브리지

교합간섭있는 브리지

35~37번 브리지는 세균문제이면서 교합간섭이 많다는 문제도 가지고 있다.

| 세균이 많이 쌓이면 잇몸뼈를 파괴한다

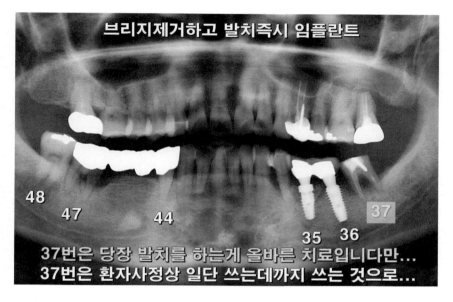

브리지제거하고 발치즉시 임플란트

48
47 44
35 36
37

37번은 당장 발치를 하는게 올바른 치료입니다만...
37번은 환자사정상 일단 쓰는데까지 쓰는 것으로...

이 환자는 브리지 하방에 세균양이 많아서 잇몸뼈가 녹았다. 이를 안 닦고 치간칫솔을 쓰지 않아서 그렇다. 똑같이 잘 안 닦아도 맨 안쪽의 세균이 많은 48번이나 윗니들은 영향이 없었고, 브리지 하방에만 부분적으로 파괴된 것은 교합 영향보다는 세균의 영향이 컸다고 볼 수 있다.

세균의 영향에도 불구하고, 교합이 좋은 44번은 건재하다. 교합력을 세게 받는 47번은 살짝 녹았으나, 아직 쓸 수 있다. 하지만 35, 37번은 빼야 할 지경이었다. 35번은 뺐고, 37번은 빼야 하나 쓸 수 있을 때까지 쓰도록 놔두었다. 내가 한 브리지가 잇몸이 금방 안 좋아진 게 좀 안타깝지만, 이는 환자 탓이다. 왜 브리지 빠지고 임플을 심지 않고 다시 브리지로 했는지? 그리고 왜 2년 8개월 동안 치과를 안 오셨는지?

명의라도 환자가 관리를 안 하면 치아를 살릴 수 없다.

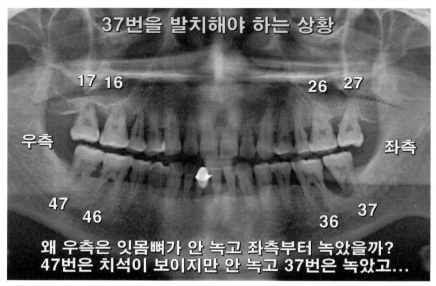

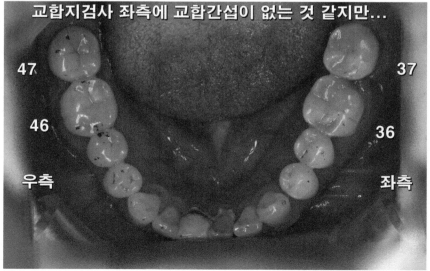

"교합지를 찍었는데 교합간섭이 없어 보인다."

| 잇몸이 안 좋으면 교합을 먼저 보라!

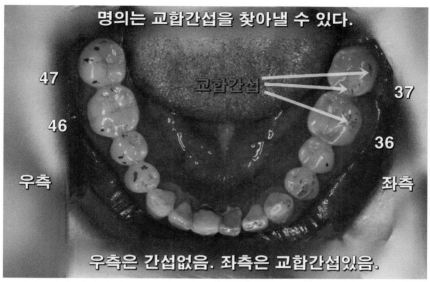

명의는 교합간섭을 찾아낼 수 있다.

47

46

우측

교합간섭

37

36

좌측

우측은 간섭없음. 좌측은 교합간섭있음.

명의는 다 찾아낸다. 교합간섭점 하나하나까지.

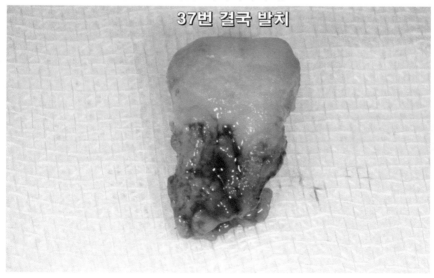

37번 결국 발치

37번은 현재 제7 인류문명 기술수준으로는 못 살려낸다.

잇
몸

| 그럼 왜 37번에는 교합간섭이 생겼나?

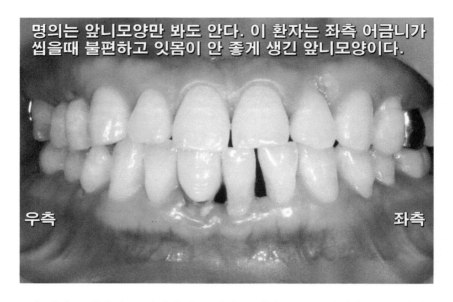

명의는 앞니모양만 봐도 안다. 이 환자는 좌측 어금니가 씹을때 불편하고 잇몸이 안 좋게 생긴 앞니모양이다.

우측　　　　　　　　　　　　　좌측

이 책의 초반부에도 이야기했듯 치과는 치아, 교합, 전신을 봐야 한다고 했다. 치아만 보니까 잇몸질환이 그저 세균 때문에 생겼다고 밖에 못 보는 것이다. 교합을 볼 줄 알아야 한다.

이 환자의 앞니 모양을 보건데 37번 잇몸이 안 좋아지게 생긴 구조를 가졌다. 여러분도 위의 사진을 보길 바란다. 앞니 구조를 보니 좌측으로 씹기 불편하게 생기지 않았는가? 우측은 3번 치아끼리 붙어있고, 좌측은 3번 치아끼리 떨어져 있다. 앞니 교합은 5장 11절에 자세히 설명되어있다.

위생이 나쁜 환자인데 잇몸병이 생겼음에도 불구하고 우측은 발치하지 않고 좌측이 먼저 망가져서 발치한 것은, 좌측의 교합이 안 좋아서 그렇다. 그리고 그 원인은 앞니에서 시작된다. 어금니가 안 좋으면 잇몸뼈만 볼 게 아니라 앞니 교합까지 보고 진단할 수 있어야 명의다.

| 앞니교합이 나빠 어금니가 해를 입었다

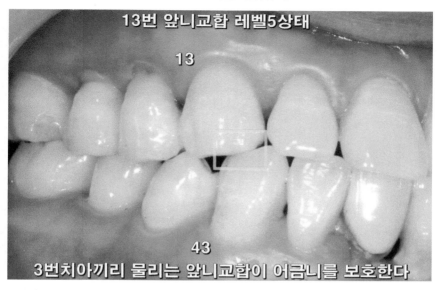

13번 앞니교합 레벨5상태

13

43

3번치아끼리 물리는 앞니교합이 어금니를 보호한다

우측은 앞니 교합이 어금니를 보호하는 기능이 작동.

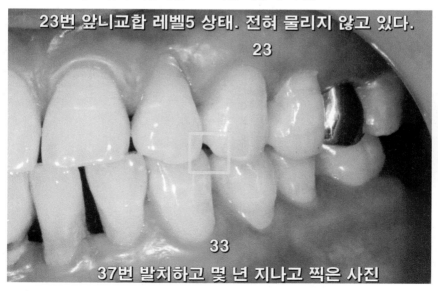

23번 앞니교합 레벨5 상태. 전혀 물리지 않고 있다.

23

33

37번 발치하고 몇 년 지나고 찍은 사진

좌측은 앞니 교합이 어금니를 보호하는 기능이 미작동.

잇
몸

05절 교합, 세균, 체질과 잇몸병의 관계

명의가 분류한 잇몸병의 상태

유형 1. 교합, 위생 둘 다 안 좋음. 잇몸뼈 녹는다.

"원"천적으로 잇몸뼈가 팍팍 녹는 잇몸 상태. 치주염이 발생.

유형 2. 교합이 안 좋은데 세균은 없는 상태. 잇몸뼈 유지.

"이"는 잘 닦아서 치아를 유지시키는 잇몸 상태

흔히 치과에서 시키는 대로 이만 잘 닦아도 치아를 유지할 수 있는 건 class 2 상태이기 때문이다.

하지만 치아에 흔들림이 있고 간섭에 의해 치아 파절의 위험성을 가진 상태.

유형 3. 교합이 좋으면서 세균은 있는 경우. 잇몸뼈 유지.

"세"균은 있으나 교합간섭이 없는 상태

6장 2절에 나온 92세, 87세의 할아버지들의 치아 상태.교합이 극강으로 좋아서 위생이 나빠도 치주염은 없다.

잇몸만 붓는 치은염은 생긴다.

유형 4. 교합도 좋고, 위생도 좋은 경우. 잇몸뼈 유지.

"사"람의 완벽한 상태로서 잇몸이 절대 건강한 금강불괴!

치아에 이중 안전장치가 걸린 상태. 치아건강 최상 상태.

인체는 완벽하게 세균이 없는 상태도, 완벽하게 교합이 맞는 상태도 유지하기가 힘들다. 그러므로 교합도 안정화시키고, 세균도 없는 상태를 만들기 위해 2가지 노력을 모두 기울이는 것이 치아건강에 좋을 것이다.

교합과 세균, 두 원인이 동시에 존재할 때만 치주염이 발생! 한 가지라도 잘 관리되면 잇몸뼈는 녹지 않는다.

┃ 치과는 물리학과 생물학 2가지로 구성

교합과 힘의 균형은 물리학이고, 세균, 면역, 체질은 생물학이다. 치과는 물리학과 생물학 양대 핵심 요소로 구성된다. 생물학 요소에서 세균은 외부인자이다. 내부인자인 환자의 마음인 host factor도 있는데, 세균의 양이 적은데도 잇몸병이 잘 생기는 사람은 교감신경 활성화 때문이다.

┃ 성격이 급하거나 스트레스를 많이 받는 사람은 잇몸이 안 좋다

교감신경이 활성화되면 인체면역기능이 저하된다. 교감신경은 흥분신경이고, 부교감신경은 안정신경이다. 교감신경이 과작동하여 아드레날린이 많으면 인체는 면역기능을 잠시 저하시키고 에너지를 생존과 집중력을 위해 쓰니까. 항상 긴장과 흥분 상태이신 분들은 잇몸만 나빠지는 게 아니라 암 발생률도 높아진다. 흔히 환자들이 우리 집안은 잇몸이 안 좋은 체질이라는 이야기를 하는데, 잘못된 것이다. 그것보다는 후천적 영향이 훨씬 크다. 관리의 문제이다. 교합이 붕괴되지 않고 잘 유지되면 잇몸 건강이 좋은 체질일 것이다. 이만 잘 닦아도 세균이 없으니 좋은 체질일 것이다. 이만 잘 닦지 마시고, 교합도 잘 관리하시길 바란다. 좋은 교합을 만드는 치과를 찾으시고 주기적으로 관리를 받으시면 된다. 그리고 치아가 빠지면 바로바로 해 넣어야 한다. 그럼 좋은 체질이 된다.

잇몸

06절 보철을 하면 할수록 잇몸이 파괴되는 건 교합 때문이다

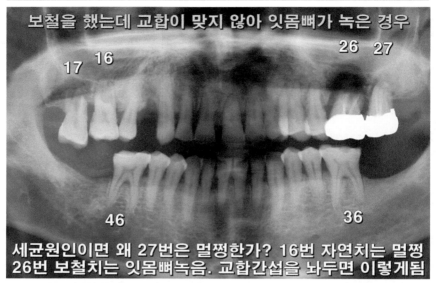

보철을 했는데 교합이 맞지 않아 잇몸뼈가 녹은 경우

17 16 26 27

46 36

세균원인이면 왜 27번은 멀쩡한가? 16번 자연치는 멀쩡
26번 보철치는 잇몸뼈녹음. 교합간섭을 놔두면 이렇게됨

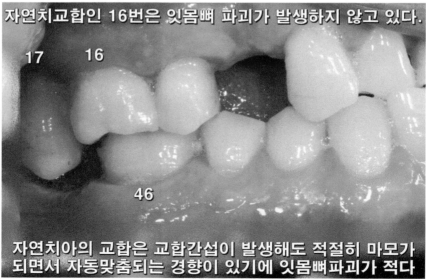

자연치교합인 16번은 잇몸뼈 파괴가 발생하지 않고 있다.

17 16

46

자연치아의 교합은 교합간섭이 발생해도 적절히 마모가
되면서 자동맞춤되는 경향이 있기에 잇몸뼈파괴가 적다

자연치아끼리의 교합이 오히려 잇몸 건강에 안정적이다.

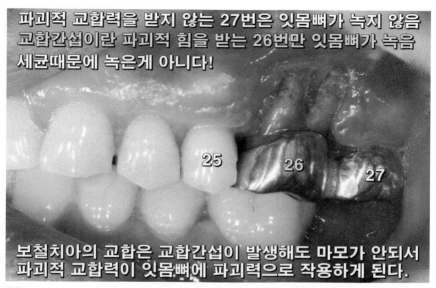

파괴적 교합력을 받지 않는 27번은 잇몸뼈가 녹지 않음
교합간섭이란 파괴적 힘을 받는 26번만 잇몸뼈가 녹음
세균때문에 녹은게 아니다!

25   26   27

보철치아의 교합은 교합간섭이 발생해도 마모가 안되서
파괴적 교합력이 잇몸뼈에 파괴력으로 작용하게 된다.

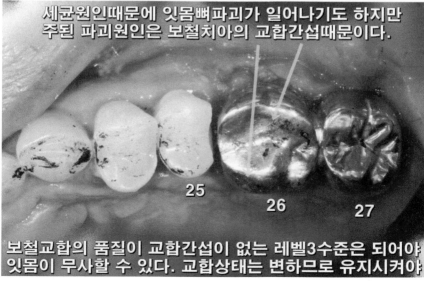

세균원인때문에 잇몸뼈파괴가 일어나기도 하지만
주된 파괴원인은 보철치아의 교합간섭때문이다.

25   26   27

보철교합의 품질이 교합간섭이 없는 레벨3수준은 되어야
잇몸이 무사할 수 있다. 교합상태는 변하므로 유지시켜야

잇
몸

세균이 아니라 치과에서 한 보철이 잇몸병의 원인이다.

07절 환자 스스로 잇몸뼈를 망가뜨리는 경우

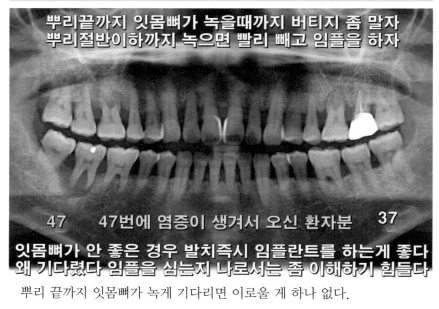

뿌리끝까지 잇몸뼈가 녹을때까지 버티지 좀 말자
뿌리절반이하까지 녹으면 빨리 빼고 임플을 하자

47   47번에 염증이 생겨서 오신 환자분   37

잇몸뼈가 안 좋은 경우 발치즉시 임플란트를 하는게 좋다
왜 기다렸다 임플을 심는지 나로서는 좀 이해하기 힘들다

뿌리 끝까지 잇몸뼈가 녹게 기다리면 이로울 게 하나 없다.

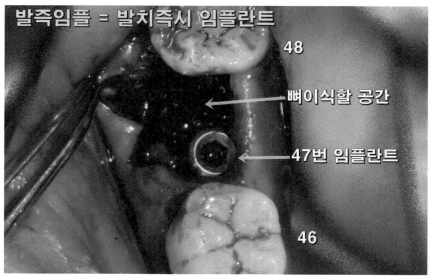

발즉임플 = 발치즉시 임플란트

48

뼈이식할 공간

47번 임플란트

46

┃ 잇몸 나쁘면 빨리 빼고 임플을 하자

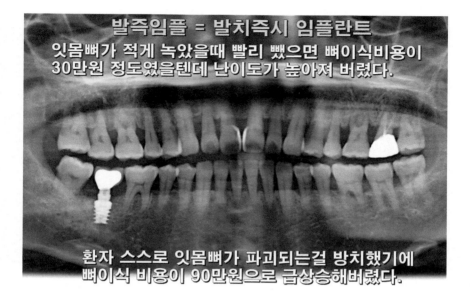

발즉임플 = 발치즉시 임플란트
잇몸뼈가 적게 녹았을때 빨리 뺐으면 뼈이식비용이
30만원 정도였을텐데 난이도가 높아져 버렸다.

환자 스스로 잇몸뼈가 파괴되는걸 방치했기에
뼈이식 비용이 90만원으로 급상승해버렸다.

잇몸이 조금 나빴을 때는 최대한 잇몸치료를 하면서 자연치아를 살려서 써야 하지만, 한계를 넘으면 바로 빼는 게 좋다. 안 되는 걸 자꾸 가지고 있어봐야 치료비만 증가한다. 물론 환자의 마음은 충분히 이해한다. 이게 과잉진료 아닌가? 뭔가 치료하면 잇몸이 좋아지지 않을까?

안 되는 건 안 되는 거다. 이런 경우 47번을 살리는 건 현재의 제7인류문명의 기술로는 불가능하다. 아마도 아눈나키 같은 고도문명 외계인이 와서 특별한 생체기술을 쓴다면 몰라도 말이다. 그리고 잇몸에 염증이 심할 때 빼면 임플란트 성공률만 떨어진다. 염증이 조금 안 좋을 때 바로바로 빼자. 환자도 좋고, 치과의사도 시술의 성공률이 높아져서 좋다.

잇몸뼈가 한계를 넘었는데 버티면서 고집을 피우면, 환자에게 이로울 게 없다. 치료비만 올라가고 본인에게도 안 좋다.

┃ 브리지를 해서 잇몸을 망가뜨리는 환자

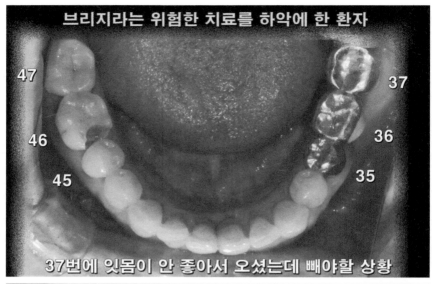

브리지라는 위험한 치료를 하악에 한 환자

47
37
46
36
45
35

37번에 잇몸이 안 좋아서 오셨는데 빼야할 상황

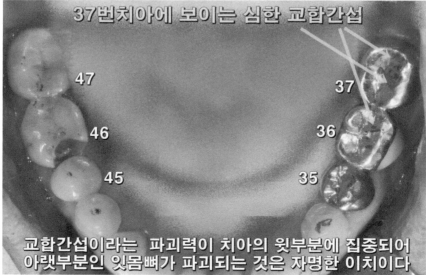

37번치아에 보이는 심한 교합간섭

47
37
46
36
45
35

교합간섭이라는 파괴력이 치아의 윗부분에 집중되어
아랫부분인 잇몸뼈가 파괴되는 것은 자명한 이치이다

브리지를 하면 36번에 힘이 가해질 때, 37번에도 교합력이 전달된다. 거기다 간섭까지 있으니 잇몸뼈가 버티기 힘들다.

브리지는 빨리 뜯고 임플로 교체하자

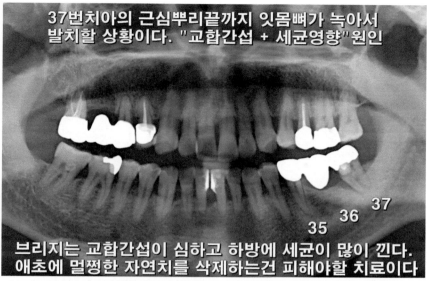

37번치아의 근심뿌리끝까지 잇몸뼈가 녹아서
발치할 상황이다. "교합간섭 + 세균영향"원인

35 36 37

브리지는 교합간섭이 심하고 하방에 세균이 많이 낀다.
애초에 멀쩡한 자연치를 삭제하는건 피해야할 치료이다

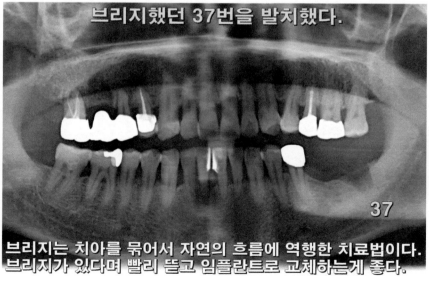

브리지했던 37번을 발치했다.

37

브리지는 치아를 묶어서 자연의 흐름에 역행한 치료법이다.
브리지가 있다며 빨리 뜯고 임플란트로 교체하는게 좋다.

치과업계종사자들은 절대로 브리지를 하지 않는다. 자연의 흐름에 역행
하는 치료이기 때문에 잇몸에 안 좋다.

08절 스케일링 후 치아가 망가졌다는 환자의 주장은 옳다

이것은 치과계의 오래된 난제 중에 하나이다. 치과업계 사람들은 항상 스케일링을 권하지만, 어떤 환자들은 스케일링을 하고 나면 치아가 더 불편해지고 망가졌다고 주장을 하면서, 절대로 스케일링을 받지 않겠다고 한다. 왜 치석을 제거하는 스케일링을 받고 나서 상태가 더 악화되었다고 주장하는 환자들이 있는 걸까. 그리고 왜? 환자는 분명히 불편해졌는데, 치과에서는 본인들의 잘못이 없다고 이야기하는 걸까?

스케일링 부작용 같은 것은 없는 것이며, 시간이 지나면 좋아진다는 것이다. 그런데 좋아지지 않는 경우도 있다. 치아건강을 위한 스케일링이 어떻게 치아건강에 해를 끼칠 수가 있을까?

천재 치과의사이자 조선의 명의인 조명의가 이 문제를 전국의 치과의사들을 대신해서 풀고, 그 해결책까지 제시하겠다. 학문과 현실이 따로 노는 경우가 많다. 현장에서는 임상에서는 환자들이 스케일링 후유증으로 치아시림이 심해지고 더 불편해졌다는 진실을 이야기하는데도 치과의사들은 그럴 리가 없다고 환자 탓만 하고 있다.

"학문과 현실의 불일치 현상"은 치과계에만 있는 건 아니다. 경영학과 졸업했다고 회사경영 잘하는 것도 아니다. 이런 문제는 전 세계의 치주과의사들이나 교수들이 풀어야 할 문제이나, 그분들께서 교합을 이해하지 못하기에 교합을 이해하는 내가 이 난제를 풀겠다.

| 스케일링 후 치아 시리다며 치과의사를 살해한 사건, 2011년 9월 경기도 치과

30세 남자가 5월에 스케일링을 받은 뒤 치과치료가 잘못돼서 계속 이가 시리다며 2~3차례 치과를 항의 방문해 보상을 요구했으나 해결되지 않자, 9월 28일 오후 6시 30분경에 흉기로 온몸을 10여 차례 찔러 숨지게 한 사건이 있었다. 어떠한 이유를 대더라도 남자 환자의 행동이 잘못된 것으로 결코 정당화될 수 없겠지만, 환자가 왜 그런 행동을 하게 되었는지, 치과치료에 문제는 없었는지도 생각해봐야 한다. 명의는 기본적으로 우주에서 발생한 모든 사건을 기술적으로 명확히 분석하고 나서 이해한다. 모든 걸 정확히 알고 나서부터 잘잘못을 가려야 할 것이다.

경찰 조사에서 B씨는 2011년 5월 A씨의 치과에서 스케일링을 받은 후 "계속 이가 시리다"며 2~3차례 치과를 항의 방문했지만 A씨가 치료가 잘못되지 않았다고 주장하자, 이날 흉기를 준비해 가서 온몸을 10여 차례 찔러 숨지게 했다고 증언했다. B씨는 도망치지 않고 현장에 머물러 있었으며, 자신의 범행을 인정했다고 밝혔다. 치과의사 A씨는 병원으로 옮겨져 응급처치를 받던 중 숨졌고, B씨는 "우울증을 앓고 있었다"라고 진술했다고 한다. 살인사건 부분은 법적으로 해석할 일이지만, 환자가 4개월 동안이나 앙심을 품고 치과치료가 잘못되었다고 주장하는 것과 치과의사가 치료가 잘못되지 않았다고 주장하는 것의 차이가 왜 발생했는지 그 원리에 대해서 해석해 보겠다.

그 전에 인터넷에 올라온 다른 환자의 사연을 살펴보자.

잇몸

스케일링 부작용에 시달려 억울하다며 Daum아고라에 올라온 환자의 사연

치과 스케일링 받고 이 망가진 사연 [266]

구름(sell****)

주소복사 | 조회 53267 | 12.04.25

☆ 즐겨찾기 | ⓜ 마이피플 🐦 트위터

저는 서울에 사는 30대 남자인데요,
음식을 씹을 때 마다 오른쪽 어금니가 아파서, 2010년 11월경에 동내 치과에 갔었습니다.
강북구 수유시장 근처의 치과입니다.

그 치과 원장은 ☆☆대학교 치의대 나왔다고 졸업증과 치과의사 자격증이 벽에 액자로 걸려있더군요.
30대 원장 하나에 위생사 2~3명에 조무사 한명 있는 치과였습니다.

X-Ray도 찍고 이것저것 검사를 하더군요.
그랬더니, 외견상 별다른 문제가 없고 치통의 원인을 모르겠다고 하더군요.
단지 치아를 지탱하고 있는 인대가 살짝 놀란것 같다고 하더군요.
스케일링 하면 나아질 것이라고 하면서 스케일링을 권하더라고요. 그래서 응했습니다.

사연을 환자가 쓴 글의 거의 그대로 편집해서 써보겠다.

서울에 사는 30대 남자인데, 씹을 때 아파서 동네치과에 갔습니다. 엑스레이 찍고 이것저것 검사를 했는데, 외견상 별다른 문제가 없고, 치통의 원인을 모르겠다고 하더군요. 단지 치아를 지탱하고 있는 인대가 살짝 놀란 것 같다고 하면서, 스케일링하면 나아질 것이니 스케일링을 하라고 권하더라고요. 그래서 응했습니다. 치위생사 손길이 좀 투박하더군요. 피도 많이 났고 잇몸 사이에도 그 도구를 막 쑤셔넣었습니다. 하지만 아프다고 하면 치료에 방해될까 봐 웬만하면 참았습니다.

그런데 두 번째 스케일링을 하고 난 이후로부터 모든 이빨이 욱신거림과 이 시림, 잇몸 아픔이 가시질 않는 것이었습니다. 첫 번째 스케일링 할 때는 '스케일링 부작용'이 이틀 정도 지나니 사라졌건만, 두 번째 스케일링에서는 1주일이 지나도 여전했습니다. 그래서 "왜 욱신거림과 이 시림이 가시지 않는 건지……. 이거 뭔가 잘못된 거 아닌가요?"라며 의사에게 문의하기 위해 다시 그 치과에 갔다. 그랬더니 의사는 "외관상으로는 아무런 문제도 없어요. 그리고 스케일링 해서 부작용 생겼다는 말은 내 평생 처음 듣네요. 치과학에서도 스케일링 부작용이라는 건 존재하지도 않습니다. 난 모르겠네요."라며 모르쇠로 일관하는 것이었습니다. 이를 고치러 갔는데 병을 더 얻어온 꼴이었어요.

　"아니, 이를 고치러 온 치과에서 멀쩡한 이빨들도 되레 병을 얻어가건만, 선생님은 모르겠다고만 하면 되는 건가요?"라고 하니, "그럼 대학병원이나 종합병원 치과에 가서 치과교수에게 진단 받은 후, 이상 있다는 소견서 떼어 오세요"라고 하더군요. 3주가 지나도 그 부작용은 여전했습니다. 물론 밥 씹을 때 오른쪽 어금니 아프던 증상도 여전했고요.

　이를 닦으면 더 시리고 잇몸이 욱신거렸습니다. 아마 무리한 스케일링으로 치아 상아질을 다 갈아버려서 그런 게 아닌가 생각됩니다. 혹은, 장시간 스케일링 진동으로 치신경이 훼손되어 이런 게 아닌가 하는 생각도 들더군요. 그래서 치과교수 진단서를 떼기 위해 혜화동 서울대학교병원 치과에 갔습니다. 서울대 병원에서도 외관상 및 X-Ray상 아무런 이상이 없다고 하더군요. 황당했습니다. 나는 아파죽겠는데, 그들(치과의사집단)이 같은 한통속이라 모종의 제 식구 감싸기가 있는 건지 뭔지는 모르겠으나, 하여간 대학병원에서도 "모르겠다. 아무 이상 없다"라고 하니,

잇몸

전 더 이상 어찌 힘써볼 도리가 없더군요. 말로만 듣던 의료사고가 나에게도 일어난 게 아닌가 싶었습니다.

그 후 6~7개월간을 '스케일링 후유증'으로 살았습니다. 정말 아팠고 고통 때문에 일에 집중도 할 수 없었으며 일상생활에 지장이 올 정도였습니다. 6~7개월 지나니 비로소 서서히 통증이 감소하더군요. 9개월이 흐른 지금 (2011년 8월)은 평상시에는 괜찮지만, 몸 컨디션이 안 좋거나 피곤하거나 하면 이 시림, 잇몸 쑤심, 잇몸 간지러움 증상이 약하게 다시 생깁니다. 전체적으로 잇몸 사이도 벌어져있고, 잇몸 라인도 스케일링 전보다 내려가있습니다. 오른쪽 어금니 하나를 치료하기 위해 간 것이었는데, 멀쩡하던 이빨 전체가 망가지게 된 것입니다. 내 돈 주고 평생 짊어지고 갈 병을 얻어온 꼴이다.

치과의사들이(=치과업자들) 스케일링 권하면 절대 하지 마세요. 만약 하더라도 최대한 약하게 해달라고 하세요. 두 번 받아야 한다면 한번만 받겠다고 하세요. 서른 넘도록 썩은 이 하나 없던 제가, 작년 이후로 이 때문에 걱정 속에 살고 있습니다.

PS. : 2012년 4월 25일 오늘까지도 위의 스케일링 후유증으로 시달리고 있습니다.

명의가 볼 때 맞는 말도 틀린 말도 공존한다.

스케일링은 초음파기구로 진동을 줘서 치석을 떼어내는 것이므로, 치아의 상아질을 갈아버리지 않는다. 너무 불편감이 가중되니까 환자가 그렇게 오해를 한 것이다. 그리고 치과의사가 아닌 위생사가 스케일링을 해도 괜찮다. 그런데, 왜 환자는 스케일링하고 불편감이 더 커졌을까? 실제로 국민들 중에 스케일링을 꺼리는 분들이 있다.

포포르　나같은 부작용 있는 사람이 여기 또있네... 12.11.23

이cc　스켈링 받지 말아라.그러다 풍치 올거고, 이빠지면 잇몸으로 먹고 살아~임플란트 같은건 생각하지두말구 12.11.03

미애입니당　에휴...댓글들 읽어보니 속이 상하네요... 잘못알고있는 상식과 속설들을 사실인줄로만 알고있는 분들을 보면 안타까워요... 치과에서 근무하는 사람은 간호사가 아니라 치과위생사구요 스케일링은 치위생사의 업무가 맞아요~ 12.04.28

　↳ **아름다운**　흠 전 스케일링받고왔는데 선생님께서 친히 해주시더이다 ㅡ,.ㅡ 13.04.19

기임묘옹쑨　현재 치위생사 입니다. 스켈링으로 인해 상아질이 깎인다거나 잇몸이 상한다 치신경을 건들인다는말은 절대적인 속설입니다. 스켈링후 이가시려신것은 누더기옷도 겹쳐입으면 따뜻하듯 치석이 덕지덕지 잇다가 제거되면 일시적으로 시릴수가 잇어요 만약 치석이 치아뿌리까지 쌓여 잇몸이 많이내려간경우 스켈링으로 치석제거 후 잇몸뼈는 회복되지않아 뿌리가 노출된상태로 지속될시 시린게 오래가실수잇으나 치석을 그대로 두셨을경우 치아상실위험이 더 커질수 잇음을 알려드리며 이사이 공간이 더 커져보이는것은 그동안 치석이 그공간을 꽉 매우고 잇엇다는 뜻입니다 12.04.28

266개의 댓글이 달렸다. 나랑 똑같은 부작용을 겪고 있다는 사람도 있고, 글쓴이에게 스케일링 후유증이라는 것은 치대교과서에 없는 것이므로 책을 사다가 읽어보라는 치과의사도 있었다. 의사로서 올바른 자세가 아닌 것 같다. 환자가 불편하다고 하면 왜 불편한지 그 원인을 찾으려고 노력해야 하는데, 책이나 논문에 없는 증상이니 환자가 참아야 한다는 생각은 좀 문제가 많아 보인다.

의사의 올바른 자세는 자신이 배운 지식으로 치료를 했는데, 불편감을 호소하면, 내가 배운 지식이 틀렸거나 다른 방법을 시도해서라도 환자를 문제를 해결하려고 노력을 하는 게 올바른 자세일 것이다. 사실 그러려면 명의처럼 세미나를 많이 다니면서 열린 마음을 가지고 진료해야 한다. 학교에서 배운 것만으로는 정답이 없는 세상의 문제를 풀 수가 없다. 이건 의학에서만 그런 것이 아니고, 모든 분야가 다 그렇다. 우리가 지금 알고 있는 지식과 정보는 모두 과거의 산물이다. 현재의 문제를 풀기 위해서는 핵심에 가까운 새로운 지식체계가 필요하다.

잇몸

| 못 믿어준다고 엑스레이까지 올린 환자

못믿는 사람들을 위해 사진 몇장 올립니다. [71]

구름 (sell****)

내 글이 헛소리거나 꾀병이라 생각하는 치과의사나 치과쪽으로 업을 갖고있는 사람들이
댓글을 많이 단 것 같은데, 그 사람들을 위해 사진 몇장 올립니다.

나에게 풍치나 치주질환이 있기때문에 치통이 계속된다고 하는 사람들은 아래 사진들을 보고 판단하기를 바랍니
다.

본인은 담배를 피우지 않고 커피도 잘 마시지 않는 사람이며, 구취도 없으며 이제껏 이빨 썩은 것도 하나도 없는
사람입니다.

단지 치과를 갔다면, 아랫니가 깨져서 14년 전에 레진 충진하러 갔던 적 밖에 없습니다. (지금은 그 레진이 다 벗겨
졌다만)

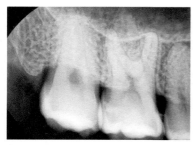 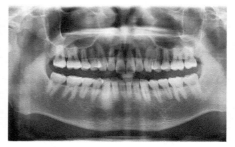

[2010년 당시 치과에 갔을때 찍은 오른　　　[2010년 치과에 갔을 때 파노라마 사진]
쪽 위 대구치 X-RAY 사진]

이쯤 되면 환자의 말을 좀 믿어줘야 하지 않을까?

치과의사, 치위생사가 포함된 네티즌 5만 명이 풀지 못한 문제를 천재 치과의사 조명의가 풀어드리겠다. 이 문제는 의외로 간단하다. 치과의사의 진단이 잘못되었다. 환자가 분명히 말했다. "씹을 때 아파서 치과에 갔는데, 스케일링을 권했다." 이미 환자의 이야기 속에 정답이 나와있다.

씹을 때 아팠다는 건 교합간섭이 있었다는 것이다. 교합간섭이 있는 치아를 스케일링 하게 되면 치아가 더 망가지는 것이다. 처음에 환자를 진단할 때 교합지검사를 먼저 시행하는 것이 좋다. 그리고 교합간섭 제거술을 시행해 씹을 때 아픈 증상을 먼저 해결해주고 나서, 그다음에 스케일링을 했으면 아무런 문제가 없었을 것이다.

처음 진단에서 오진이었다. 근데 그 치과의사도 피해자이다. 한국치대 정규과정의 피해자! 치대를 다니면서 스케일링 후유증에 대해서 들어보지도 못했고, 어떻게 대처하는 게 맞는지도 배운 적이 없으니까. 환자가 억울해 스케일링 후유증 진단을 하기 위해 서울대 치대 교수특진까지 받아도 "이상이 없다"라는 의학적 진단이 내려졌다.

교수, 전문의, 박사 이런 거 의료계에서 별 필요 없는 것이다. 교합을 모르는 상태에서 환자를 진료하니 그런 것이다. 이러한 일은 현장에서 너무나 빈번하게 일어나는 일이고, 2013년 1월에 자체적으로 인공위성을 발사한 나라에서도 아직까지 스케일링 후유증이 왜 생기는지 파악조차 못하고 있는 게 한국 치과의료계의 현실이다. 그러면 왜 이런 환자가 발생하고, 어떻게 문제 해결을 하면 되는지 설명하겠다. 2009년 당시 45세이던 남자 환자의 치료 사례를 통해서 풀어드리면 이해할 것이다.

잇몸

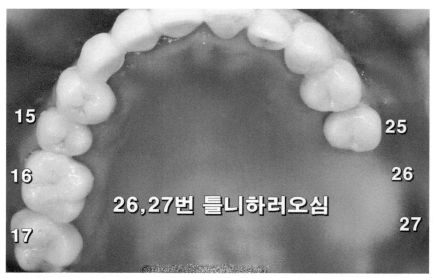

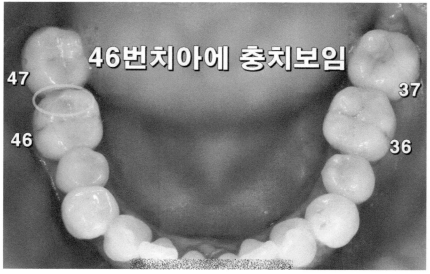

이 환자는 "자신은 스케일링은 절대로 안 하겠다"고 하심!!!

┃ 치아시림이 충치나 잇몸질환 원인인가?

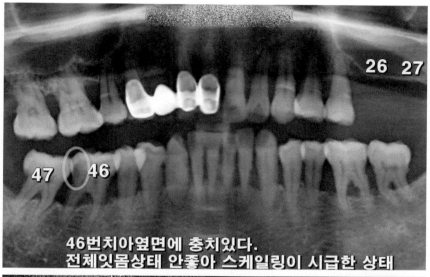

46번치아옆면에 충치있다.
전체잇몸상태 안좋아 스케일링이 시급한 상태

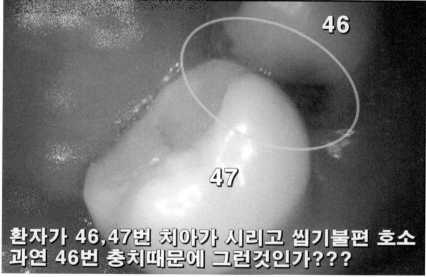

환자가 46,47번 치아가 시리고 씹기불편 호소
과연 46번 충치때문에 그런것인가???

46번 치아 옆면에 충치가 명확하게 보인다. 충치 때문에 시린 것처럼 보이지만 그건 오진이다.

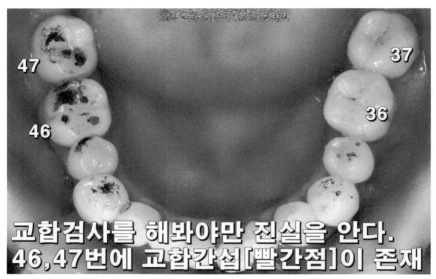

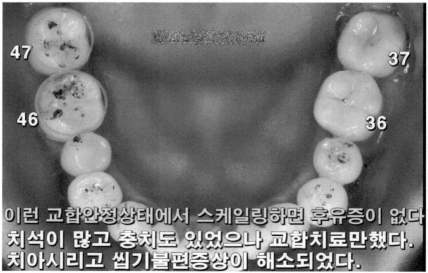

46번 치아는 교합간섭의 해로운 힘 때문에 충격을 받아서 신경이 시린 것이지, 충치 때문이 아니었다.

치아시림의 원인이 교합병인 경우이다

이 환자의 경우는 이렇게 교합간섭을 제거하고 나니 더 이상 시리거나 씹을 때 불편감이 없다고 하셨다. 명의는 환자의 교합이 안정된 것을 확인하고 나서 스케일링을 했더니, 어떤 부작용도 발생하지 않았다. 시골에 개원해서 7년째인데, 단 한 명도 스케일링 부작용 환자가 없었다.

혹 생기더라도 교합맞춤을 통해서 다 해결한다.

교합안정 환자는 스케일링을 해도 되나, 교합이 불안정한 환자는 하면 부작용이 생긴다

교합이 불안정한 환자는 치석이 치아의 위치를 안정적으로 잡고 있는데, 그걸 갑자기 제거해버리면 교합간섭이 더 심해진다. 그래서 치아가 더 시리게 되고, 씹기가 더 불편해져서 환자가 "스케일링 후 치아가 버렸다"라고 이야기한다. 환자의 말이 맞다. 스케일링 후 불편한 증상이 1주일 안에 회복되면 그건 괜찮지만, 증상이 악화된 게 몇 달이나 지속된다면 그건 스케일링 부작용이 맞다. 해결책은 교합지검사해서 교합간섭을 제거해주면 된다. 하지만 이러한 내용은 한국치대교육에서 가르치지 않는 내용이다. 교수, 전공의 다 필요 없다. 교합을 제대로 모르면 환자의 문제를 해결해 주지 못한다. 인터넷에 글쓴이가 스케일링 부작용의 원인을 알고자 서울대교수특진을 받아봐야 "교합지검사"도 안 하는데 질병의 원인을 정확하게 찾지 못하는 게 당연하다.

잇몸

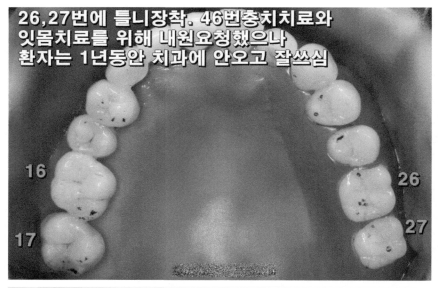

26,27번에 틀니장착. 46번충치치료와
잇몸치료를 위해 내원요청했으나
환자는 1년동안 치과에 안오고 잘쓰심

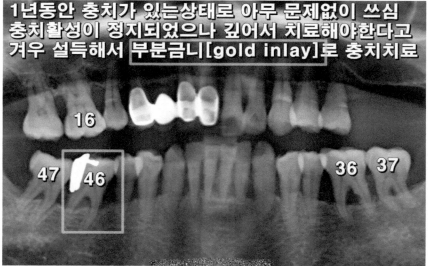

1년동안 충치가 있는상태로 아무 문제없이 쓰심
충치활성이 정지되었으나 깊어서 치료해야한다고
겨우 설득해서 부분금니[gold inlay]로 충치치료

46번 충치는 발견한 날로부터 11달이나 방치된 끝에, 설득해서 치료했다.

| 치아시림의 원인이 교합인 경우가 많다

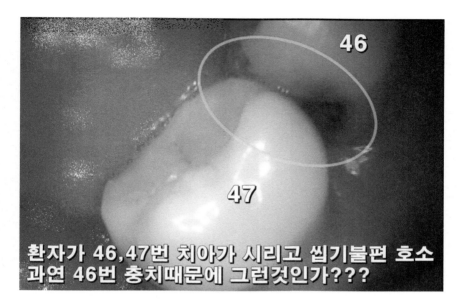

환자가 46,47번 치아가 시리고 씹기불편 호소
과연 46번 충치때문에 그런것인가???

만약 충치 때문에 시렸다면, 위의 46번에 있는 충치를 환자분이 못 참고 당장 와서 치료를 받으셨을 것이다. 이 환자는 2009년 3월 3일에 틀니를 끼우시고는 1년, 정확히는 11달 동안이나 치과를 안 오셨다.

2010년 2월 4일에서야 오셔서 환자분이 이렇게 말했다. "밥도 잘 씹히고 치아도 안 시린데 뭐 하러 비싼 돈 주고 부분금니[골드인레이]를 해야 하느냐?"라고 하시길래, "환자분, 저 46번의 충치가 커서 위험합니다. 나중에 신경치료하고 금니 씌우면 치료비가 더 나오니, 지금 막으시는 게 좋습니다." 하고 겨우겨우 설득해서 인레이를 했다.

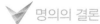
명의의 결론

교합이 불안정한 환자, 치아 시림, 씹기 불편, 음식물 낌 환자는 교합부터 안정시키고 스케일링하면 부작용이 없다.

잇
몸

10절 잇몸이 안 좋으면 교정과 보철을 해야 한다

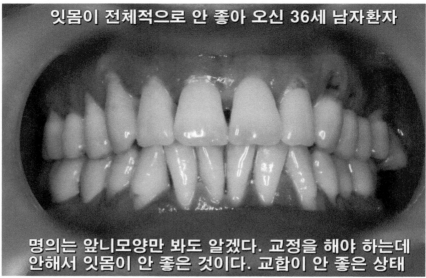

잇몸이 전체적으로 안 좋아 오신 36세 남자환자

명의는 앞니모양만 봐도 알겠다. 교정을 해야 하는데
안해서 잇몸이 안 좋은 것이다. 교합이 안 좋은 상태

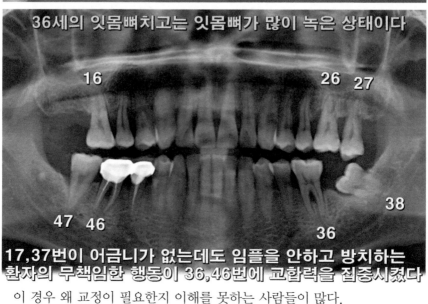

36세의 잇몸뼈치고는 잇몸뼈가 많이 녹은 상태이다

16　　　26　27

47　46

38

36

17,37번이 어금니가 없는데도 임플을 안하고 방치하는
환자의 무책임한 행동이 36,46번에 교합력을 집중시켰다

이 경우 왜 교정이 필요한지 이해를 못하는 사람들이 많다.

| 잇몸이 안 좋으니 빨리 임플을 심어야 한다

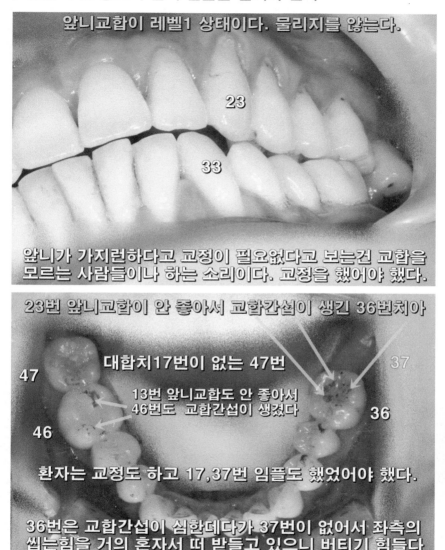

앞니교합이 레벨1 상태이다. 물리지를 않는다.

23

33

앞니가 가지런하다고 교정이 필요없다고 보는건 교합을
모르는 사람들이나 하는 소리이다. 교정을 했어야 했다.

23번 앞니교합이 안 좋아서 교합간섭이 생긴 36번치아

대합치17번이 없는 47번

47

13번 앞니교합도 안 좋아서
46번도 교합간섭이 생겼다

37

36

46

환자는 교정도 하고 17,37번 임플도 했었어야 했다.

36번은 교합간섭이 심한데다가 37번이 없어서 좌측의
씹는힘을 거의 혼자서 떠 받들고 있으니 버티기 힘들다

빠진 17, 37번 어금니도 교합간섭의 영향이 컸을 것이다. 치아가 없으면
임플을 심어야지 잇몸치료만 한다고 될까?

잇
몸

┃ 잇몸이 좋아지려면 앞니 교합이 좋아야!

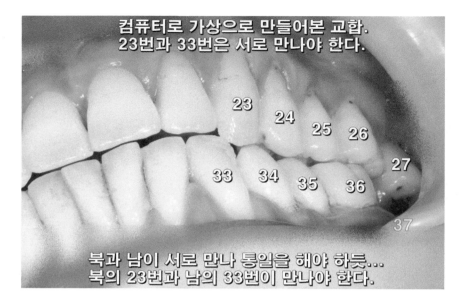

컴퓨터로 가상으로 만들어본 교합.
23번과 33번은 서로 만나야 한다.

23 24 25 26 27
33 34 35 36 37

북과 남이 서로 만나 통일을 해야 하듯...
북의 23번과 남의 33번이 만나야 한다.

이런 잇몸병 환자는 먼저 교정을 해야 한다. 교정을 해서 교합을 개선시켜야 어금니에 가해지는 해로운 교합간섭이 사라지게 된다. 그러면 90세 어르신 환자처럼 이를 닦지 않아도 잇몸병이 없는 교합 상태로 만들어 줄 수가 있다.

치과의사들 대다수가 교합을 제대로 볼 줄 모르니까 이런 환자들이 오면 스케일링하고 큐렛만 하다가 끝난다. 그건 현상만 치료하는 거다. 근본적인 개선을 원한다면 교정을 먼저 하는 게 맞다. 뭐 본인이 교정을 못하거나 교합을 볼 줄 몰라서 권하지 않는 경우가 많겠지만 말이다.

교정을 안 하고 계속 3번 치아의 앞니 교합을 저렇게 방치하는 게 꼭 나쁜 것만은 아니다. 그래야 3번 치아 후방에 있는 어금니 잇몸뼈가 녹아 고장이 날 것이고, 그래야 치과의사들이 임플을 심으면서 먹고 살 수 있을 테니 말이다.

❘ 앞니교합 제작 ⇨ 어금니 교합 제작

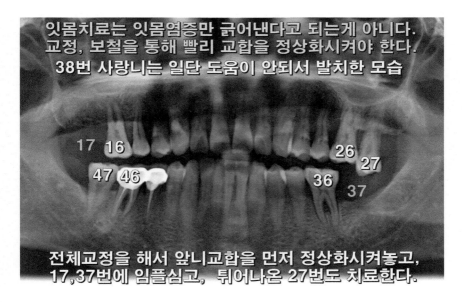

잇몸치료는 잇몸염증만 긁어낸다고 되는게 아니다.
교정, 보철을 통해 빨리 교합을 정상화시켜야 한다.
38번 사랑니는 일단 도움이 안되서 발치한 모습

17 16   26 27
47 46   36 37

전체교정을 해서 앞니교합을 먼저 정상화시켜놓고,
17,37번에 임플심고, 튀어나온 27번도 치료한다.

앞니 교합 완성 후 어금니를 채워넣으면 된다. 2010년에 발치하고 4년간 안 오심. 다른 치과라도 가서 교정하고 임플란트를 했으면 다행일 텐데, 그럴 것 같진 않다. 대부분 환자들은 근본적인 치료 대신 이가 빠져도 버티려고 하니 말이다. 지금하면 교정 650만 원, 임플 130만 원 2개, 27번 보철 60만 원, 총 970만 원이라는 저렴한 금액에 치료 가능하다. 잇몸이 계속 나빠져서 임플란트를 10개씩 1300만 원에 주고 심는 것보단 저렴하다. 평생동안 계속 임플 심는 것보다 한 번의 치료로 해결하자! 또 5년, 10년 버티면 46, 46번도 잇못뼈도 녹아버릴 것이다. 그래도 교정을 안 하고 버티면 임플은 4개 심고, 또 시간 지나면 4, 5, 7번 치아도 빠져 임플하고, 그렇게 평생 동안 빠진 치아나 심으면서 "나는 잇몸이 안 좋은 체질이구나" 할 것이다. 아니다. 교정을 안 해서 구조가 안 좋으니 잇몸이 안 좋은 것이다. 근본적인 치료방법인 교정이 있는데, 안하고 어금니만 해서 하려니까 계속 문제가 생기는 거다.

잇
몸

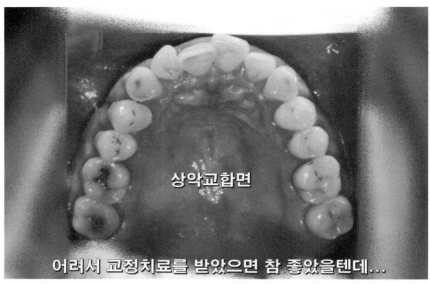

상악교합면

어려서 교정치료를 받았으면 참 좋았을텐데…

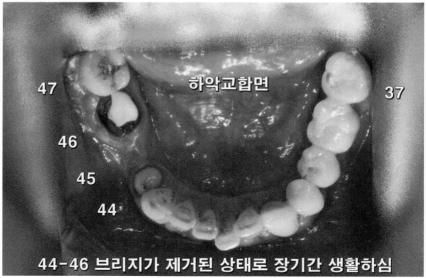

47

하악교합면

37

46

45

44

44-46 브리지가 제거된 상태로 장기간 생활하심

브리지가 빠진 걸 방치하는 건 매우 위험한 행동이다. 37, 47번은 과도한
교합력에 노출되었다.

| 37, 47번은 과도한 교합력을 받는 중

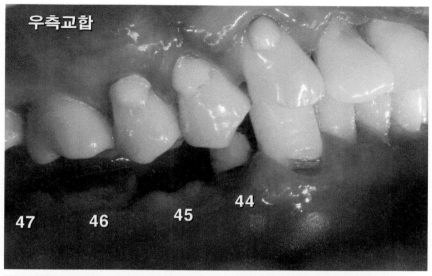

우측교합

47 46 45 44

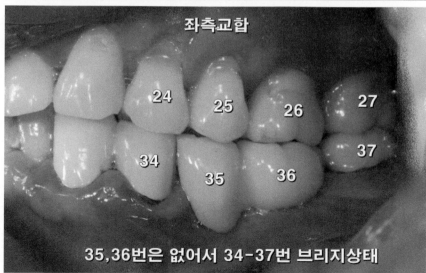

좌측교합

24 25 26 27

37

34

35 36

35,36번은 없어서 34-37번 브리지상태

 우측에서는 47번에, 좌측에서는 37번에 과도한 교합력이 간다. 그로 인
해 2개 치아에는 무슨 일이 일어났을까?

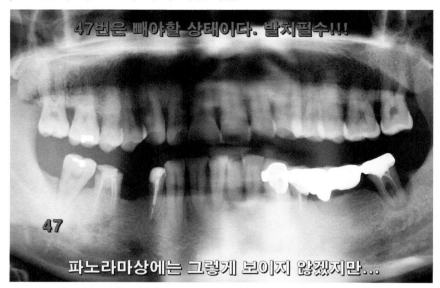

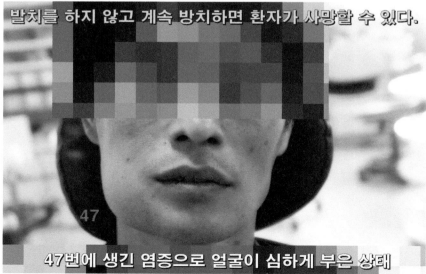

이 환자분이 오신 이유는 얼굴이 붓고 아파서였다. 47번은 빼야 할 상황에서 오셨다.

┃ 발치하여 얼굴 붓기를 개선시킴

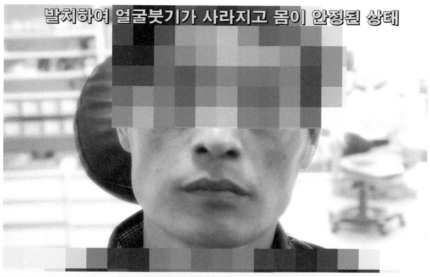

발치하여 얼굴붓기가 사라지고 몸이 안정된 상태

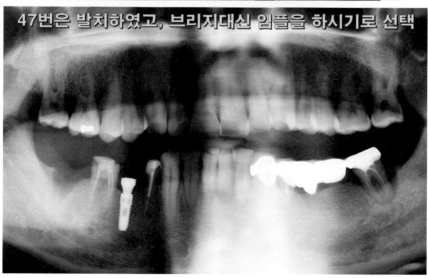

47번은 발치하였고, 브리지대신 임플을 하시기로 선택

브리지가 빠진 곳을 치료했었다면 47번은 살릴 수 있었다. 치아가 빠지면 빨리 채워넣는 게 남은 치아에 좋다.

잇
몸

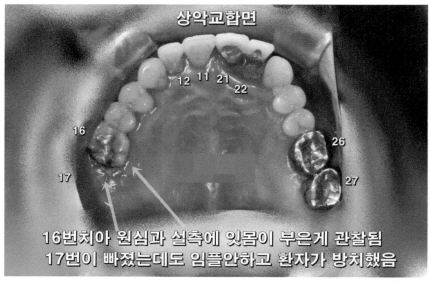

상악교합면

16번치아 원심과 설측에 잇몸이 부은게 관찰됨
17번이 빠졌는데도 임플안하고 환자가 방치했음

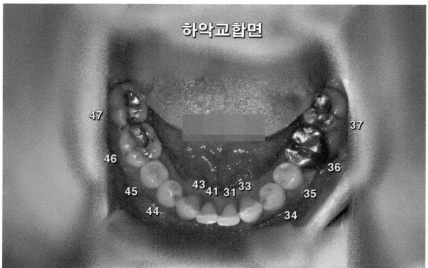

하악교합면

17번 치아 하나 빠진 게 뭐 별거냐고 생각할 수 있지만, 덕분에 지금 16번이 위험해져버렸다.

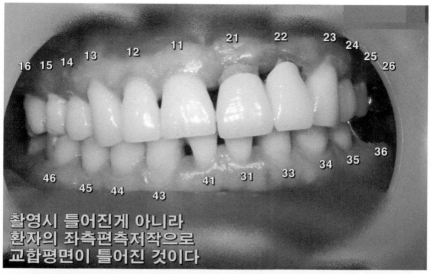

촬영시 틀어진게 아니라
환자의 좌측편측저작으로
교합평면이 틀어진 것이다

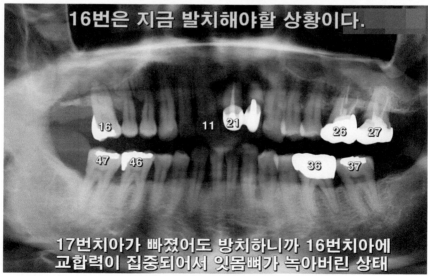

16번은 지금 발치해야할 상황이다.

17번치아가 빠졌어도 방치하니까 16번치아에
교합력이 집중되어서 잇몸뼈가 녹아버린 상태

잇
몸

결론은 환자가 17번 치아를 발치하고 2년 정도 방치를 했는데, 그로 인해
16번까지 빼야 할 상황.

┃ 치주낭 검사하면 발치 여부가 판단된다

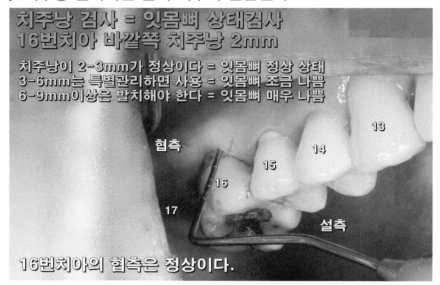

치주낭 검사 = 잇몸뼈 상태검사
16번치아 바깥쪽 치주낭 2mm

치주낭이 2-3mm가 정상이다 = 잇몸뼈 정상 상태
3-6mm는 특별관리하면 사용 = 잇몸뼈 조금 나쁨
6-9mm이상은 발치해야 한다 = 잇몸뼈 매우 나쁨

협측
13
14
15
16
17
설측

16번치아의 협측은 정상이다.

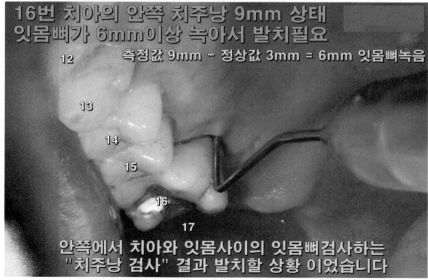

16번 치아의 안쪽 치주낭 9mm 상태
잇몸뼈가 6mm이상 녹아서 발치필요

측정값 9mm - 정상값 3mm = 6mm 잇몸뼈녹음

12
13
14
15
16
17

안쪽에서 치아와 잇몸사이의 잇몸뼈검사하는
"치주낭 검사" 결과 발치할 상황 이었습니다

협측은 정상이나 설측의 잇몸뼈가 녹아있어서 살리는 게 무의미한 치아이므로 발치하기로 결정!

┃ 잇몸뼈가 나쁘면 빨리 빼는 게 좋다

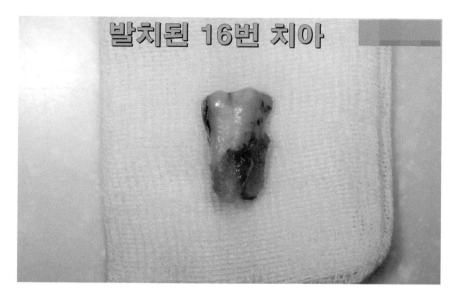

발치된 16번 치아

신경치료한다고 해서 설측으로 다 녹아버린 잇몸뼈가 재생되지는 않는다. 통증만 없어질 뿐이다. 따라서 신경치료하고 보철을 해서 환자가 씹을 수 있다고 판단이 되면 살리는 게 맞다. 하지만 이런 경우처럼 잇몸뼈가 다 녹아버린 치아는 보철을 해봐야 치아가 흔들거려서 치아로서 정상적인 기능을 수행할 수가 없다. 그래서 빼는 게 낫다.

이런 경우 미련이 남은 환자들은 불필요하게 신경치료해달라든가 하는데, 해드릴 순 있다. 그런데 그런 쓸데없는 고집을 피우는 환자들 때문에 국민들의 피 같은 의료보험료가 낭비되고 있는 것이다. 빼야 할 치아를 빼지 않고 신경치료해도 결국 3~6달 뒤에 다시 통증이 생기고 문제가 돼서 빼게 된다.

보다 자세한 발치 기준은 7장 자연치아 살리기에서 다루겠다.

잇몸

13절 발치할 것과 살릴 것은 구별하자

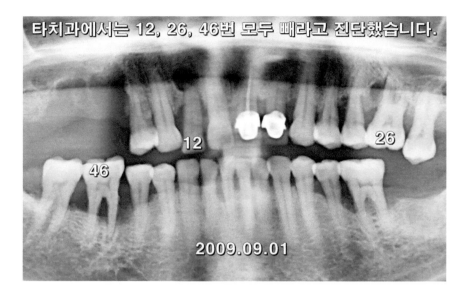

타치과에서는 12, 26, 46번 모두 빼라고 진단했습니다.

12

46

26

2009.09.01

어떤 치아를 살리고 빼는지 정답은 없다. 그건 치과의사가 가진 실력과 환자의 요구에 따라 다르다. 예를 들어, 12번 치아는 살릴 수 있을지 애매하다. 신경치료를 해 봐야 안다. 성공률이 60% 되려나? 환자가 99% 성공율을 원하시면 발치하고 임플을 하는 게 정답이고, 충분한 비용을 지불하면서 실패해도 의사를 탓하지 않는다는 계약서를 쓰는 경우에 한해서는 신경치료를 해서 살리는 걸 시도할 수는 있다. 물론 실패해도 신경치료비는 돌려주지 않는 조건으로.

명의는 자연치아를 최대한 살리는 치료를 하기를 원한다. 그래서 12, 46번은 살리려는 시도를 했으나, 26번은 치료를 안 했다. 왜냐면 해도 안 되는 치아니까.

| 살릴 건 살리고 뺄 건 빨리 빼야 한다

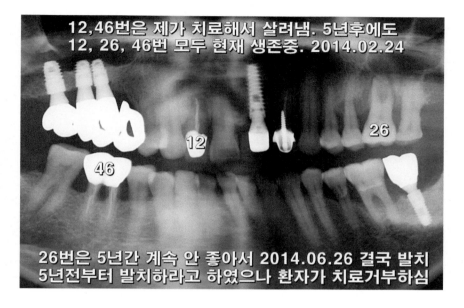

12,46번은 제가 치료해서 살려냄. 5년후에도
12, 26, 46번 모두 현재 생존중. 2014.02.24

26번은 5년간 계속 안 좋아서 2014.06.26 결국 발치
5년전부터 발치하라고 하였으나 환자가 치료거부하심

2014년 9월 1일 현재 환자분은 26번이 발치된 상태로 유지 중이다. 어서 빨리 26번 임플을 하셔야 할 텐데 말이다.

5년 동안 12, 46번은 잘 쓰셨다. 26번은 계속 흔들거리고 씹지를 못하셨다. 물론 5년 전인 2009년에 발치하고 임플란트를 해야 한다고 이야기를 했으나, 환자분이 말을 듣지 않아서 어쩔 수가 없었다. 이제 독자들은 도대체 살릴 치아와 뺄 치아를 명확하게 구분하는 진료 기준이 뭔지 궁금할 것이다. 그런 기준에는 정답이 없다. 치과의사가 가진 손기술과 환자의 요구에 따라 다르니까. 그래도 명의만의 기준을 7장 자연치아 살리기에서 다루도록 하겠다.

자연치아 살리기는 크게 엔도[신경치료], 치주[잇몸치료], 교합치료 이렇게 3가지 치과기술이 종합적으로 들어가기 때문이다.

잇몸

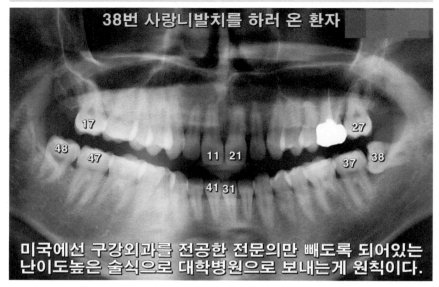

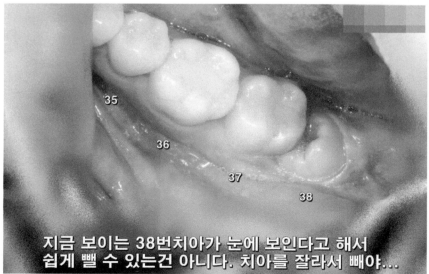

눈에 보인다고 쉽게 뺄 수 있다고 생각하는 건 착각이다.

굉장히 어려운 의료술식 중에 하나이다.

┃ 잇몸과 치아를 잘라서 빼야 했다

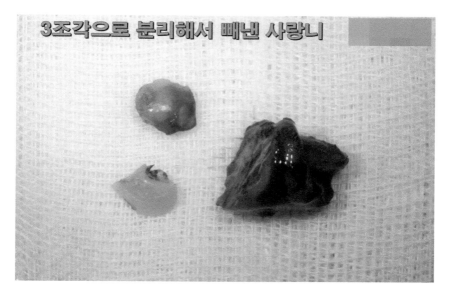

3조각으로 분리해서 빼낸 사랑니

사랑니 발치가 쉬운 게 아니다. 일반 레진 하나 시술하는 것도 8만 원을 받는데[시골이라 좀 저렴], 사랑니 발치도 8만 원을 받으라고 국가에서 강제 지정하는 건 좀 너무한 것 같다.

혹시 사랑니를 빼야 하는 환자분께 충고한다. 10대 후반이나 20대 초반에 빼시길 바란다. 왜냐면 그때는 뼈가 아직 완전히 굳지 않아서 잘 빠진다. 뼈가 이미 많이 굳어버린 40, 50대에 와서야 빼려면 빼는 사람도 힘들고, 환자도 힘들다. 불필요한 것은 몸에서 미리미리 정리하는 게 좋다.

잇몸

| 사랑니 발치와 구치부 엔도는 난이도가 매우 높은 진료이다 의원급에서 못할 수도 있으며, 이건 정상적인 상황이다

> 실제로 미국에서는 보존학을 전공하지 않은 일반 치과 의사들에게 구치부 엔도 진료를 하지 못하게 하고 있으며, 보존과 수련의들의 경우에도 일정 기간 교육을 시킨 후 지도의가 참관한 가운데 첫 환자 진료를 허락하고 있다.
>
> 정일영(연세치대 보존학교실) 교수는 "구치부 엔도 진료의 경우 학부에서 교육하기 어려운 항목이다. 그래서 미국의 경우 교육 전에는 구치부 엔도 진료를 못하게 한다"며 "미국에서는 오래전부터 엔도와 사랑니 발치는 스페셜리스트 항목으로 구분돼 있다"고 말했다.

2011.8.22
세미나리뷰
기사내용

위의 기사에서 말하는 스페셜리스트는 전문의를 말한다.

사랑니 발치는 3차 의료기관이나 구강외과 전문의가 하는 게 원칙적이다. 그러므로 일반치과에서는 할 수도 있고 안 할 수도 있는 진료 내용이다. 치과의사가 판단할 사항이다. 치과의사 스스로 환자의 상태를 보고 사랑니 발치가 할 만하면 빼고, 어렵다고 판단되면 상급의료기관에 보내면 된다.

환자는 빼주는 치과를 찾아가면 될 일이다. 빼주지 않는다고 치과의사를 나쁘게 볼 이유가 없다.

대신 바로 3차 기관으로 가면 진료비가 조금 더 비싸게 나올 테니, 자주 애용하는 1차 의료기관에 가서 진료의뢰서를 반드시 받아서 대학병원으로 가는 게 좋겠다. 사랑니 발치는 어려운 것이므로 원칙적으로 대학병원으로 가는 게 좋지만, 환자의 사랑니 상태가 좋다면 1차 의료기관에서 해결될 수도 있다. 그러니 먼저 치과의원을 찾아보자.

84만 원 받아야 할 매복사랑니 발치비용 8만 4천 원만 받게 국가가 강제 지정함

사랑니 발치를 안 해준다고 의사를 욕하는 몰지각한 국민들이 생각보다 많다. 의사 잘못이 아니다.

첫째로 사랑니 발치는 큰 병원에서 해야 할 진료 내용이다.
둘째로 돈이 안 된다. 고생한 것에 비해 대가가 너무 적다.

돈이 안 되는 진료를 기피하는 의사가 잘못이 아니라,
돈이 안 되도록 진료비를 강제 지정한 국가가 잘못이다.

아주 어렵고 힘든 일이 있는데 경제적 보상이 부족하다면 사람들은 그 일을 기피하게 된다. 그건 그 사람이 게으르거나 정신 상태가 잘못인 게 아니다. 노동 비용을 적합하게 정하지 않은 노동 고용주의 잘못이다.

만약 사랑니 발치하다가 하치조신경이나 설신경 건드려서 마비가 오면 치과의사는 1,000만 원은 배상해야 한다.

임플란트 보험이 되었는데, 임플란트 수술의 행위료가 겨우 101만 원밖에 되지 않는다. 이 부분도 부당하지만 이것은 8장 임플란트에서 다루기로 하자. 이러한 시술은 분명히 임플란트 시술과 비슷한 정도의 난이도이다. 그러므로 사랑니 발치비용이 84만 원 이상이 맞다. 근데 국가가 8만 4천 원만 받으라고 강제 지정해 놓았다. 잘못된 건 고쳐야 한다.

15절 잇몸약은 아무런 효과가 없다

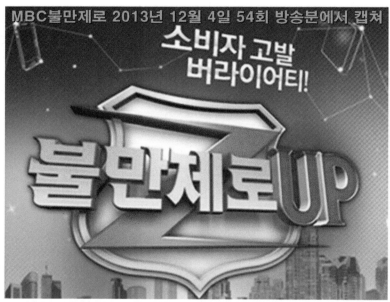

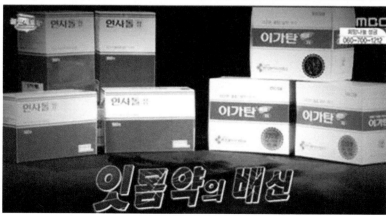

　MBC소비자고발프로그램이라는 좋은 프로그램에서 과학적으로 속 시원
하게 입증해줬다. 치과의사로서 반갑다.

| 인사돌은 프랑스에서 판매 중지됨

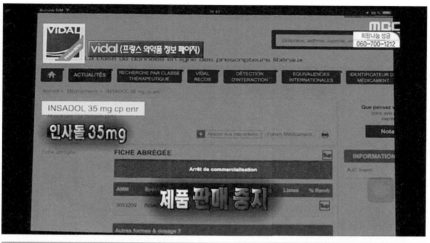

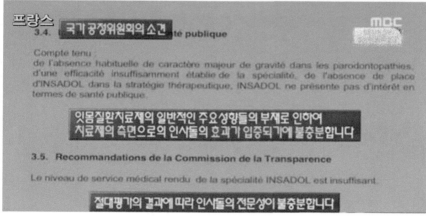

잇
몸

　　잇몸질환의 치료제로서의 효과를 입증할 수 없다고 프랑스 국가공정위
원회의 소견까지 나왔다. 인사돌은 1974년 프랑스로부터 수입을 했는데,
2011년 5월 11일 이후에 삭제되었다. 그런데 한국에서는 마치 잇몸질환치
료제인 것처럼, 혹은 의약품인 것처럼 광고하고 판매가 되고 있다.

┃ 이가탄과 같은 성분의 약은 일본에서 효과가 없어서 자체 판매 중단되었다

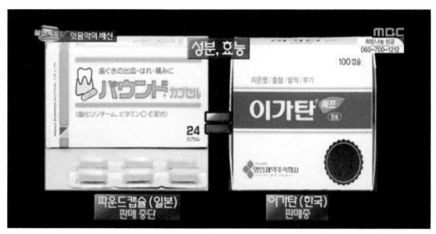

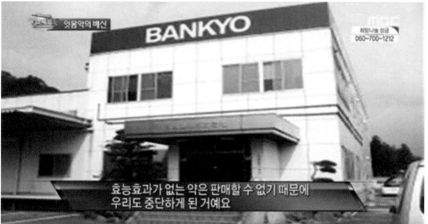

　프랑스와 일본에선 효과가 없다고 판매 중단된 잇몸약이 한국에서는 TV광고까지 하면서 팔리고 있고, 한국 정부는 그걸 "의약품"으로 허가해주었다.

▎ 잇몸약에 쓸 돈과 시간이 있다면, 치과를 다니시고, 칫솔질을 잘하세요

의학적 효능이 없다. 아프면 당장 치과를 가서 치석 제거와 잇몸 치료를 받아야 한다. 몸 안에 치석이 계속 쌓여가는데, 약만 먹고 있으면 굉장히 위험하다. 상처 부위는 썩어가는데, 상처 부위를 잘라낼 생각은 안 하고 진통제만 먹고 있는 꼴이다.

2014년 현재 한국 보건당국은 잇몸약에 대해서 의학적 효과를 입증하기 위해 임상시험 결과를 내라는 조치가 내려진 상태이다. 그러자 79개 제품 중 60개 제품이 임상시험 대신 제품을 자진 취하하고 시장 철수를 결심했다. 똑같은 성분의 약이 프랑스와 일본에서 판매 중단한 상황에서 한국제약회사들이 어떻게 임상시험으로 입증할지 치과의사인 나로서도 매우 궁금하다. 돈이 걸려있는 곳이라면 세상은 거짓이 판치기 쉽다.

소비자가 현명해지고, 똑똑해져서 자기 스스로 판단하는 게 좋다. 잇몸질환은 교합병의 영향이 가장 크다. 힘의 균형! 약 사먹을 시간과 돈으로 치과에 가서 없는 치아를 채워넣고, 칫솔질을 꼼꼼히 하고, 정기검진을 잘 받으시길 추천한다.

잇몸약이 "치료"효과가 잇으려면 잇몸뼈가 재생되든가 잇몸의 재부착이 일어나서 치주낭이 감소해야 "치료"가 된 것이다. 본 책 474쪽 6장 19절에 "치주낭 감소"현상에 대해 자세히 설명해 놓았다. **치주낭 감소가 일어나지 않았다면 "의학적 효과"가 없는 것이다.** "염증완화"를 원하시면 비타민C가 함유된 종합비타민약을 먹는 게 더 저렴하고 효과적이다.

16절 치아만 잘 닦고 있어도 치아는 빠지지 않고 유지된다

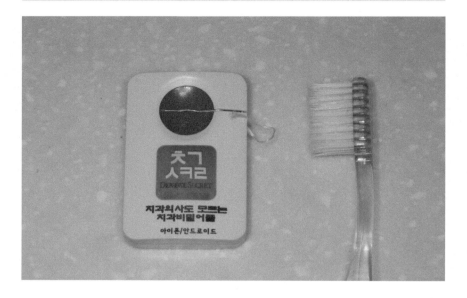

치아를 잘 닦으려면 반드시 치실을 먼저 쓰고 나서 칫솔질을 하시길 바란다. 치아의 옆면은 칫솔로는 안 닦인다.

치실을 쓰지 않은 건 이를 안 닦은 거라고 생각하라. 5절에서 교합, 세균의 관계에 대해서 이야기했다. 교합병과 세균병이 동시에 존재할 때만 잇몸뼈에 수직적 파괴가 일어나면서 치아가 빠진다. 2가지 중에 한 가지만 좋아도 치아는 빠지지 않고 유지된다. 그러므로 치실과 칫솔질을 동시에 잘하고만 있어도 치아는 거의 빠지지 않다. 치아가 빠지는 건 환자의 관리 소홀이 문제다. 치과치료비가 비싸서 억울한가? 억울하면 본인 스스로 이를 잘 닦고 있으라. 그러면 치아는 절대로 빠지지 않을 테니까.

┃ 잇몸이 안 좋아서 치아가 빠진다면 환자의 책임이지 의사의 책임이 아니다

치과의사가 교합을 완벽하게 맞춰주는 게 제일 좋겠지만, 이를 잘 닦고 있어야 한다. 교합이란 건 맞춰놓아도 구강 내 환경이 계속 변하면서 바뀐다. 그러므로 환자는 항상 이를 잘 닦고 있어야 한다. 교합병과 세균병이 동시에 존재할 때만 이가 빠진다. 이만 잘 닦아도 치아는 유지할 수가 있다. 교합을 정확하게 맞춰줄 치과의사는 정말 찾기가 힘들다. 설사 교합을 정확하게 맞춰줬다 치더라도 그 교합의 균형 상태는 또 깨지고 다시 간섭이 일어난다.

그러니 평상시에 이를 잘 닦는 게 제일 확실하다. 그러면 교합병이 있어도 치아가 조금 흔들리기만 할 뿐, 잇몸뼈가 녹는 일은 발생하지 않는다. 본 책에 교합 이야기를 많이 써 놓아서 치과치료의 가장 기본인 세균 관리에 소홀하면서 본인의 잇몸이 안 좋아진 것을 치과의사 탓으로만 돌리는 분들이 생길까 봐, 노파심에서 이 내용을 쓴다.

치실과 칫솔을 이용해서 세균병만 예방해도 이는 거의 빠지지 않는다. 본인의 잇몸 건강은 스스로 책임져야 한다. 이해하기 쉽게 사진으로 잇몸병[치주염]의 단계를 설명하겠다.

잇
몸

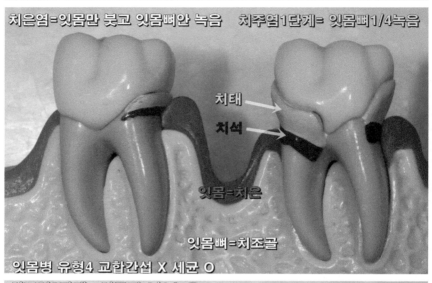

치은염=잇몸만 붓고 잇몸뼈안 녹음   치주염1단계= 잇몸뼈1/4녹음

치태

치석

잇몸=치은

잇몸뼈=치조골

잇몸병 유형4 교합간섭 X 세균 O

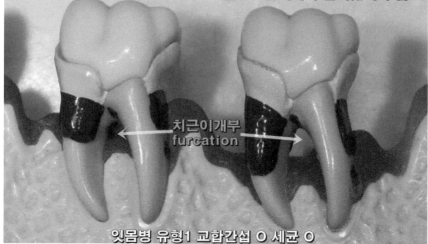

치주염2단계= 잇몸뼈 2/4 녹음   치주염3단계= 잇몸뼈 3/4 녹음.
상악은 발치, 하악은 살리기 시도   실은 2단계에서 발치했어야 함.

치근이개부
furcation

잇몸병 유형1 교합간섭 O 세균 O

치주염4단계는 잇몸뼈가 뿌리 끝까지 4/4가 녹은 것이다. 잇몸뼈는 녹으면 재생이 거의 불가능하다.

│ 치주염 2단계면 발치 즉시 임플 고려해야

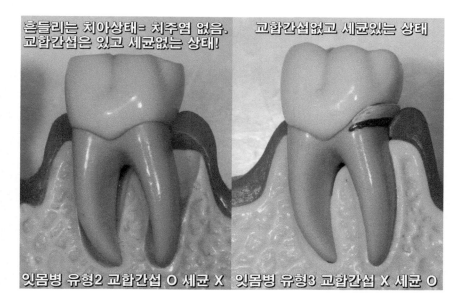

혼들리는 치아상태= 치주염 없음. 교합간섭은 있고 세균없는 상태!

교합간섭없고 세균있는 상태

잇몸병 유형2 교합간섭 O 세균 X 잇몸병 유형3 교합간섭 X 세균 O

5절에서 이야기했던 잇몸병의 유형 기억나는가?

유형1. 교합간섭 O 세균 O = 잇몸뼈가 수직적 파괴

유형2. 교합간섭 O 세균 X = 잇몸뼈는 안 녹고 치아 흔들림

유형3. 교합간섭 X 세균 O = 치은염이나 초기 치주염

유형4. 교합간섭 X 세균 X = 잇몸과 잇몸뼈 모두 건강

치주염 2단계는 뿌리를 감싸는 잇몸뼈의 2/4가 녹아서 치근이개부[치아 뿌리가 갈라진 치아 하방의 공간]의 잇몸뼈가 녹아서 빈 공간이 생긴 것으로 정의한다. 교합이 좋으면 세균이 많아도 치은염 상태에 머무른다. 92세 할아버지는 세균이 많아도 교합이 너무 좋기 때문에, 치은염이나 치주염의 초기단계에서 계속 머무르는 것이다. 여기나온 발치 기준은 대구치를 기준으로 만든 것이다. 치주염 2단계에서 상악은 발치이고, 하악은 살릴 수 있는데, 자세한 설명은 이하 생략한다.[7장에서]

잇
몸

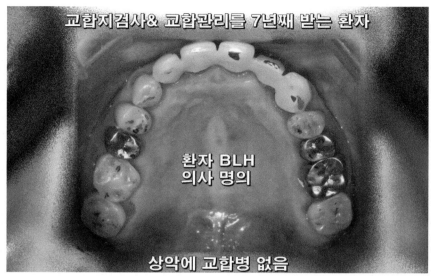

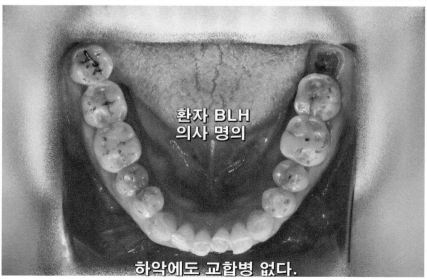

이 환자는 편안한 치과에서 7년째 관리 중이다.

┃ 교합관리를 해주는 것이 위생관리보다 훨씬 중요하다

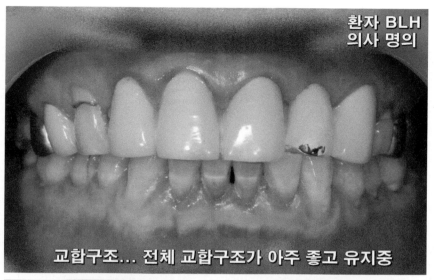

환자 BLH
의사 명의

교합구조... 전체 교합구조가 아주 좋고 유지중

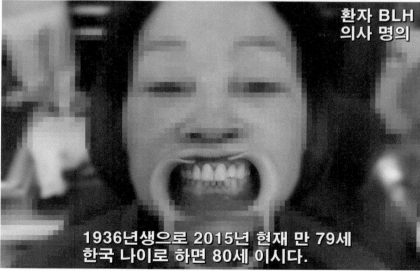

환자 BLH
의사 명의

1936년생으로 2015년 현재 만 79세
한국 나이로 하면 80세 이시다.

이를 잘 닦는다고 볼 수 없고 그냥 보통 수준이시다.

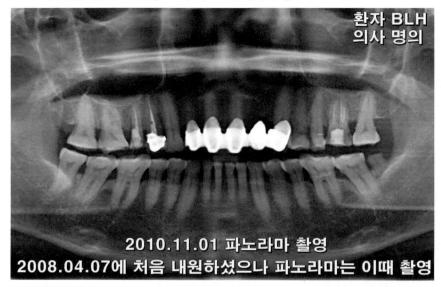

환자 BLH
의사 명의

2010.11.01 파노라마 촬영
2008.04.07에 처음 내원하셨으나 파노라마는 이때 촬영

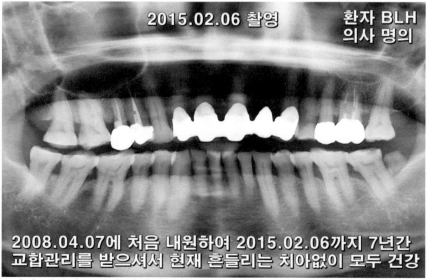

2015.02.06 촬영

환자 BLH
의사 명의

2008.04.07에 처음 내원하여 2015.02.06까지 7년간
교합관리를 받으셔서 현재 흔들리는 치아없이 모두 건강

하악 어금니 6, 7번 사이에 특히 치석이 많다.

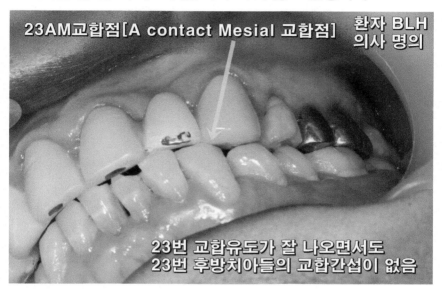

이 환자분은 6달에 한 번씩 꾸준히 스케일링 받고, 평소 치실도 하시며 관리 잘하는 분이 절대로 아니다.

2010.12.07부터 2013.01.11까지 2년 1개월간 치과에 안 다니고 잠수 탄 적도 있으시고, 불편한 데가 없으면 치과를 잘 나오지 않는 분이시다. 하지만 잇몸뼈가 아주 건강하시다. 왼쪽 파노라마에서 상악전치부 보철을 제외한 14, 15, 25, 26번 보철은 모두 내가 한 것이다. 보철한 치아들도 잇몸뼈가 매우 건강하게 잘 유지되고 있음을 알 수 있다.

비결은 위의 사진에 있다. 교합구조가 좋아서 그렇다. 교합구조가 좋으면 이 환자처럼 80세가 되어도 이를 잘 닦지 않고 철저히 관리하지 않아도 잇몸이 건강하다. 우리 치과에는 이런 환자가 많아서 다 소개도 못하겠다.

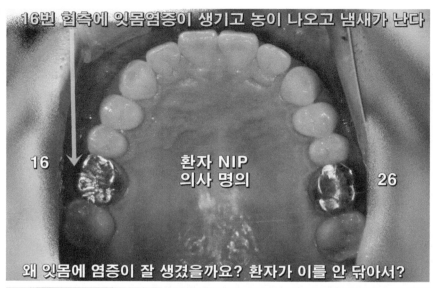

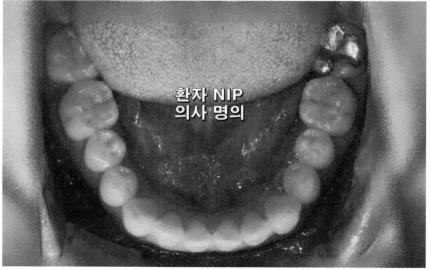

16번에 신경치료후 금니를 씌운 흔적이 보인다
보철을 잘못해 놓으니까 16번에 잇몸병이 생겼다

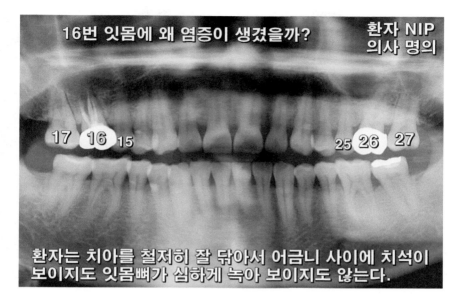

16번 잇몸에 왜 염증이 생겼을까?

환자 NIP
의사 명의

17 16 15   25 26 27

환자는 치아를 철저히 잘 닦아서 어금니 사이에 치석이
보이지도 잇몸뼈가 심하게 녹아 보이지도 않는다.

신경치료에 문제가 생겨서? 만약 신경치료에 문제라면 뿌리 끝에 염증, 다시말해 엑스레이 사진에 까맣게 구멍이 보여야 한다. 그런데 그런게 없다. 신경치료 문제는 아니다.

잇몸문제이다. 환자가 이를 잘 안 닦아서??? 그럼 왜 16번만 농이 생겼을까? 이를 안 닦아서라면 더 안쪽 치아인 17번 치아는 왜 염증이 안생기고 멀쩡할까 평범한 치과에서는 이를 안 닦아 잇몸염증이 생겼으니 잇솔질 교육이나 하고 있을 것이다. 문제해결에 도움이 안된다. 환자 NIP는 16번에 임플란트가 하고 싶어서 16번만 피해서 이를 안 닦고, 그 앞 치아인 15번과 그 뒤 치아인 17번은 잘 닦는 놀라운 능력의 소유자일까?

| 협측 잇몸이 완전히 녹아버렸다

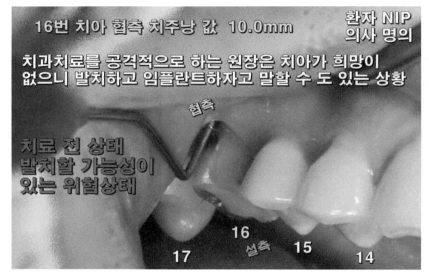

깊이 10mm의 주머니가 생겨 세균이 쌓여 염증이 잘 생김

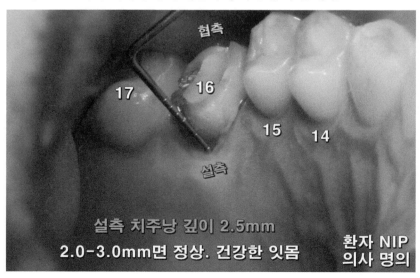

설측은 정상이다.

▎ 잇몸을 재생시켜 발치를 막았다

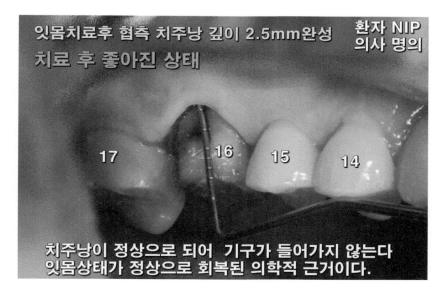

이 상태를 계속 방치했다간 100% 발치를 하게 된다. 모 치과대학 대학병원 치주과에서 잇몸수술을 하자고 진단을 했다. 한 번 해서 살려보자고… 단 언컨대… 그렇게 했으면 못 살렸다. 어떻게 치료했는지는 업무상 비밀이라서 본 책에 자세히 쓸 수는 없다. 눈썰미가 있는 사람이라면 왜 이게 교합문제이고 이런 경우 어떻게 치료해야 하는지 내가 올린 사진만으로 다 이해했을 것이다.

15절에서 명의는 "잇몸약은 의학적 효과가 없다"라고 밝힌바 있다. 잇몸이 치료가 되었다는 근거는 이렇게 치주낭 깊이가 줄어든 임상증례가 있어야 한다. 약 먹는다고 잇몸이 좋아진다는 의학적 근거와 임상증례를 못 보여줘서 프랑스, 일본에서는 의약품 목록에서 삭제가 되었다. 혹시 한국의 제약회사측에서 프랑스, 일본제약회사를 뛰어넘는 임상증례를 가지고 있다면 어서 빨리 공개해주길 바란다.

잇
몸

| 처음 16번 금니를 했던 치과의사 때문에 환자의 잇몸이 나빠진 것이다

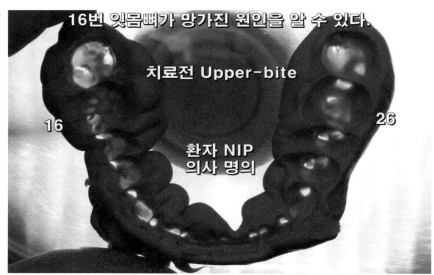

16번 잇몸뼈가 망가진 원인을 알 수 있다.

치료전 Upper-bite

16   26

환자 NIP
의사 명의

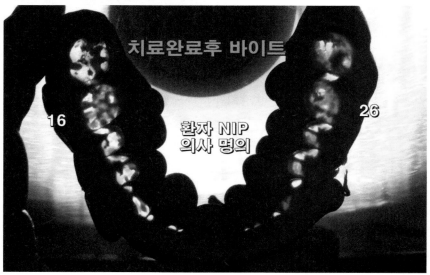

치료완료후 바이트

16   26

환자 NIP
의사 명의

그래서 위와 같이 치료를 완료시켰다. 16번 교합정밀도 레벨 4.

❙ 이를 잘 닦아도 구강내 세균은 존재하며 교합이 나쁘면 잇몸문제가 발생한다

인간이 이를 아주 깨끗하게 닦고 아무리 관리를 잘해도 구강내라는 것은 항상 세균이 살 수 밖에 없다. 심장같은 조직은 세균이 살지 않지만, 피부, 손, 발 구강 같은 인체조직은 세균이 항상 존재하는 곳이다. 억지로 구강소독약으로 세균을 죽여도 다시 생겨난다. 세균을 없앨 게 아니라 세균이 존재하여도 문제가 안 생기는 구강 환경을 만들어 주면 된다. 구강 환경을 만들려면 교합을 제어할 수 있어야 한다. 왼쪽처럼….

사실상 이런 치료는 "자연치아 살리기"에 가깝다.

치과시크릿 2편은 7장 "자연치아 살리기"로 시작한다.

❖ 치과시크릿 2편 예고

2부 7장 자연치아 살리기

2부 8장 임플란트

2부 9장 교정치료

2부 10장 전신치의학

3부 턱관절 및 기타분야

4부 치과의 과잉진료 및 대처법

5부 좋은 치과 찾기 & 치과소개 어플사업

6부 환자와 의사에게 하는 이야기

잇몸